全国中等卫生职业教育教改规划教材

生 理 学 基 础

孙青霞　　杨桂华　**主编**

中国科学技术出版社

CHINA SCIENCE AND TECHNOLOGY PRESS

·北 京·

BEIJING

图书在版编目(CIP)数据

生理学基础/孙青霞,杨桂华主编. —北京:中国科学技术出版社,2008.2

全国中等卫生职业教育教改规划教材

ISBN 978 - 7 - 5046 - 5099 - 3

Ⅰ.生… Ⅱ.①孙… ②杨… Ⅲ.人体生理学 – 专业学校 – 教材 Ⅳ.R33

中国版本图书馆 CIP 数据核字(2008)第 011586 号

自 2006 年 4 月起本社图书封面均贴有防伪标志,未贴防伪标志的为盗版图书。

内 容 提 要

本教材内容上与国内传统生理学教科书基本一致,但突破了传统思路与框架,为今后的专业课学习、临床实践服务,力求能够与国家医学考试贴近来增强教材的实用性,力争做到深入浅出,重点突出、简明易懂,内容表述图文并茂,形象生动。主要内容包括生理学概述、细胞的基本功能、血液、血液循环、呼吸、消化和吸收、能量代谢和体温、尿的生成与排出、感觉器官的功能、神经系统、内分泌、生殖等 12 章。每章前有学习要点,每章末尾有小结、关键词及练习题。全书贯穿生物—心理—社会医学模式的观念进行编写。有利于对生理学重点、难点的学习与掌握。

本教材适用于中等专业护理、卫生保健及医学技术专业学生使用。

中国科学技术出版社出版

北京市海淀区中关村南大街 16 号 邮政编码:100081

策划编辑 林 培 孙卫华		**责任校对** 林 华	
责任编辑 孙卫华 王 强		**责任印制** 安利平	

发行部电话:010 – 62103210 编辑部电话:010 – 62103181

http://www.kjpbooks.com.cn

科学普及出版社发行部发行

北京蓝空印刷厂印刷

*

开本:787 毫米×1092 毫米 1/16 印张:15.75 字数:295 千字

2008 年 2 月第 1 版 2009 年 12 月第 2 次印刷 定价:26.80 元

ISBN 978 – 7 – 5046 – 5099 – 3/R · 1309

(凡购买本社的图书,如有缺页、倒页、

脱页者,本社发行部负责调换)

《生理学基础》编委会

主　　编　　孙青霞　　杨桂华

副主编　　曾冰冰　　孟延飞

编　　者　　（按姓氏笔画排序）

孙青霞　　咸阳市卫生学校

孟延飞　　延安市卫生学校

李建勋　　西安市卫生学校

刘海滨　　首都铁路卫生学校

杨彩玲　　榆林市卫生学校

杨桂华　　鞍山市师范学院附属卫生学校

曾冰冰　　首都铁路卫生学校

主　　审　　林　敏

策划编辑　　林　培　　孙卫华

责任编辑　　孙卫华　　王　强

责任校对　　林　华

责任印制　　安利平

前　言

　　本教材是根据国家教育部有关规定编写的，适用于中等卫生职业学校各专业使用。

　　本教材编写的宗旨是：围绕培养目标，兼顾学生实际。内容上在"必需够用"的基础上突出体现教材的实用性、适用性和针对性，与专业目标、岗位需要有机结合。使其更贴近学生现状，贴近职业岗位需要，贴近职业资格考试的需要。

　　全书正文部分介绍学科的主要知识，应用整体性、动态性、相互联系和对立统一的思想观点对生理学基本理论进行阐述。链接等非正文部分对课程内容做了适当的补充或扩展；为使教材更符合学生文化基础的实际情况，力求做到章节结构严谨，叙述层次分明，文字流畅易懂，内容深入浅出，版面活泼，难度适当，便于教和学。为指导学生学习，分别在每章首、末列出学习要点和练习题并留有学习笔记的空位；列出教学大纲和实验指导便于学生对所学知识进行强化。

　　在全体参编人员的共同努力下本教材的编写得以按期完成，不少兄弟院校的专家、教授也提供了宝贵的修改意见，在此一并致以衷心的感谢。

序　号	内　　容	学时		
		合计	理论	实践
1	绪论	2	2	
2	细胞的基本功能	6	4	2
3	血液	5	3	2
4	血液循环	12	8	4
5	呼吸	4.5	4	0.5
6	消化和吸收	3	3	
7	能量代谢和体温	2	2	
8	肾的排泄功能	4	4	
9	感觉器官	3	2	1
10	神经系统的基本功能	7.5	7	0.5
11	内分泌	4	4	
12	生殖	1	1	
总　计		54	44	10

编　者

2007 年 11 月 30 日

目　录

第一章 绪 论

 学习要点

1. 掌握 兴奋性、刺激阈的概念，反射、反馈、正反馈、负反馈、内环境和稳态的概念

2. 熟悉 生命的基本特征：新陈代谢、兴奋性、生殖。刺激的分类、反应的形式、兴奋与抑制的概念。反射弧的组成、神经调节、体液调节与自身调节的特点

3. 了解 生理学的研究内容及水平

关键词

生理学 生命活动 内环境 功能调节

第一节 概 述

一、生理学研究的内容和任务

生理学是生物学的一个分支，是研究生物体正常生命活动规律的科学。人体生理学是专门研究人体正常生命活动规律的科学。生理学的研究对象是机体的生命活动。机体是指包括人体在内的一切生物体。生命活动是指机体在生命过程中所表现的一切功能活动，如呼吸、消化、循环、肌肉收缩等。生理学的任务就是要阐明这些生命活动的发生机制、条件和过程以及各种环境因素对这些活动的影响，从而认识和掌握生命活动的规律，为防治疾病、增进人的健康、延长人类寿命提供科学的理论依据。

> 人体生理学是研究正常人体生命活动规律的科学。

生理学是一门重要的医学基础理论科学。生理学的产生和发展与医学有着紧密的联系。作为理论依据，生理学可指导临床实践；而临床医学的发展，又不断扩大生理学的研究领域，丰富生理学的研究内容。人体出现的各种疾病无一不是正常生命活动发生量变和质变的结果，医务工作者只有掌握正常人体生命活动的规律，才能去认识和防治疾病。同样，作为医卫学校学生只有首先学好生理学，才能为今后学习病理学、药理学以及各医学专业课奠定坚实的理论基础。

二、生理学研究水平

构成人体的最基本单位是细胞，由许多不同的细胞又构成了不同的

> 生理学研究的三个不同水平：①整体水平；②器官与系统水平；③细胞及分子水平。

组织和器官。人体是由各个器官、系统相互联系、相互作用、相互协调而构成的一个复杂的整体。因此，对生命活动的研究必须在不同层次上进行。

生理学的研究，可以分为三个不同的水平：①整体水平，是以完整机体为研究对象，如自然环境变化时，缺氧对人体整体的影响；②器官与系统水平，以器官系统为研究对象，例如研究心脏的泵血功能；③细胞及分子水平，以细胞及其所含的物质分子为研究对象，如细胞膜的物质转运功能，骨骼肌细胞中蛋白质分子与离子运动的理化过程。

要全面地理解某一生理功能的机制，必须从细胞和分子、器官和系统以及整体水平的不同层次进行研究，把在不同水平上研究所得到的知识综合起来，才能对人体的功能有全面、完整的认识。

第二节 生命活动的基本特征

所有生物体，无论是单个细胞还是复杂的机体，都具备生命活动的基本特征，即新陈代谢、兴奋性和生殖。

一、新陈代谢

新陈代谢是指机体与环境之间不断地进行物质交换和能量交换，以实现自我更新的过程。具体地讲就是机体不断的破坏和清除衰老的死亡的结构，重新形成新的结构和框架的过程。包括合成代谢（同化作用）和分解代谢（异化作用）两个过程。

合成代谢是指机体不断从环境中摄取营养物质来合成自身新的物质，并贮存能量的过程。

分解代谢指机体不断分解自身旧的物质，释放能量供生命活动的需要，并把分解产物排出体外的过程。

物质代谢和能量代谢是新陈代谢过程中两个密不可分的过程。生命过程中的一切功能活动都是建立在新陈代谢基础上，新陈代谢一旦停止，生命也就随之终结，所以新陈代谢是生命的最基本特征。

二、兴奋性

兴奋性指活的组织细胞或机体对刺激发生反应的能力或特性。它是机体生命活动的基本特征之一。生理学上把能被机体或者组织细胞感受到的环境变化，称为刺激。机体或者组织细胞接受刺激后所发生的一切变化，称为反应。按照刺激的性质可将刺激分为物理刺激，如声、光、电、机械和温度等；化学刺激，如酸、碱、药物等；生物性刺激，如细菌、病毒等；社会心理性刺激，如语言、文字、情绪、思维等。

实验证明，任何刺激引起机体发生反应必须具备三个条件，即足够的刺激强度、足够的刺激持续时间和一定的强度—时间变化率（单位时

生命活动的基本特征：①新陈代谢；②兴奋性；③生殖。

兴奋性指活的组织细胞或机体对刺激发生反应的能力或特性。

能引起组织发生反应的最小刺激强度称为阈强度或阈值。

间内强度增减的量）。通常称为刺激的三个变量。如果使刺激的持续时间和强度变率保持不变，能引起组织发生反应的最小刺激强度称为阈强度或阈值。阈值可反应组织细胞兴奋性的高低，是衡量组织细胞兴奋性最常用的指标，刺激强度等于阈值的刺激称为阈刺激。刺激强度大于阈值的刺激称为阈上刺激。有效刺激指阈刺激和（或）阈上刺激。刺激强度小于阈值的刺激称为阈下刺激。组织细胞的兴奋性高低与阈值呈反变关系，引起组织兴奋的阈值愈大说明其兴奋性愈低，相反，阈值愈小说明其兴奋性愈高。

衡量组织细胞兴奋性的指标是阈值。

兴奋性的高低与阈值呈反变关系，即：兴奋性∝1／阈强度。

反应的表现形式：兴奋和抑制。

在各种组织细胞中，神经组织、肌肉组织、腺组织都表现出较高的兴奋性，生理学中习惯上将它们称为可兴奋组织。

组织受刺激后的反应有两种表现形式，即兴奋和抑制。兴奋是指机体或组织接受刺激后，由相对静止变为活动状态或活动由弱变强。抑制是指机体或组织接受刺激后，由活动变为相对静止状态或活动由强变弱。

三、生殖

生物体生长发育到一定阶段后，能够产生与自己相似的子代个体，这种功能称为生殖。生殖功能对种群的繁衍是必需的，因此被视为生命活动的基本特征之一。

第三节　人体与环境

环境是机体赖以生存和生长发育的必要条件，如果脱离环境机体或细胞将无法生存。环境可分为外环境和内环境。

一、人体与外环境

人体生存的外环境包括自然环境和社会环境。自然环境不断的作用于人体，而人体通过对机体的调节作出相应的反应，适应环境，维持正常的生命活动。在恶劣的自然环境下超过了机体调节的极限时就会对机体造成伤害，甚至危及生命。社会环境对人体生理功能的影响也非常重要，因为人不仅仅有生物属性同时也有社会属性。和谐稳定的社会环境、友好的人际关系、良好的心理素质等都对人体的健康有利。

二、内环境与稳态

作为人体生命活动基本单位的细胞，绝大部分不与外界自然环境接触，而是生活在体液中。体内的液体称为体液，在成年人，约占体重的60%。按其分布分为两部分：①细胞内液，分布在细胞内，占体液的2/3（约占体重的40%）；②细胞外液，分布在细胞外，占体液的1/3（约占体重的20%），包括血浆、组织液、淋巴液和脑脊液等。细胞新陈代谢

内环境：细胞外液是细胞直接生存的体内环境，称为机体的内环境，其组成包括血浆、组织液、淋巴液、眼内液和脑脊液等。

所需的养料由细胞外液提供，细胞的代谢产物也排到细胞外液中，而后通过细胞外液再与外环境发生物质交换。由此，细胞外液是细胞直接生存的体内环境，被称为机体的内环境，以别于整个机体所生存的外环境。细胞的生存对内环境条件的要求很严格，内环境各项因素的相对稳定性乃是高等动物生命存在的必要条件。

稳态是机体生命存在的必要条件，一旦内环境稳态不能维持，就会干扰新陈代谢，影响生命活动。例如，人体血液的 pH 总是保持在 7.35~7.45之间，若低于 7.35 为酸中毒，若大于 7.45 则为碱中毒。无论酸中毒还是碱中毒，机体都不能进行正常的生命活动。由于细胞不断进行着新陈代谢，新陈代谢本身不断扰乱内环境的稳态，外环境的强烈变动也可影响内环境的稳态；为此，机体的血液循环、呼吸、消化、排泄等生理功能必须不断地进行着调节，以纠正内环境的过分变动，使得被扰乱的内环境的稳态得以恢复并维持。

第四节　人体生理功能的调节

当内、外环境变化时，机体的器官和系统的功能活动也随之及时调整，以维持内环境的稳态。生理学中把人体这种适应性反应的过程称为人体生理功能的调节。

一、人体功能活动的调节方式

人体功能活动的调节方式有三种：神经调节、体液调节和自身调节。

（一）神经调节

通过神经系统进行的调节方式称为神经调节。

神经调节的基本方式是反射。反射是指在中枢神经系统参与下，机体对刺激产生的规律性反应。反射的结构基础是反射弧，包括五个基本环节：感受器、传入神经、神经中枢、传出神经和效应器。感受器是接受刺激的器官，效应器是产生反应的器官；中枢在脑和脊髓中，传入和传出神经是将中枢与感受器和效应器联系起来的通路。例如，当血液中氧分压下降时，颈动脉等化学感受器发生兴奋，通过传入神经将信息传至呼吸中枢导致中枢兴奋，再通过传出神经使呼吸肌运动加强，吸入更多的氧气使血液中氧分压回升，维持内环境的稳态。反射调节是机体重要的调节机制，神经系统功能不健全时，调节将发生紊乱。

神经反射分为非条件反射与条件反射两类。非条件反射是先天遗传的，种族共有的，反射弧固定不变，是一种初级的神经活动。吸吮反射就是一种简单的非条件反射。条件反射是后天获得的，是个体在生存过程中在一定条件下而建立起来的，反射弧灵活多变，是一种高级的神经

内环境的理化特性处于相对稳定的状态称为内环境稳态。

内环境的稳态是一个动态的、相对稳定的状态。

反应过程可以无中枢参与，而反射必须有中枢神经系统参与。

神经反射包括非条件反射和条件反射。条件反射是后天经过学习、训练而建立的，建立条件反射的基本条件是无关刺激与条件刺激在时间上的结合，即强化过程。

活动。例如"谈虎变色""一朝被蛇咬,十年怕井绳"就是典型的条件反射。条件反射是更具有适应性意义的调节。

神经调节的特点是反应迅速、精确、作用时间短暂。是人体内最普遍和主要的调节方式。

(二) 体液调节

体液调节是指体内产生的一些特殊的化学物质,通过体液的运输,对机体的功能进行调节的过程。由内分泌细胞所分泌的各种激素,就是借体液循环的运输,对机体的功能进行调节的。例如,胰岛 B 细胞分泌的胰岛素能调节组织、细胞的糖与脂肪的新陈代谢,有降低血糖的作用。内环境血糖浓度之所以能保持相对稳定,主要依靠这种体液调节。

体液调节的特点是缓慢、广泛、作用持久而弥散。

在完整机体内,神经调节与体液调节是相辅相成的,并且神经调节在多数情况下处于主导地位。神经系统与全身各器官有广泛的联系,多数内分泌腺也直接或间接受神经系统的调节。所以体液调节常作为反射弧传出途径中的一个中间环节而发挥作用,形成神经—体液调节(图 1-1)。

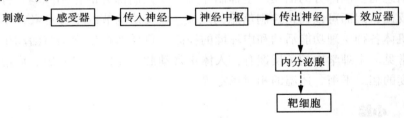

图 1-1 神经体液调节示意图
—— 神经调节;---- 神经体液调节

(三) 自身调节

自身调节是指组织、细胞不依赖于神经和体液因素的作用,自身对刺激产生的适应性反应过程。例如,肾血流量在一定范围内可以不随动脉血压的变化而变化。

自身调节的特点是调节范围有限、幅度较小,灵敏度低,但对于生理功能的调节仍有一定意义。

二、生理功能的反馈调节

机体对各器官、系统生理功能的调节,是自动而精确的,这是依赖于生理调节中的反馈控制。机体的调节系统是一个自动控制系统,形成一个闭合回路(图 1-2)。生理学中把神经中枢或内分泌腺看做控制部分,把效应器或靶细胞看做受控部分。控制部分发出控制信息来调节受控部分;受控部分把活动的效应作为反馈信息反馈到控制部

神经调节的基本方式是反射,反射的结构基础是反射弧,反射弧包括五个部分,缺一不可。

体液调节是化学物质,通过体液途径对器官组织活动进行调节的过程。

自身调节是指组织、细胞不依赖于神经和体液因素的作用,组织自身产生的调节过程。

多数情况下,控制部分与受控部分为一闭环式的环路。受控部分反过来调节控制部分的过程称为反馈。

分。所以我们把受控部分通过反馈信息影响控制部分活动的过程，称为反馈。

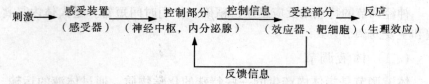

图1-2 反馈控制

根据受控部分对控制部分发生的作用效果不同，可将反馈分为正反馈和负反馈两种类型。

正反馈 反馈信息与控制信息作用性质相同，受控部分发出的反馈信息加强控制部分的活动，使控制部分的作用增强，称为正反馈，即反馈信息不是制约控制部分的活动，而是促进与加强控制部分的活动。正反馈的意义在于使某一生理过程不断加强，直至最终完成生理功能。正反馈在体内调节活动中较为少见。生理学中的正反馈有：排便、排尿、分娩、射精、血液凝固等。

负反馈 反馈信息与控制信息的作用性质相反。受控部分发出的反馈信息对控制部分的活动产生抑制作用，使控制部分的作用减弱，称为负反馈，因而可以纠正控制信息的效应。负反馈调节的主要意义在于维持机体各种生理功能活动和内环境的稳态。负反馈在生理调节活动中较为常见。生理学中的负反馈有：人体正常动脉血压的相对稳定、血液酸碱度的相对平衡、体温的相对稳定等。

 小结

生理学是研究机体正常生命活动规律的科学。生命活动的基本特征有新陈代谢、兴奋性和生殖等。新陈代谢是指机体与环境之间进行物质和能量交换，实现自我更新的过程。新陈代谢是生命的最基本特征。兴奋性指活的组织细胞或机体对刺激发生反应的能力或特性。它是机体生命活动的基本特征之一。生物体生长发育到能够产生与自己相似的个体，这种功能称为生殖。刺激引起机体反应必须具备的三个基本条件，分别是足够的刺激强度、足够的刺激持续时间和一定的强度—时间变化率。阈强度可反应组织细胞兴奋性的高低，是衡量组织细胞兴奋性最常用的指标。组织细胞的兴奋性高低与阈值呈反变关系。环境可分为外环境和内环境。细胞外液是内环境。人体功能活动的调节方式有三种，分别是神经调节、体液调节和自身调节。生理调节中的反馈控制指机体通过调节把各项生理活动统一起来相互协调，从而保证机体内部的各项生理活动的相对稳定，包括正反馈和负反馈。

（旁注）

反馈分为正反馈和负反馈两种类型。

受控部分发出的反馈信息加强控制部分的活动，使控制部分的作用增强，称为正反馈。

受控部分发出的反馈信息对控制部分的活动产生抑制作用，使控制部分的作用减弱，称为负反馈。负反馈调节的主要意义在于维持机体各种生理功能活动和内环境的稳态。

练习题：

一、名词解释

1. 生理学
2. 新陈代谢
3. 兴奋性
4. 内环境的稳态
5. 阈值（阈强度）
6. 兴奋与抑制
7. 反射
8. 负反馈
9. 反应和刺激

二、选择题

【A₁ 型题】

1. 人体生命活动最基本的特征是（   ）。
   - A. 物质代谢
   - B. 新陈代谢
   - C. 适应性
   - D. 反馈调节
   - E. 应激性

2. 衡量组织兴奋性高低的指标是（   ）。
   - A. 动作电位的幅度
   - B. 阈值的大小
   - C. 肌肉的收缩强度
   - D. 腺体分泌的多少
   - E. 刺激频率的高低

3. 机体内环境指（   ）。
   - A. 血液
   - B. 组织液
   - C. 细胞外液
   - D. 细胞内液
   - E. 淋巴液

4. 维持机体内环境相对稳定的主要调节方式是（   ）。
   - A. 神经性调节
   - B. 体液性调节
   - C. 自身调节
   - D. 正反馈调节
   - E. 负反馈调节

5. 可兴奋性组织接受刺激后，产生兴奋的能力称为（   ）。
   - A. 兴奋
   - B. 抑制
   - C. 反射
   - D. 反应
   - E. 兴奋性

6. 下列有关兴奋和抑制的叙述，错误的是（   ）。
   - A. 兴奋或抑制是反应的基本形式
   - B. 组织功能状态不同其反应不同
   - C. 同一组织对强度不同的刺激反应不同
   - D. 肌肉收缩、腺体分泌是兴奋的外部表现

E. 可兴奋组织的兴奋性均相等

7. 在生理学中下列不属于可兴奋细胞的是（　　　）。

    A. 骨骼肌细胞　　　　　　　　　　B. 骨细胞

    C. 平滑肌细胞　　　　　　　　　　D. 腺细胞

    E. 神经细胞

【B₁ 型题】

8. 刺激蟾蜍坐骨神经—腓肠肌标本引起肌肉收缩属于（　　　）。

    A. 反应　　　　　　　　　　　　　B. 反射

    C. 正反馈　　　　　　　　　　　　D. 负反馈

    E. 反馈

9. 效应器活动对控制部分的作用称为（　　　）。

    A. 反应　　　　　　　　　　　　　B. 反射

    C. 正反馈　　　　　　　　　　　　D. 负反馈

    E. 反馈

10. 强光照眼引起瞳孔缩小属于（　　　）。

    A. 感受器　　　　　　　　　　　　B. 传入神经

    C. 神经中枢　　　　　　　　　　　D. 传出神经

    E. 效应器

11. 躯体运动神经属于（　　　）。

    A. 感受器　　　　　　　　　　　　B. 传入神经

    C. 神经中枢　　　　　　　　　　　D. 传出神经

    E. 效应器

12. 皮肤黏膜的游离神经末梢属于（　　　）。

    A. 感受器　　　　　　　　　　　　B. 传入神经

    C. 神经中枢　　　　　　　　　　　D. 传出神经

    E. 效应器

13. 反馈调节的受控部分是（　　　）。

    A. 感受器　　　　　　　　　　　　B. 传入神经

    C. 神经中枢　　　　　　　　　　　D. 传出神经

    E. 效应器

三、填空题

1. 生命活动的基本特征有＿＿＿＿和＿＿＿＿。

2. 神经调节的基本方式是＿＿＿＿，其结构基础是＿＿＿＿。

3. 衡量兴奋性高低的客观指标是＿＿＿＿，它与兴奋性呈＿＿＿＿关系。

四、简答题

1. 什么是内环境的稳态？有何生理意义？

2. 机体功能活动调节的方式有哪些？各有何特点？

3. 什么是正反馈与负反馈？试比较二者有何不同？

第二章　细胞的基本功能

学习要点

1. 掌握　易化扩散与主动转运的概念和意义、特点、静息电位和动作电位的概念。局部电位、阈电位概念。

2. 熟悉　静息电位和动作电位的形成机制和意义，局部电位的特点和意义；神经肌肉接头的兴奋传递，兴奋收缩耦联。极化、除极化、反极化、复极化、超极化的概念。

3. 了解　细胞的受体功能骨骼肌收缩的机械变化。

关键词

细胞膜　物质转运　受体　生物电　肌肉收缩

细胞是构成人体最基本的结构和功能单位。机体各种生理活动都是在细胞的基础上进行的。细胞功能变化，也可影响整体活动。因此了解细胞的基本功能，有助于深入地认识整个机体的生命活动。人体的细胞有200余种，每种细胞都分布于特定的部位，执行特定的功能，细胞的功能涉及许多方面，本章仅讨论细胞膜的基本功能、细胞生物电现象和肌细胞的收缩功能。(细胞核和细胞质的功能在其他学科讲述)。

第一节　细胞膜的基本功能

细胞膜是细胞与环境之间的屏障，起着支持和保护细胞的作用。它也是细胞与周围环境进行物质交换的重要场所。细胞膜能接受环境中各种理化因素的刺激，从而改变细胞自身的生理功能。

质膜是具有一定特殊结构和功能的半透膜，它构成细胞内容物与环境间或细胞器与胞浆间的屏障。细胞通过细胞膜与周围环境间进行物质交换。

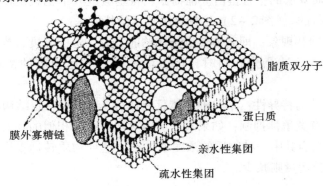

图2-1　细胞膜的液态镶嵌模型

通过细胞的研究发现，细胞膜主要由脂质和蛋白质组成，此外还有极少量的糖类物质。细胞膜是以液态的脂质双分子层为基架，其中镶嵌着许多具有不同结构和功能的蛋白质（图2－1），如与细胞膜的物质转运功能有关的转运蛋白，与细胞环境中特异的化学性刺激有关的受体蛋白等。可以说细胞膜的主要功能都是通过膜蛋白来实现的。

一、跨细胞膜的物质转运功能

细胞在新陈代谢过程中需要不断选择性的摄入和排出多种多样的物质，物质进出细胞必须通过细胞膜，常见的物质跨膜转运形式有：单纯扩散、易化扩散、主动转运、出胞和入胞。

（一）单纯扩散

单纯扩散是指脂溶性小分子物质通过细胞膜的脂质双分子层由膜的高浓度一侧向低浓度一侧转运的过程。这是一种简单的物理扩散，特点是不需要外力帮助，也不消耗能量，是一被动过程。物质扩散的量（扩散通量）取决于膜两侧该物质的浓度差和该物质通过膜的难易程度（即膜对该物质的通透性）。人体体液中存在的脂溶性物质的数量不多，比较肯定的靠单纯扩散进出细胞的物质有氧气、二氧化碳、一氧化氮、氨气等气体分子。它们的分子量小，既能溶于水，也能溶于脂质，可以不需外力帮助，靠各自的浓度差即可通过细胞膜。

（二）易化扩散

易化扩散是指非脂溶性或脂溶性低的物质，在膜蛋白的协助下，由高浓度的一侧通过细胞膜向低浓度一侧转运的过程。其动力与单纯扩散一样，是浓度差和电位差，也是一种被动过程。可分为载体易化扩散和通道易化扩散两种类型。

1. 以载体为中介的易化扩散

介导这一过程的膜蛋白称为载体蛋白或载体。载体像是渡船，是一些贯穿脂质双层的整合蛋白。葡萄糖、氨基酸进入细胞就是以载体转运的形式进行的。（图2－2）这种跨膜转运的特征是：

（1）饱和现象：即载体转运物质的能力有一定的限度，当转运某一物质的载体已被充分利用时，转运量不再随转运物质的浓度增高而增加；

（2）结构特异性：某一种载体只能转运具有某种特定结构的物质；

（3）有竞争性抑制：如果某一载体对两种结构相似的物质都有转运能力，那么当其中一种物质的浓度增加时，这种物质转运量增加，另一种物质的转运量则减少。

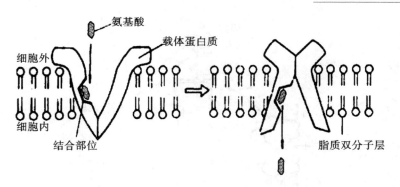

图2-2　载体蛋白转运

2. 以通道蛋白为中介的易化扩散

介导这一过程的膜蛋白称为离子通道或通道（图2-3）。通道蛋白质就像贯通细胞膜并带有闸门装置的一条管道，开放时，物质经通道由高浓度一侧向低浓度一侧扩散；关闭时，即使膜两侧存在某种物质的浓度差，该物质也不能跨膜转运。根据引起通道闸门开闭的机制不同，通道可分两种：一种是由细胞膜两侧的电位差变化引起开闭的通道，称为电压门控通道；另一种是由化学物质引起开闭的通道，称为化学门控通道。通道具有一定的特异性，但并不十分严格。它转运的是无机离子。如 K^+、Na^+、Ca^{2+} 等都是借助于专用通道进行跨膜转运的。

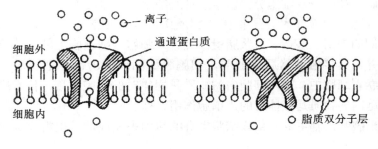

图2-3　通道蛋白转运

（三）主动转运

细胞通过本身的耗能过程，将小分子物质或离子由低浓度一侧向高浓度一侧的跨膜转运过程称主动转运。它是通过泵蛋白（简称泵）的活动来完成的。在细胞膜上的泵有多种，如钠-钾泵（简称钠泵）、钙泵、氢泵和碘泵等，其中研究最充分的是钠泵。钠泵是细胞膜上的一种 Na^+-K^+ 依赖式 ATP 酶。当细胞内 Na^+ 或细胞外 K^+ 增多时，钠泵就被激活，分解 ATP 使之释放能量，并利用此能量逆着浓度差把细胞内的 Na^+ 移出膜外，同时把细胞外的 K^+ 移入膜内，因而形成和保持膜内高 K^+ 和膜外高 Na^+ 的不均衡离子分布和一定的浓度差（图2-4）。

载体转运通过载体蛋白的构型改变完成物质转运。其特点是：①高度的结构特异性；②饱和现象；③竞争性抑制。

通道转运是在通道蛋白的帮助下完成的。通道蛋白的开放和关闭控制着物质的转运。其开放和关闭状态又受着某些化学物质或膜电位的影响，故通道可分为化学门控通道和电压门控通道两种。

Na^+-K^+ 泵是 Na^+-K^+ 依赖式 ATP 酶。泵出 Na^+ 和泵入 K^+ 是耦联进行。Na^+-K^+ 泵的生理意义在于维持细胞内、外离子浓度梯度，从而完成正常代谢与功能；维持细胞结构和功能的完整性；最重要的是储备势能。

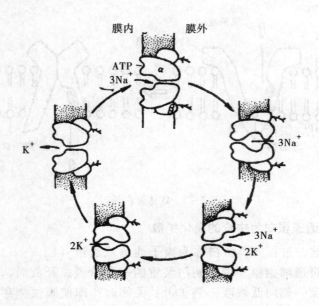

图 2 - 4   主动转运

（四）出胞和入胞

出胞和入胞是细胞膜对一些大分子物质或团块物质的耗能性转运过程（图 2 - 5）。

出胞   细胞内的大分子物质以分泌囊泡的形式排出细胞的过程，称为出胞；如内分泌细胞分泌激素、神经细胞释放递质等。

入胞   细胞外大分子物质或物质团块进入细胞内的过程，称为入胞。例如细菌、病毒、血浆脂蛋白等进入细胞。细胞膜上的受体能识别异物并与其接触，然后接触部位细胞膜凹陷或伸出伪足把物质包裹起来，卷入细胞中。进入细胞内的物质是固体时的入胞作用，称吞噬；进入细胞内的物质是液体时的入细胞作用，称吞饮。

出胞和入胞主要是依靠细胞本身的活动来完成的，也需要细胞代谢供能。

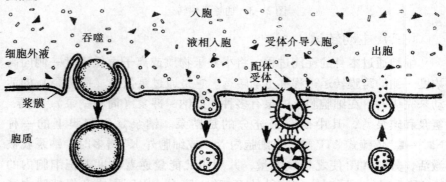

图 2 - 5   入胞和出胞

主动转运的特点是：物质转运过程中要消耗能量，逆电 - 化学梯度转运物质。

二、细胞膜的受体功能

受体是指细胞膜上能够与某些化学物质特异性结合，并引发细胞特定生理效应的蛋白质。受体可存在于细胞膜、细胞质和细胞核内，生理学上习惯指的受体常常是细胞膜受体。受体的基本功能有：①识别与结合，即在体液中有形形色色的化学物质，受体能识别出为它携带信息的特殊化学信号，并与之特异性结合。②转发化学信息，有些化学信号物质与膜受体结合后，并未进入细胞内，它携带的调节细胞功能的信息是通过受体中介转发到细胞内的。因此，受体起着跨细胞膜进行信息传递的作用，此作用又称跨膜信号转导。

受体还具有以下特性：①特异性，受体只与特定的化学物质结合，保证了信息传递的准确性、可靠性；②饱和性，由于受体的数目有限，故与化学物质结合的能力也有限；③可逆性，受体既可以与化学物质结合，也能够分离。

> 膜受体是细胞膜上的特殊蛋白质，它具有特异性、饱和性和可逆转性等特点。

> 受体的基本功能有：①识别与结合；②转发化学信息。

第二节　细胞的生物电现象

一切活细胞无论处于安静或活动状态都伴随有电的现象存在，这种电现象称为细胞的生物电。心电图、脑电图等就是心、大脑皮层等活动时的生物电表现。人体和各器官表现的电现象，是以细胞水平的生物电现象为基础的。细胞水平的生物电现象主要有两种表现形式：一种是安静时具有的静息电位，另一种是受刺激时所产生的动作电位。

一、静息电位

（一）静息电位的概念

静息电位是指细胞在安静状态下存在于膜内外两侧的电位差。电位的大小可用示波器测得，方法如图2-6所示。将示波器的两个电极置于安静状态下的神经细胞外表面任何两点时，示波器荧屏上的光点在等电位线（零点）作横向扫描，说明细胞膜外表面的任意两点之间不存在电位差。如果将其中的一个微电极刺入细胞膜内，则屏幕上的光点迅速从等电位下降到一定水平，然后再继续作横向扫描，这说明细胞膜内外两侧存在着电位差，且膜内电位低于膜外电位，如膜外电位设定为零，膜内电位则为负值。由于这一电位是存在于安静细胞膜的两侧，故称为静息电位。

> 细胞安静时膜内外的电位差称为静息电位。通常呈内负外正状态。

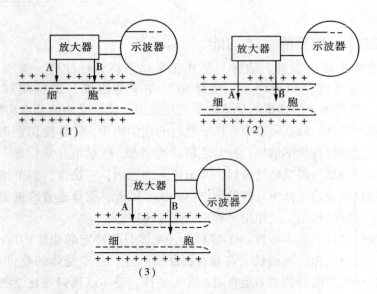

图 2 - 6 测定静息电位

静息电位的数值因细胞种类不同而有差异，如神经细胞的静息电位为 −70 ～ −90mV，人的红细胞静息电位为 −6 ～ −10mV 等。只要细胞未受到外来刺激，大多数细胞的静息电位都稳定在某一相对恒定的水平。安静时，细胞这种数值处在比较稳定的内负外正的状态，称为极化状态（简称极化）。以静息电位为基准，膜内外电位差增大（膜内电位负值增大），称为超级化；膜内外电位差减小（膜内电位负值减小），称为去级化；膜内电位由负变正时称为反级化（或超射）；细胞去级化或反级化后，膜电位向静息电位方向恢复的过程，称为复级化。

（二）静息电位的产生

生物电现象的产生是由于细胞膜内外两侧离子定向移动的结果。静息电位的产生是由以下两个因素决定的：一是细胞膜内外的离子分布不均匀；二是细胞膜对各种离子的通透性不同（表 2−1）。在静息状态下，膜对 K^+ 通透性很大，对 Na^+ 的通透性则很小，对膜内大分子 $A^−$（蛋白质离子）则无通透性。

表 2−1 静息时细胞膜内外主要离子分布及膜对离子通透性的比较

主要离子	离子浓度（mmol/L）		细胞膜内外	膜对离子的
	膜内	膜外	浓度比	通透性
K^+	140	5	28:1	大
Na^+	10	130	1:13	很小
Cl^-	4	120	1:30	很小
A^-（蛋白质）	60	15	4:1	无

生物电形成的条件：一是细胞膜内外离子分布浓度的不同；二是细胞膜在不同状态下，对各种离子通透性的不同。

静息电位产生的机制：主要是 K^+ 外流形成的，是 K^+ 外流所形成的电−化学平衡电位。

当细胞处于安静状态时，由于膜内外存在着 K^+ 浓度差，加之静息时膜对 K^+ 的通透性大，使 K^+ 在浓度差驱动下顺着 K^+ 通道，以易化扩散的形式向膜外流动，同时膜内 A^- 在正电荷的吸引下也有随 K^+ 外流的倾向，但因膜对其没有通透性而被阻挡在膜的内侧面，致使膜外带有正电荷，膜内带有负电荷，形成内负外正状态，即在膜的两侧建立起了电位差。随着 K^+ 的不断外流，膜两侧的电位差逐渐增大。这种电位差的存在，使 K^+ 继续外流受到膜外正电场的排斥和膜内负电场的吸引，构成 K^+ 外流的阻力。当促使 K^+ 外流的动力（浓度差）和阻止 K^+ 外流的阻力（电位差）达到平衡时，K^+ 的净外流停止，膜两侧的电位差便稳定在某一数值。这一数值即为静息电位。可见，静息电位是由 K^+ 外流形成的，主要是 K^+ 外流所形成的电-化学平衡电位。

影响静息电位的因素有：①细胞外 K^+ 浓度的改变；②膜对 K^+ 的通透性；③钠-钾泵活动的水平。其中钠泵对维持细胞内外 Na^+、K^+ 浓度差，保持稳定的静息电位有重要作用。当细胞缺血、缺 O_2 或 H^+ 增多（酸中毒）时，可导致细胞代谢障碍，影响细胞向钠泵提供能量。如果钠泵功能受到抑制或停止活动，K^+ 不能顺利泵回细胞内，将使细胞内外 K^+ 的浓度差减少，结果导致静息电位逐渐减小甚至消失。

> 静息电位的生理意义：静息电位是细胞处于安静状态的标志。

静息电位的生理意义：①静息电位是细胞处于安静状态的标志；②静息电位的大小影响细胞的兴奋性。一般说来，静息电位值减小，细胞兴奋性增高，容易产生兴奋；反之，细胞兴奋性降低，细胞发生抑制。

二、动作电位

（一）动作电位的概念

细胞受刺激时，在静息电位基础上发生一次迅速、可逆、可扩布性的电位变化，称为动作电位。

当神经纤维受到一个有效刺激时，在示波器上记录到的动作电位（图 2-7）。每个动作电位波形包括一个上升相和一个下降相。上升相是膜电位去极化和反极化过程，其中膜电位由 $-70 \sim -90mV$ 达到 $0mV$ 为去极化，此期膜电位为内负外正；当膜电位由 $0mV$ 达到 $+20 \sim +40mV$ 时，称为反极化或超射，这时的膜电位转变为内正外负状态。下降相是膜电位的复极化过程，膜电位由 $+20 \sim +40mV$ 又恢复至原来 $-70 \sim 90mV$ 的水平。动作电位的全程包括锋电位和后电位两部分，锋电位是指动作电位的去极相和复极相的初期，电位变化迅速，电位曲线形如尖锋，故称为锋电位；后电位是指动作电位在完全恢复到静息电位水平之前，还要经历一些微小而缓慢的波动，称为后电位。

> 动作电位上升支主要由于膜对 Na^+ 通透性增大，Na^+ 突然大量内流所致；下降支则主要由于膜对 Na^+ 通透性降低，对 K^+ 通透性增大，Na^+ 内流停止，而 K^+ 外流增加所致。

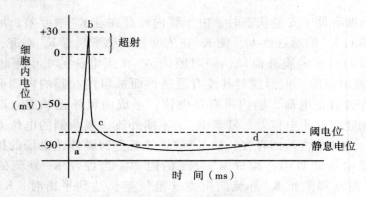

图2-7 神经纤维动作电位

（二）动作电位产生的机制

动作电位的产生与细胞膜的通透性和离子运动的变化有关。当细胞受到刺激时，首先引起膜上少量 Na^+ 通道开放，Na^+ 顺着浓度差和电位差少量内流，引起细胞膜轻度去极化，当去极化使膜电位达到一定数值时，引起电压门控性 Na^+ 通道大量开放，Na^+ 快速大量内流，导致膜内正电荷迅速增加，使膜内原有负电位减小、消失（去极化），直至继续内流的 Na^+ 使膜电位发生逆转，形成内正外负的反极化状态。当促使 Na^+ 内流的化学驱动力和阻止 Na^+ 内流的电场力相等时，Na^+ 净内流停止。此时，动作电位达到最大幅值，即 Na^+ 内流的电－化学平衡电位，它等于静息电位值加超射值。这是动作电位上升相形成的机制。Na^+ 通道开放的时间很短，随后失活关闭。与此同时膜对 K^+ 的通透性增大，K^+ 顺着浓度差和电位差快速外流，使膜内电位又从正值向负值转变，直至膜电恢复到静息水平。这是动作电位下降相形成的机制。

细胞在一次兴奋过程中，使膜内 Na^+ 有所增加、K^+ 有所减少，这便激活了膜上的钠泵，通过钠泵的主动转运，将膜内 Na^+ 泵出，同时将膜外 K^+ 泵入，使细胞内外 Na^+、K^+ 恢复至兴奋前的分布状态，从而维持细胞的正常兴奋性。

（三）动作电位的生理意义

动作电位是可兴奋细胞（神经、肌肉、腺体）兴奋的共同标志，兴奋与动作电位是同义词。因为各种可兴奋细胞受到刺激产生兴奋时，虽然各有不同的外部表现，如肌肉收缩、腺体分泌等，但它们都有一个共同的、最先出现的反应，即产生动作电位，而且各种细胞所发生的其他外部表现，实际上都是动作电位进一步触发引起的。因此动作电位常作为兴奋的标志或成了兴奋的同义词。

（四）兴奋的引起和传导

1. 兴奋的引起

细胞的兴奋可由一次阈刺激或阈上刺激引起，也可以由两次以上阈

动作电位产生的机制：去极化过程是 Na^+ 的内流，复极化过程是 K^+ 外流。

动作电位的生理意义：是细胞兴奋的标志。

下刺激引起。当细胞受到一次阈刺激或阈上刺激时，受刺激部位的细胞膜上 Na^+ 通道少量开放，出现 Na^+ 少量内流，使膜产生去极化，当去极化达到某一临界值时，便引起 Na^+ 通道大量激活并开放，Na^+ 迅速大量内流而爆发动作电位。这个使膜上 Na^+ 通道突然大量开放，触发动作电位的临界膜电位值，称为阈电位。所以，任何刺激只要能使膜从静息电位去极化达到阈电位时，便能触发动作电位，引起兴奋。

2. 局部电位

当细胞受到单个阈下刺激时，膜上被激活的 Na^+ 通道较少，受刺激部位的膜只能发生微弱的去极化，达不到阈电位水平，不能引起动作电位。把这种低于阈电位的去极化称为局部电位，也叫局部反应或局部兴奋。

局部电位有以下特点：①幅度与刺激强度成正比；②不能远传，只能进行短距离衰减性扩布，称电紧张性扩布；③可以总和：如果在距离很近的两个部位同时各接受一个阈下刺激，它们引起的去极化可以叠加（空间总和）；如果细胞膜的某一部位连续接受数个阈下刺激，则数个阈下刺激引起的去极化可以叠加（时间总和）。局部电位经总和达到阈电位水平时，即可产生扩布性的动作电位（图 2-8）。

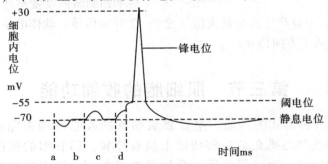

图 2-8 刺激引起膜超级化、局部兴奋及其在时间上的总和效应
a. 膜的超级化；b. 阈下刺激引起的局部反应，达不到阈电位，不产生动作电位；
c 和 d. 均为阈下刺激，但发生总和，引起动作电位。

局部电位的生理意义：①虽不能引起兴奋，但可以提高细胞的兴奋性，使其容易产生兴奋；②总和达到阈电位时，也能引起动作电位。

3. 动作电位的传导

动作电位一经发生，就会沿着细胞膜传遍整个细胞。动作电位在同一细胞膜上的扩布，称为动作电位的传导。

（1）传导机制：动作电位是以局部电流的形式传导的。当细胞某一部位受刺激而兴奋时，兴奋部位的膜电位由原来的内负外正转变为内正外负的反极化状态，所以兴奋部位和相邻的安静部位之间出现了电位差，于是便出现局部的电荷移动，称为局部电流。局部电流则使相邻安

阈电位是指能引起细胞产生动作电位的临界膜电位值。它是导致 Na^+ 通道大量开放的关键因素。细胞兴奋性的高低和静息电位与阈电位的差值呈反变关系。

阈下刺激不能产生动作电位但可产生局部电位。局部电位特点：①幅度与刺激强度成正比；②不能远传；③可以总和。

动作电位在细胞的一处产生，可在同一细胞或细胞间进行传导。

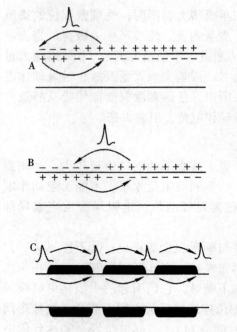

静部位的细胞膜发生去极化，当去极化达到阈电位时，就产生动作电位。这样的过程在膜表面进行下去，既为兴奋在细胞膜上的传导（图2-9）。有髓鞘的神经纤维动作电位以跳跃式进行传导，因而比无髓纤维传导既快又节能。动作电位在神经纤维上的传导又称为神经冲动。

（2）传导特点：①不衰减（等幅、等速）性传导：即动作电位传导时，电位的幅度、传导的速度不因传导距离增加而减小，保证了兴奋传导的安全性；②"全或无"现象，即在同一细胞上动作电位的大小不随刺激强度和传导距离而改变的现象，达不到刺激强度就不产生动作电

动作电位传
导机制：是以局
部电流的形式传
导的。

图2-9　动作电位传在神经纤维上的传导

位（无），一旦产生就是最大值（全）；③双向传导：动作电位可沿细胞膜向相反两个方向传导。

第三节　肌细胞的收缩功能

人体各种形式的运动，主要靠肌细胞的收缩活动来完成。骨骼肌、平滑肌和心肌在结构和功能上虽有差异，但收缩的机制和基本形式是相似的。现以研究最充分的骨骼肌为例，说明肌细胞的收缩原理。

一、神经—肌肉接头处兴奋的传递

在人体内，所有骨骼肌细胞的收缩活动都是在躯体运动神经的控制下进行的。运动神经末梢和骨骼肌细胞相互接触的部位称为神经—肌肉接头，也叫运动终板。

（一）神经—肌肉接头的结构

可分为接头前膜、接头后膜和接头间隙三部分。接头前膜是运动神经末梢膜，在轴突末梢的轴浆中有大量的囊泡，囊泡内含有乙酰胆碱，接头后膜是骨骼肌细胞膜的特化部分，也称终板膜，膜上含有乙酰胆碱受体极大量胆碱酯酶（图2-10）。

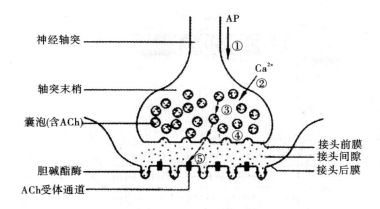

图 2-10　神经—肌肉接头的结构与化学传递过程

（二）神经—肌肉接头的兴奋传递过程（图 2-10）

当动作电位到达运动神经元轴突末梢时，使接头前膜上的 Ca^{2+} 通道开放，Ca^{2+} 内流入膜内，触发大量囊泡向接头前膜移动，与前膜融合、破裂，通过出胞作用将乙酰胆碱释放到接头间隙，与终板膜上的受体结合，使膜对 Na^+ 通透性增强，膜外的 Na^+ 扩散入终板膜内，使终板膜电位减小（去极化），形成终板电位，它是局部电位，当去极化达到肌细胞膜的阈电位时，就引发动作电位，从而完成神经—肌肉接头的兴奋传递。

二、骨骼肌的收缩原理

骨骼肌细胞细长呈纤维状，也称肌纤维。每个肌纤维内都含有大量的肌原纤维，平行排列，纵贯肌细胞全长。每条肌原纤维上又有许多端端相续的肌节（图 2-11）。肌节是肌细胞收缩的功能单位。20 世纪 50 年代初期，由 Huxley 等提出的肌丝滑行学说，目前已被公认，其主要内容是：肌肉收缩时肌原纤维缩短，并非是细胞内肌丝的缩短或卷曲，而是由于肌小节内粗、细肌丝相互滑行引起肌丝位置改变而发生。即 Z 线发出的细肌丝在某种力量的作用下向暗带中央移动，结果使各相邻 Z 线都互相靠近，肌小节变短，从而造成肌原纤维、肌纤维甚至整个肌肉长度均缩短。

简而言之，肌丝滑行理论认为，肌肉收缩时并无肌丝的卷曲或缩短，只是细肌丝向粗肌丝中央滑行，使肌小节长度缩短，肌肉收缩。这一滑行机制已从组成肌丝的蛋白质分子水平上得到了阐明。

神经肌肉接头处兴奋传递的特点是单项传导、有时间延搁及易受环境因素影响。

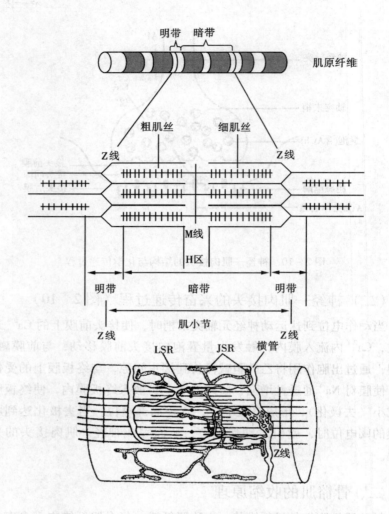

图 2 – 11 骨骼肌细胞的肌原纤维和肌管系统

（一）肌丝的分子组成和横桥的特性

1. 粗肌丝

粗肌丝主要由许多平行排列的肌球蛋白（亦称肌凝蛋白）构成。肌球蛋白分子呈杆状，杆的一端有两个球形的头。杆状部分都朝向 M 线平行排列，形成粗肌丝的主干；头部由肌丝主干中向外伸出，形成横桥。横桥的几何排列严格而有规则，有以下特性：①在一定条件下，可以和细肌丝上的肌动蛋白分子呈可逆性的结合；②具有 ATP 酶的作用，可以分解 ATP 而获得能量，供横桥摆动（图 2 – 12）。

2. 细肌丝的分子组成

细肌丝由三种蛋白构成。①肌动蛋白（肌纤蛋白）：肌动蛋白聚合的两条单链相互缠绕，形成细肌丝的主干，其内壁上有能与横桥结合的位点；②原肌球蛋白（原肌凝蛋白）：是由两条肽链组成的双螺旋分子，

横桥的特性：①可以和细肌丝的肌动蛋白分子呈可逆性的结合；②具有 ATP 酶的作用，能够分解 ATP。

与肌动蛋白平行，位于肌动蛋白螺旋沟内，挡住其上的横桥结合位点；③肌钙蛋白（原凝蛋白），分 C、T、I 三个亚单位，C 亚单位中有与 Ca^{2+} 结合的位点，与肌浆中 Ca^{2+} 有很大的亲和力，每个肌钙蛋白分子可结合 4 个 Ca^{2+}，并通过构象的改变启动收缩过程。

（二）肌管系统

包绕在每一条肌原纤维周围的膜性囊管状结构，称为肌管系统。包括横管和纵管两套独立的系统（图 2-11）。

1. 横管

是肌细胞膜沿 Z 线垂直肌原纤维走向向内凹陷而环绕肌原纤维的管道。作用是将肌细胞膜兴奋时出现的电变化沿横管膜传入细胞内部。

2. 纵管（肌质网）

在肌节中间部位与其平行，相互吻合。在肌原纤维周围的肌质网也称为纵行肌质网；纵行肌质网膜上有钙泵。肌质网的末端膨大称为终池。作用是通过对 Ca^{2+} 的储存、释放和再聚集，触发肌节的收缩和舒张。

3. 三联体结构

横管与其两侧的终池合称三联体。它是兴奋—收缩藕联的关键部位。

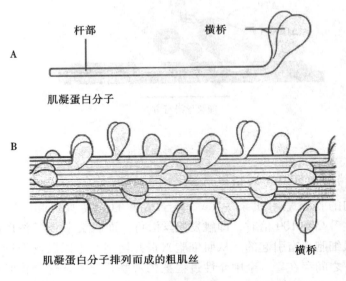

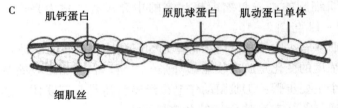

图 2-12 粗肌丝、细肌丝分子结构

（三）肌丝滑行过程

肌纤维（肌细胞）兴奋与肌纤维收缩连接起来的中介过程谓之兴奋—收缩耦联。其耦联部位在三联管，耦联因子是 Ca^{2+}。

肌细胞膜兴奋传导到终池→终池释放 Ca^{2+}→细胞液中 Ca^{2+} 浓度增高→Ca^{2+} 与肌钙蛋白结合→原肌球蛋白变构，暴露出肌动蛋白上的活化位点→处于高势能状态的横桥与肌动蛋白结合→横桥头部发生变构并摆动→细肌丝向粗肌丝中央滑行→肌节缩短（图 2 - 13）。

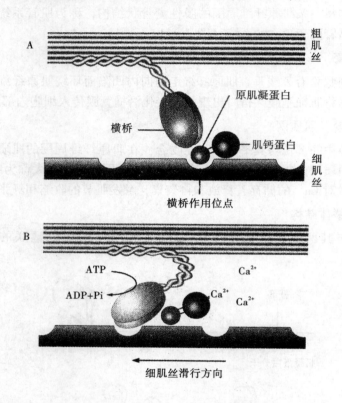

图 2 - 13　肌丝滑行过程

（四）肌细胞的兴奋—收缩耦联

肌肉的收缩是由肌浆中 Ca^{2+} 离子浓度的升高所引起，当肌浆中 Ca^{2+} 浓度升高到 100 倍时，即触发肌丝滑行。而肌浆中 Ca^{2+} 浓度的升高又是由肌细胞兴奋引起的。从肌细胞兴奋开始到产生以肌丝滑行为基础的收缩，之间存在着一个中介性过程把二者联系起来。这个将肌组胞的电兴奋和肌细胞的机械收缩衔接起来的中介过程，称为兴奋—收缩耦联。（图 2 - 14 与图 2 - 15）

骨骼肌兴奋 - 收缩耦联的结构基础为三联体，耦联因子是 Ca^{2+}，其在肌浆中浓度的变化是肌肉收缩与舒张的关键。在兴奋—收缩耦联的过程，有三个主要步骤：①肌膜动作电位经横管传导到三联体；②三联体的兴奋传递；③终末池对 Ca^{2+} 的释放与回收。

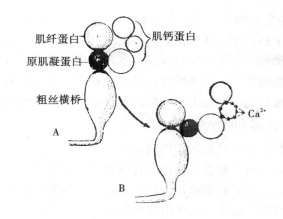

图 2-14　钙离子的藕联作用

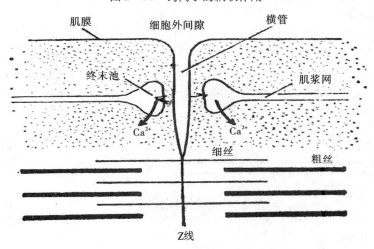

图 2-15　兴奋—收缩藕联

三、骨骼肌的收缩形式

无论是长度的缩短，还是肌张力的增加都叫肌肉的收缩。按负荷情况，肌肉的收缩可表现为等长收缩和等张收缩，按刺激频率可表现为单收缩和强直收缩。

（一）等长收缩和等张收缩

肌肉收缩时，如果长度不变，只有张力的增加，称为等长收缩。例如用手提一个很重的物体但没有提起来时，上肢肌肉张力增加，这时没有肌肉的缩短，虽然产生很大的张力，被肌肉作用的物体没有产生位移。肌肉收缩时其张力不变而长度缩短的收缩，称为等张收缩。例如从地面提起一桶水时，在水桶提起的过程中，肌肉缩短了，但对抗重量的张力并没有改变。决定肌肉是等长还是等张收缩，主要看其所承受的负荷情况。肌肉承受的负荷分为前负荷和后负荷两种，前负荷是指肌肉在收缩之前所承受的负荷，其作用是可以增加肌肉收缩前的长度（初长度），进而增加肌肉的收缩力。后负荷是指肌肉开始收缩时才遇到的负荷或阻力。由于后负荷的存在，肌肉不能立即缩短，而首先表现为张力增加，以克服负荷，是处于等长状态，当张力增加到等于或超过后负荷时，肌肉开始缩短而张力不再增加，呈等张状态。肌肉在有后负荷的条件下收缩时，总是先出现张力的变化，然后才出现长度的缩短。

骨骼肌的收缩形式：按负荷情况，可表现为等长收缩和等张收缩；按刺激频率可表现为单收缩和强直收缩。

（二）单收缩和强直收缩

骨骼肌受到一次有效刺激会出现一次收缩和舒张，这种收缩形式称单收缩。由连续刺激引起肌肉的持续收缩称为强直收缩，它又分为不完全强直收缩和完全强直收缩两种，前者是由于新的刺激落在前一次收缩的舒张期所形成的；后者是由于新的刺激落在前一次收缩的缩短期所形成的。强直收缩产生的张力远大于单收缩，是骨骼肌的主要收缩形式。（图 2 - 16）

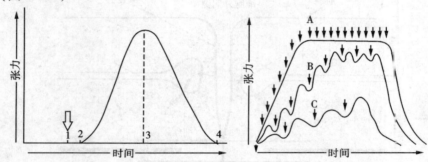

图 2 - 16　单收缩与强直收缩

 小结

细胞跨膜转运方式有：单纯扩散、易化扩散、主动转运、出胞和入胞。单纯扩散和易化扩散都是小分子物质顺浓度差和电位差转运，是不需细胞耗能的被动过程。主动转运是小分子物质逆浓度差和电位差转运，需耗能。大分子物质通过出胞和入胞作用，进出细胞，也是耗能过程。细胞膜上能够与某些化学物质特异性结合，并引发细胞特定生理效应的蛋白质称为受体。细胞生物电现象包括静息电位、动作电位、局部反应，及动作电位的传导。生物电形成的条件是细胞膜内外离子分布的浓度的不同，以及膜对各种离子通透性的差别。静息电位是指细胞在未受刺激时（安静状态下）存在于细胞膜内外两侧的电位差，主要是由 K^+ 外流形成的，接近于 K^+ 离子的平衡电位。动作电位是指在静息电位的基础上，如果可兴奋细胞受到一个足够的刺激（有效刺激）时，其膜电位会发生迅速的可扩布的电位变化，称为动作电位。动作电位去极化过程是 Na^+ 内流形成的，复极化过程是 K^+ 外流形成的。动作电位是细胞兴奋的标志。肌肉活动受神经控制。将肌细胞的电兴奋和机械收缩联系起来的中介过程，称为兴奋—收缩藕联。兴奋—收缩藕联的结构基础为三联体，关键物质是 Ca^{2+}。按负荷情况，肌肉的收缩可表现为等长收缩和等张收缩，按刺激频率表现为单收缩和强直收缩。强直收缩产生的张力远大于单收缩，是骨骼肌的主要收缩形式。

 练习题

一、名词解释

1. 单纯扩散
2. 主动转运
3. 静息电位
4. 阈电位
5. 兴奋—收缩耦联
6. 强直收缩

二、选择题

【A₁ 型题】

1. 氧气和二氧化碳等气体进出细胞膜是通过（　　）。
   A. 单纯扩散　　　　　　　　B. 易化扩散
   C. 主动转　　　　　　　　　D. 出胞
   E. 入胞

2. 兴奋—收缩耦联的结构基础是（　　）。
   A. 肌浆网　　　　　　　　　B. 终池
   C. 纵管　　　　　　　　　　D. 横管
   E. 三联管

3. 影响神经纤维动作电位幅度的主要因素（　　）。
   A. 刺激强度　　　　　　　　B. 刺激持续时间
   C. 阈电位水平　　　　　　　D. 细胞内外 Na^+ 浓度
   E. 神经纤维直径

4. 神经纤维的跨膜电位从 $+30mV$ 变为 $-70mV$ 的过程是（　　）。
   A. 极化　　　　　　　　　　B. 去极化
   C. 超极化　　　　　　　　　D. 反极化
   E. 复极化

5. 不属于出胞作用的是（　　）。
   A. 内分泌细胞分泌激素　　　B. 细胞内 CO_2 排出
   C. 胃腺分泌胃蛋白酶原　　　D. 汗腺分泌汗液
   E. 神经末梢释放递质

6. 细胞未受到刺激时，细胞膜内外两侧的电位差称为（　　）。
   A. 静息电位　　　　　　　　B. 阈电位
   C. 局部电位　　　　　　　　D. 锋电位
   E. 动作电位

7. 可兴奋细胞兴奋的标志是（　　　　）。

    A. 腺体分泌   B. 动作电位

    C. 肌肉收缩   D. 局部电位

    E. 以上均不是

8. 静息电位形成的前提是细胞在生理静息状态下（　　　　）。

    A. 膜两侧的离子浓度差与离子通透性不一

    B. 膜外 Na^+ 浓度低于膜内，膜对 Na^+ 易通透

    C. 膜内 K^+ 浓度低于膜外，膜对 K^+ 不通透

    D. 膜对 Na^+ 通透性较大，Na^+ 内流的势能

    E. K^+ 内流的势能，形成电化学平衡电位

9. 一般认为肌肉收缩是由于（　　　　）。

    A. 粗肌丝缩短   B. 细肌丝卷曲

    C. 粗细肌丝均缩短   D. 粗细肌丝均卷曲

    E. 细肌丝向粗肌丝滑行

10. 肌肉兴奋—收缩耦联的结构基础是（　　　　）。

    A. 肌节   B. 终池

    C. 横管   D. 肌丝

    E. 三联体

【B₁ 型题】

11. 神经细胞动作电位上升支是由于（　　　　）。

    A. K^+ 内流   B. Cl^- 内流

    C. Na^+ 内流   D. K^+ 外流

    E. Ca^{2+} 内流

12. 神经细胞动作电位下降支是由于（　　　　）。

    A. K^+ 内流   B. Cl^- 内流

    C. Na^+ 内流   D. K^+ 外流

    E. Ca^{2+} 内流

13. 动作电位到达运动神经末梢时引起（　　　　）。

    A. K^+ 内流   B. Cl^- 内流

    C. Na^+ 内流   D. K^+ 外流

    E. Ca^{2+} 内流

14. 膜内电位向负值增大的方向变化过程称（　　　　）。

    A. 极化   B. 去极化

    C. 超级化   D. 复极化

    E. 部分去极化

15. 静息电位由负值转变为零电位的过程称（　　　　）。

    A. 极化   B. 去极化

    C. 超级化   D. 复极化

    E. 部分去极化

16. 膜内电位由 +30mV 转变为 −70mV 的过程称（　　）。
　　A. 极化 　　　　　　　　　B. 去极化
　　C. 超级化 　　　　　　　　D. 复极化
　　E. 部分去极化

17. 细胞膜去极化时，表现为（　　）。
　　A. 阈电位 　　　　　　　　B. 阈强度
　　C. 兴奋 　　　　　　　　　D. 兴奋性
　　E. 抑制

18. 细胞膜超极化时，表现为（　　）。
　　A. 阈电位 　　　　　　　　B. 阈强度
　　C. 兴奋 　　　　　　　　　D. 兴奋性
　　E. 抑制

19. 使膜的 Na^+ 通道开放，对 Na^+ 通透性突然增大时的临界膜电位称（　　）。
　　A. 阈电位 　　　　　　　　B. 阈强度
　　C. 兴奋 　　　　　　　　　D. 兴奋性
　　E. 抑制

20. 细胞膜安静时，膜内浓度高于膜外，膜对其有较大通透性的离子是（　　）。
　　A. Na^+ 　　　　　　　　B. K^+
　　C. Ca^{2+} 　　　　　　　D. Cl^-
　　E. 有机负离子

21. 骨骼肌兴奋—收缩耦联的关键离子是（　　）。
　　A. Na^+ 　　　　　　　　B. K^+
　　C. Ca^{2+} 　　　　　　　D. Cl^-
　　E. 有机负离子

三、填空题

1. 人体内 O_2、CO_2 进出细胞是通过_____。

2. K^+ 外流需_____的帮助，属于_____转运形式；Na^+ 外流需_____的帮助，属于_____转运形式。

3. 人工减少细胞浸液中的 Na^+，单根神经纤维动作电位幅值_____，静息电位值_____。

4. 以载体为中介的易化扩散需要有膜的_____参与，其运转特点有_____、_____、_____。

5. 主动转运需细胞膜上_____的作用，通过细胞本身的_____过程，逆电—化学梯度转运 Na^+、K^+，使细胞内外_____分布不均，成为生物电形成的基础。

6. 细胞在安静状态下跨膜电位呈_____状态。这种存在于膜内外的电位差，称为_____。

7. 肌细胞结构和功能的基本单位是_____；兴奋—收缩耦联的结构基础为_____，耦联因子为_____。

四、简答题

1. 细胞膜的各种物质转运形式。
2. 什么是静息电位和动作电位？它们是怎样形成的？
3. 试述神经—肌肉接头的兴奋传递过程。

第三章 血 液

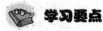 **学习要点**

1. 掌握 血液组成、血量、红细胞比容、血浆渗透压、晶体渗透压、胶体渗透压等概念。等渗溶液、红细胞生成原料、血液凝固基本过程、ABO 血型系统分型原则、血型与输血、交叉配血

2. 熟悉 血液基本功能、各生理参数正常值、血浆基本组成、血浆蛋白功能、红细胞生理特征及功能、红细胞生成与破坏、白细胞分类、血小板主要功能、纤维蛋白溶解系统、Rh 血型系统

3. 了解 白细胞的基本功能、生理止血过程、影响血凝的因素

 关键词

血液 生理止血 凝血 血型

血液是流动于心血管内的红色液体组织，具有运输、调节和防御等重要功能。如果流经体内任何器官的血流量不足，均可造成严重的组织损伤甚至危及生命。故血液对于维持正常生命活动是极为重要的。

第一节 血液的组成、理化特性及功能

一、血液的组成

血液是由液态的血浆和有形的血细胞所组成，两者合称全血。血浆含有大量的水和少量的溶质；血细胞又分为红细胞、白细胞和血小板。血液的基本组成可归纳如下：

血液由血细胞和血浆组成。

```
                    水（91%～92%）
          血浆                              白蛋白
                                    血浆蛋白 球蛋白
                    溶质（8%～9%） 有机物      纤维蛋白原
                                            非蛋白有机物：氨基酸、尿素、葡萄糖、维生素等
血液（全血）                       无机物：无机离子
                    红细胞
                                    中性粒细胞
          血细胞    白细胞          嗜碱性粒细胞
                                    嗜酸性粒细胞
                                    单核细胞
                                    淋巴细胞
                    血小板
```

将血液经过抗凝处理，置入刻度管中，以每分钟3000转的离心速度离心30分钟，可见试管内的血液分为上、下两层，上层淡黄色的液体为血浆，下层深红色的是血细胞，其中绝大部分是红细胞。红细胞层表面有一薄层灰白色物质为白细胞和血小板（图3-1）。血细胞容积占全血容积的百分比称为血细胞比容。正常成年男性为40%～50%；女性为37%～48%；新生儿约为55%。其数值可反应血液中血细胞数量的相对值，如贫血病人血细胞比容减小，严重脱水病人血细胞比容增大。

血细胞比容：血细胞在全血中所占的容积百分比。正常成年男性为40%～50%；女性为37%～48%；新生儿约为55%。

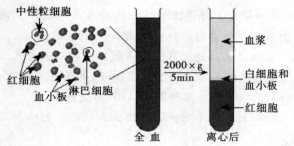

图3-1 血液的组成

二、血液的理化特性

（一）颜色

血液中的红细胞内含有红色的血红蛋白，故血液呈红色。当血红蛋白与氧结合时，呈鲜红色，动脉血红细胞内含氧合血红蛋白多，故动脉血呈鲜红色。而血红蛋白与氧解离后呈暗蓝色，静脉血红细胞内含还原血红蛋白多，故呈暗红色。血浆因含微量胆色素而呈淡黄色。

（二）比重

正常人全血的比重为1.050～1.060，血浆的比重为1.025～1.030。全血的比重主要取决于红细胞的数量，血浆的比重主要取决于血红蛋白的含量。

（三）黏滞性

血液的黏滞性是由于液体分子或颗粒之间的摩擦而产生的。

正常人血液的黏滞性是水的4～5倍。其大小主要取决于红细胞的数量，严重贫血患者红细胞减少，血液的黏滞性下降；大面积烧伤患者，因血中水分大量渗出，血液的黏滞性增高。

（四）酸碱性

血浆pH相对稳定主要决定于血浆中的缓冲对。

正常人血液呈弱碱性，pH为7.35～7.45。若pH<7.35时即为酸中毒；若pH>7.45则为碱中毒，如果血液pH低于6.9或高于7.8时将危及生命。

三、血液的功能

（一）运输功能

血液主要运输 O_2、营养物质、代谢终产物、激素等。它是人体内外环境进行物质交换的媒介场所，对于保持内环境的相对稳定起着重要作用。

（二）缓冲功能

血液中存在缓冲物质，如 $NaHCO_3/H_2CO_3$、Na_2HPO_4/NaH_2PO_4 等，在有酸性或碱性物质进入血液时，通过它们的缓冲作用，维持血液的酸碱平衡。

（三）防御保护功能

血浆中的球蛋白、淋巴细胞具有免疫作用；白细胞中的粒细胞、单核细胞对外来微生物和机体坏死组织有吞噬和分解作用；血小板和血浆中的凝血因子在机体因损伤而发生出血时参与止血和凝血过程。

（四）调节功能

内分泌腺和内分泌细胞分泌的激素，通过血液运送到相应组织细胞而发挥调节作用。在机体的体温调节中，通过血液的流动，将机体深部热量带至体表而散发，协助维持体温的相对稳定。

第二节 血 浆

一、血浆的组成及作用

血浆是含有多种溶质的水溶液，溶质中主要是血浆蛋白、非蛋白含氮化合物、葡萄糖、脂类、维生素、无机盐、O_2 和 CO_2 等物质。测定血浆的成分，能够了解机体内物质代谢或某些器官的功能状况，对于一些疾病的诊断有很大的帮助。血浆的主要成分及功能见表3-1。

表3-1 血浆的主要成分及功能

成 分		功 能
蛋白质	白蛋白质	形成胶体渗透压、缓冲作用、运输功能
	球蛋白	免疫功能、运输功能
	纤维蛋白原	参与血液凝固
电解质	阳离子 Na^+、K^+、Mg^{2+}	维持血浆晶体渗透压；维持神经、肌肉兴奋性；缓冲酸碱平衡
	阴离子 Cl^-、HCO_3^-、HPO_4^{2+}、SO_4^{2-}	
非蛋白含氮化合物	尿素、尿酸、肌酐、肌酸氨、多肽等	测定血中尿素氮含量，有助于了解体内蛋白质的代谢状况和肾功能

血液有运输、缓冲、防御、免疫、调节和维持内环境稳态等功能。

血浆理化性质的变化常与组织液平行。检测血浆成分的变化有助于某些疾病的诊断。

渗透现象：当半透膜（只允许水分子通过，不允许溶质分子通过）两侧放置浓度不等的两种溶液时，水分子可从低浓度一侧向高浓度一侧移动，这就是渗透现象。其发生的动力是渗透压。

二、血浆渗透压

渗透压是溶液所固有的一种特性，是指溶液中溶质分子通过半透膜吸引水的力量，它是渗透现象发生的动力。渗透压的大小取决于溶液中溶质颗粒数目的多少，即颗粒数目越多，渗透压越高，而与溶质种类和溶质颗粒体积的大小无关。

（一）血浆渗透压的形成和数值

血浆中含有多种溶质，按颗粒大小分两类：一类是小分子的晶体颗粒，如 NaCl、葡萄糖、尿素等，它们形成的渗透压，称为血浆晶体渗透压；另一类为大分子的胶体颗粒，如血浆蛋白，它们形成的渗透压，称为血浆胶体渗透压。两者构成血浆渗透压，其正常数值为 773.3kPa，其中晶体渗透压约为 770kPa，占99%以上，胶体渗透压只有 3.3 kPa，这是由于血浆中晶体溶质数目远远大于胶体溶质数目，所以血浆渗透压主要由晶体渗透压构成。胶体颗粒虽然体积大，但数目少，故形成的渗透压小。在临床工作中，常以血浆渗透压为标准，确定液体的渗透压。凡渗透压与血浆渗透压相等的溶液称为等渗溶液（如 0.9% NaCl 溶液、5% 葡萄糖溶液）；凡渗透压高于血浆渗透压的溶液称为高渗溶液；凡渗透压低于血浆渗透压的溶液称为低渗溶液。

（二）血浆渗透压的生理作用

人体内的毛细血管壁和血管内血细胞的膜均为半透膜，但对物质的通透性各不相同，因而表现出血浆晶体渗透压和血浆胶体渗透压的不同生理作用。

1. 血浆晶体渗透压的作用

血浆晶体渗透压对调节细胞内外水平衡，保持红细胞的正常形态和功能具有重要意义。因为细胞膜允许水分子自由通过，但对晶体物质则不易通过。正常情况下，细胞内液和细胞外液的晶体渗透压基本相等，它使细胞内外的水交换保持平衡，细胞形态不变。当某种原因使血浆晶体渗透压下降时，则可使进入红细胞内的水增多，红细胞膨胀，甚至破裂引起溶血。相反，当血浆晶体渗透压升高时，可吸引红细胞内的水透过细胞膜进入血浆，引起红细胞脱水而皱缩。因此血浆晶体渗透的改变，会引起红细胞内外水的分布发生变化，进而引起红细胞形态的改变乃至影响细胞的功能。所以，临床上在给病人大量输液时，一般应输等渗溶液。特殊情况需要输高渗或低渗溶液时，输入的量不宜过多，以免影响红细胞的形态和功能。

2. 血浆胶体渗透压的作用

血浆胶体渗透压具有调节血管内外水分交换，维持血浆容量的作用。由于毛细血管壁对水和晶体物质有通透性，对大分子的蛋白质则不易通过。同时血浆中蛋白质浓度又高于组织液，故血浆胶体渗透压大于

渗透压的大小与单位溶液中溶质颗粒的数目呈正比，而与溶质的其他特性无关。

在临床或生理实验使用的各种溶液中，其渗透压与血浆渗透压相等的溶液称为等渗液，高于或低于血浆渗透压的溶液称为高渗液或低渗液。

临床上常用的等渗溶液有 0.9% NaCl 溶液和 5% 葡萄糖溶液。

血浆晶体渗透压的生理作用：调节细胞内外水平衡，保持红细胞的正常形态（因晶体物质可自由通过毛细血管壁，而难于通过细胞膜）。

组织液胶体渗透压，使组织液的水分透过毛细血管壁进入血液，维持了血浆容量。当某些因素如营养不良、肝肾疾病等导致血浆蛋白浓度降低时，血浆胶体渗透压下降，进入毛细血管的水分减少，组织液的水分增多，会引起水肿。（表3-2和图3-2）。

表3-2　血浆晶体渗透压与血浆胶体渗透压的比较

项　目	血浆晶体渗透压	血浆胶体渗透压
形成因素	晶体物质（如无机盐、尿素、葡萄糖等）	胶体物质（血浆蛋白质）
正常值	5775mmHg（766.7kPa）	25mmHg（3.3kPa）
生理作用	调节细胞内外水交换	调节毛细血管内外水交换

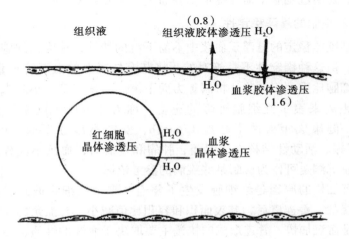

图3-2　血浆晶体渗透压和血浆胶体渗透压

　　图示红细胞内与血浆晶体渗透压基本相等，可以维持红细胞的正常形态，而血浆胶体渗透压大于组织液胶体渗透压，可以将组织液中的水转移到血管内。

第三节　血细胞

一、红细胞

（一）红细胞的数量、形态和功能

　　红细胞是血液中数量最多的血细胞，我国正常成年男性红细胞数为$4.5 \sim 5.5 \times 10^{12}/L$；女性为$3.8 \sim 4.6 \times 10^{12}/L$。红细胞的主要功能物质是血红蛋白（Hb），它占红细胞干重的95%。成年男性Hb含量为120~160g/L，女性为110~150g/L。红细胞数量可随年龄、性别、生活环境等不同而有一定差异，新生儿红细胞数可达$6.0 \times 10^{12}/L$，运动时要比安静时多，长期居住在高山地区的人比平原地区的人多。若血液中红细胞

　　血浆胶体渗透压的生理作用：调节血管内外水分交换，维持血浆容量（因胶体物质不能通过毛细血管壁）。

数量和血红蛋白含量低于正常，称为贫血。

正常红细胞为双凹碟形，无细胞核，中间薄，周边厚。直径约7～8μm。

红细胞的主要功能是运输 O_2 和 CO_2，其次，红细胞中还含有缓冲对，对机体产生的酸碱物质有一定的缓冲作用。

（二）红细胞的生理特性

1. 红细胞的可塑变形性

正常红细胞在外力作用下具有变形的能力，称为红细胞的可塑变形性。红细胞在血管中流动时，常要通过口径比它直径小的毛细血管和血窦孔隙，这时红细胞常需要变形，在通过之后又会恢复原状。

2. 红细胞的悬浮稳定性

红细胞能稳定的悬浮于血浆中不易下沉的特性，称为红细胞的悬浮稳定性。但这种稳定性不是绝对的，将装有抗凝血的血沉管垂直静置，由于红细胞比重大于血浆，将因重力而下沉。通常用第一小时末红细胞下沉的距离来表示红细胞沉降的速度，称为红细胞沉降率简称血沉（ESR）。健康成年男性不超过 15mm/h，女性不超过 20mm/h（韦氏法）。妊娠、活动性结核、风湿痛、肿瘤和贫血时，血沉不同程度的加快。故血沉测定可作为诊断某些疾病的参考依据。

血沉加快的原因是红细胞发生了叠连（多个红细胞彼此以凹面相贴）的缘故。叠连以后，其表面积和容积比值减小，与血浆的摩擦力减小，于是血沉加快。叠连形成的快慢主要取决于血浆的性质，而不是红细胞本身的原因。一般血浆中，纤维蛋白原、球蛋白及胆固醇的含量增高时，可加速红细胞叠连，使血沉加快；血浆中白蛋白、卵磷脂的含量增多时则抑制叠连发生，使血沉减慢。

3. 红细胞的渗透脆性

是指红细胞在低渗溶液中发生膨胀破裂的特性，简称脆性。渗透脆性越大，细胞膜抗破裂的能力越低。初成熟的红细胞脆性小，衰老或病理情况下的红细胞脆性大，例如遗传性球形红细胞增多症患者，红细胞脆性变大，故测定红细胞的渗透脆性有助于一些疾病的诊断。

（三）红细胞的生成与破坏

1. 红细胞的生成

（1）生成的过程：人出生后，红骨髓是主要的造血器官。生成过程如下：

骨髓中造血干细胞→原红母细胞→早幼、中幼、晚幼红细胞→网织红细胞→成熟的红细胞。其发育过程中主要的变化是：细胞体积由大到小；细胞核从有到无；Hb 从无到有并逐渐增多。

（2）生成的原料：在红细胞生成原料中，主要是蛋白质和铁，它们

红细胞的功能：①运输 O_2 和 CO_2；②缓冲血浆的酸碱变化。两者均由红细胞内血红蛋白来完成，一旦红细胞破坏，血红蛋白逸出，其生理功能丧失。

叠连是由于红细胞相互重叠产生，属于一种物理现象。

红细胞的渗透脆性越大，对低渗溶液的抵抗力越小，越容易发生溶血。

再生障碍性贫血：骨髓的造血机能受到一些理化因素（放射线、药物等）的抑制，将使三种血细胞的生成和血红蛋白均减少，称为再生障碍性贫血。

是血红蛋白的基本成分，缺乏时可导致缺铁性贫血或营养性贫血。铁的来源有两部分：一是从食物中摄取的外源性铁；二是红细胞破坏后释放出来的可再利用的内源性铁，约占95%。所以，正常人铁的需求量很少，一般每天只需 0.5~1.0mg 以补充排泄的铁。若铁摄入不足、胃肠道吸收障碍、各种慢性失血性疾病（贮铁丢失）等原因造成机体缺铁时，可使红细胞中 Hb 合成不足，引起低色素小细胞性贫血，也称缺铁性贫血。

（3）促成熟因子：维生素 B_{12} 和叶酸是红细胞分裂成熟过程中合成 DNA 不可缺少的辅酶，称为红细胞成熟因子，缺乏时，红细胞的分裂成熟过程延缓，许多红细胞停滞在幼红细胞阶段，导致巨幼红细胞性贫血，其特征是红细胞体积大而幼稚。

食入的维生素 B_{12} 要与胃腺壁细胞分泌的内因子结合形成复合物，才能在回肠被吸收。一些胃大部分切除或胃壁细胞受损的病人，会因内因子缺乏而发生维生素 B_{12} 吸收障碍，也可导致巨幼红细胞性贫血。

2. 红细胞的破坏

红细胞的平均寿命为 120 天，更新率为每 24 小时 1/120。当红细胞衰老时，变形能力减弱且脆性增大，在血流湍急处，可因机械冲击而破损。衰老和破损的红细胞，在肝、脾被巨噬细胞所吞噬。如果脾功能亢进，可使红细胞破坏增加，导致脾性贫血。

（四）红细胞生成的调节

红细胞的生成主要受促红细胞生成素和雄性激素的调节。

1. 促红细胞生成素

是一种糖蛋白，主要在肾脏合成。当机体缺氧时，可刺激肾产生促红细胞生成素增多。促红细胞生成素能直接刺激骨髓造血，并促进成熟红细胞入血，是调节红细胞生成的主要因素。某些肾脏疾病患者，常因促红细胞生成素合成障碍而引起贫血，称肾性贫血。

2. 雄性激素

一方面可直接刺激骨髓造血，促进红细胞的生成；另一方面还可以刺激肾产生促红细胞生成素，从而促进骨髓造血。青春期后，男性红细胞数量多于女性的原因就在于此。临床上可用雄性激素治疗贫血。

二、白细胞

（一）白细胞的数量和分类

在血细胞中，白细胞的数量最少。正常成人白细胞总数为 $4.0~10.0×10^9/L$（4000~10000/mm^3）。根据白细胞内是否有颗粒可分为粒

蛋白质和铁是合成血红蛋白的主要原料。

叶酸和维生素 B_{12} 可促进红细胞成熟。

变形能力降低和脆性增加是红细胞被破坏的直接原因。

运动时白细胞增高主要原因是循环池和边缘池的粒细胞重新分布所致。

细胞和无粒细胞两类。粒细胞又分为中性粒细胞、嗜酸性粒细胞、嗜碱性粒细胞；无粒细胞分为单核细胞、淋巴细胞。计算 100 个白细胞中各种白细胞所占的百分数称为白细胞分类计数。我国正常成人各种白细胞正常值如表 3-3 所示。

表3-3　我国正常成人血液白细胞正常值及主要功能

名　称	均　值	百分比	主要功能
中性粒细胞	$4.5 \times 10^9/L$	$50 \sim 70$	吞噬功能
嗜酸性粒细胞	$0.1 \times 10^9/L$	$0.5 \sim 5$	抗寄生虫和抗过敏反应
嗜碱性粒细胞	$0.025 \times 10^9/L$	$0 \sim 1$	参与过敏反应
单核细胞	$0.45 \times 10^9/L$	$3 \sim 8$	吞噬功能
淋巴细胞	$1.8 \times 10^9/L$	$20 \sim 40$	参与特异性免疫

（二）白细胞的功能

1. 中性粒细胞

中性粒细胞处于机体抵抗病原微生物入侵的第一线。

当中性粒细胞数减少到 $1 \times 10^9/L$ 时，机体抵抗力明显降低，很容易发生细菌感染。

中性粒细胞是体内主要的吞噬细胞，其变形游走能力和吞噬能力都很强。在炎症刺激下自毛细血管渗出至病变部位，吞噬病原微生物、组织碎片及异物，起着抵御感染的重要作用。中性粒细胞是人体发生急性炎症时的主要反应细胞，患急性化脓性炎症时，其数量明显增加。当体内中性粒细胞数减少到 $1 \times 10^9/L$ 时，机体抵抗力明显下降，及易引发感染。

2. 嗜碱性粒细胞

嗜碱性粒细胞能合成并释放组胺、肝素、过敏性慢反应物质等。主要作用有：①组胺、过敏性慢反应物质可使小血管扩张，毛细血管壁通透性增大，支气管平滑肌收缩，引起哮喘、荨麻疹等过敏反应的症状。②肝素具有抗凝血作用。

白细胞的生理特性：①变形能力。除淋巴细胞外的白细胞都能伸出伪足做变形运动，可穿过血管壁进入组织；②趋化性。白细胞具有趋向某些化学物质（细胞降解产物、抗原－抗体复合物、细菌等）游走的特性；③吞噬、消化能力。各类白细胞都具有某些酶，可分解并杀死细菌，保护机体。

3. 嗜酸性粒细胞

其主要功能是：

（1）抑制嗜碱性粒细胞合成与释放生物活性物质，从而限制其在过敏反应中的作用。

（2）参与对蠕虫的免疫反应。嗜酸性粒细胞可黏着于蠕虫体表，并释放某些物质来杀伤蠕虫。当血液中嗜酸性粒细胞数量增多时，提示有过敏反应或寄生虫感染。

4. 单核细胞

具有比中性粒细胞更强的变形游走能力和吞噬能力。当它渗出毛细血管进入组织后，进一步发育成为巨噬细胞，比单核细胞具有更强的吞噬能力。在某些慢性炎症时，其数量常常增加，主要功能有：

（1）吞噬入侵的病原微生物、衰老死亡或受损的细胞及其碎片。

（2）参与激活淋巴细胞的特异免疫功能。

（3）识别、杀伤肿瘤细胞。

5. 淋巴细胞

又称免疫细胞，在免疫应答反应过程中起核心作用。按其发生和功能不同可分为 T 淋巴细胞和 B 淋巴细胞两大类。功能上 T 淋巴细胞主要与细胞免疫有关，B 淋巴细胞则主要与体液免疫有关。

三、血小板

血小板是骨髓中成熟的巨核细胞胞质裂解脱落下来的细胞质碎片。寿命约为 7~14 天。正常成人血小板的数量为（100~300）$\times 10^9$/L，无明显性别差异。若血小板减少到 100×10^9/L 以下时，称为血小板减少；血小板减少过多，若低于 50×10^9/L 时，毛细血管壁的脆性增加将导致皮下出现血点，临床上称之为血小板减少性紫癜。血小板的生理功能主要有：

（一）维持血管内皮的完整性

血小板可随时沉着于血管壁上，以填补血管内皮细胞脱落留下的空隙，并能融入血管内皮细胞，对其有营养和支持作用。故血小板对维持血管内皮的完整性具有重要意义。

（二）参与生理性止血及血液凝固过程

小血管破损出血时，正常人几分钟后出血可自行停止，称为生理性止血。生理性止血的基本过程为：①血管收缩：损伤刺激及血小板释放的缩血管物质（如5-羟色胺），引起受损血管收缩，使伤口缩小、封闭并减缓血流；②血小板血栓的形成：血管破损暴露出胶原组织，引起血小板黏附、聚集形成血小板血栓堵塞伤口；③血液凝固：血小板能促进血液凝固，使血凝块回缩，形成坚实的止血栓，有效地制止出血。

临床上常用小针刺破耳垂或指尖，使血液自然流出，测定出血延续的时间，称为出血时，正常人约 1~4 分钟。若血小板数量减少，出血时间将延长。

第四节 血液凝固与纤维蛋白溶解

一、血液凝固

血液由流动的液体状态变成不流动的凝胶状态的过程，称为血液凝固，简称凝血。它是一系列由多种凝血因子参与的酶促反应，其最终结果是血浆中可溶性的纤维蛋白原变为不溶性的纤维蛋白，这是血液凝固

血小板的正常值为（100~300）$\times 10^9$/L，低于 50×10^9/L 可有出血倾向。

血小板具有维持血管壁结构完整性、促进止血和凝血的作用。

出血时间反映生理止血功能的状态。

生理性止血的三个环节：①局部血管收缩；②血小板黏着、聚集形成止血栓；③血液凝固形成血凝块。

生理止血是由血管、血小板、血凝系统、抗凝系统和纤溶系统共同完成的。

发生的最根本原因。血液凝固的生理意义在于防止血管损伤后造成大出血。

（一）凝血因子

血液凝固的实质：是血浆中溶解的纤维蛋白原变成不溶解的纤维蛋白。纤维蛋白是固体的丝状物，并且交织成网，将血细胞网络其中，故血液失去流动性。

血液与组织中直接参与凝血过程的物质，统称为凝血因子。世界卫生组织按其发现的顺序，以罗马数字编号命名（表3-4）。目前国际公认的凝血因子共有12种，其中因子Ⅵ是由因子Ⅴ转变而来，故不列为一个独立的因子。12种凝血因子中，只有因子Ⅲ存在于血管外的组织细胞中，其余因子均在血浆中；除因子Ⅳ是 Ca^{2+} 以外，余者均是蛋白质，并且大都为酶蛋白，并以无活性的酶原形式存在于血浆中。大多数凝血因子在肝脏合成，其中因子Ⅱ、Ⅶ、Ⅸ、Ⅹ的合成需要有维生素 K 的参与，故当体内维生素 K 不足或肝病患者，常伴有凝血障碍。

表3-4　国际命名法编号的凝血因子

编号	同义名	化学本质	存在部位	主要来源
因子Ⅰ	纤维蛋白原	蛋白质	血浆	肝脏合成
因子Ⅱ	凝血酶原	蛋白酶（酶原）	血浆	肝脏合成，需 Vit. K 参与
因子Ⅲ	组织凝血激酶	蛋白质	血液以外的大多数组织	血液以外的大多数组织
因子Ⅳ	钙离子	钙离子	血浆	从体外摄入
因子Ⅴ	前加速素	蛋白质	血浆	肝脏合成
因子Ⅶ	前转变素	蛋白酶	血浆	肝脏合成，需 Vit. K 参与
因子Ⅷ	抗血友病因子	蛋白质	血浆	肝脏合成为主
因子Ⅸ	血浆凝血激酶	蛋白酶（酶原）	血浆	肝脏合成，需 Vit. K 参与
因子Ⅹ	Stuart-Prower 因子	蛋白酶（酶原）	血浆	肝脏合成，需 Vit. K 参与
因子Ⅺ	血浆凝血激酶前质	蛋白酶（酶原）	血浆	肝脏合成
因子Ⅻ	接触因子	蛋白酶（酶原）	血浆	未详
因子ⅩⅢ	纤维蛋白稳定因子	蛋白酶（酶原）	血浆	肝脏合成

（二）血凝过程

血液凝固是一系列凝血因子顺序激活的连锁性化学反应，整个过程可分为三个阶段或步骤，可表示如下：

第一步　凝血酶原激活物（Xa、Ca^{2+}、V、PF_3）的形成

第二步　凝血酶原 $\xrightarrow{\quad(+)\quad}$ 凝血酶

第三步　纤维蛋白原 $\xrightarrow{\quad(+)\quad}$ 纤维蛋白

根据凝血酶原激活物形成的始动因子不同，可将血液凝固分为内源性凝血和外源性凝血两条途径。

1. 内源性凝血

是心血管内膜受损暴露出胶原纤维或血液与其他异物表面接触，使血液中因子Ⅻ被激活形成的凝血过程。这一过程首先是由因子Ⅻ被激活，导致因子X激活，从而形成了凝血酶原激活物；凝血酶原在凝血酶原激活物的作用下形成了凝血酶；最后是纤维蛋白原在凝血酶的作用下形成不溶性的纤维蛋白。纤维蛋白丝构成立体网络，将血液固定在网眼中，形成血凝块。由于参与该凝血过程的全部凝血因子均在血浆中，故称为内源性凝血。

2. 外源性凝血

依靠血管外组织释放的因子Ⅲ启动完成的凝血过程，称外原性凝血。其发生是当血管破损伴有组织损伤时，由组织释放因子Ⅲ入血，而导致因子X激活，从而形成了凝血酶原激活物。以后的过程与内源性凝血相同。因启动该凝血过程的因子Ⅲ是来自于血管外，故称为外源性凝血。

凝血过程可用图3-3表示。血液凝固后1~2小时，血凝块会发生回缩，并稀释出淡黄色的液体，即血清。血清与血浆的主要区别是：血清中不含有纤维蛋白原和凝血过程中被消耗掉的一些凝血因子。

内源性和外源性凝血的主要区别：①启动因子不同；②反应步骤和速度不同；③凝血因子的数量和来源不同。

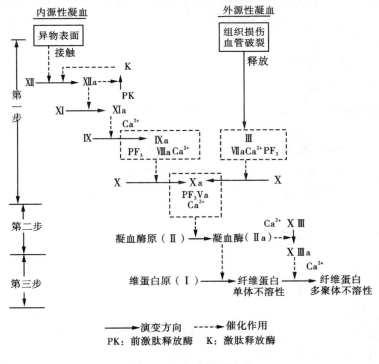

图3-3 血液凝固过程

纤溶的意义是清除体内多余的纤维蛋白凝块和血栓，保证血流畅通。

纤溶酶原激活物主要包括：血浆激活物、组织激活物、激肽释放酶。其中组织激活物在肺、子宫、甲状腺、肾上腺、前列腺等组织中含量丰富。故女性经血不易凝固，上述器官术后易渗血。

二、纤维蛋白溶解

纤维蛋白被分解液化的过程，称为纤维蛋白溶解，简称纤溶。其生理意义：

（1）保证血管畅通，防止血栓形成。

（2）有利于受损组织的再生和修复。

纤溶的基本过程分为两个阶段：即纤溶酶原的激活与纤维蛋白的降解（图3-4）。

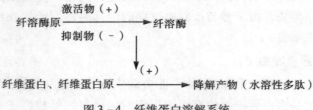

图3-4 纤维蛋白溶解系统

三、影响血液凝固的因素（促凝 抗凝）

（一）促凝

临床上采用温热的生理盐水纱布、明胶海绵压迫伤口，加速血液凝固的过程以利于止血。也可以在手术前注射维生素K。其作用机理：温热可以提高酶的活性加快酶促反应速度，纱布提供粗糙面加速因子XII的激活，明胶海绵压迫使得血管口径缩小，出血减少，使得血小板黏附、聚集、释放血小板因子。维生素K可以促进肝脏合成凝血因子，从而起到加速血液凝固的作用。

（二）抗凝

将血液置于光滑的试管内，可减少因子XII的激活和血小板的黏附、聚集、释放血小板因子，可延缓血凝。将血液置于低温环境可以降低凝血反应的速度。输血时，常用柠檬酸盐作抗凝剂；血液检验时，常用草酸盐，它们都能与Ca^{2+}结合，去除血浆中的Ca^{2+}，可阻断凝血过程，达到抗凝的目的。在体外或体内加入肝素，均有抗凝血作用。

第五节 血量、输血和血型

一、血 量

血量是指全身血液的总量。正常人占体重的7%~8%，相当于每千克体重70~80mL。足够的血量是维持正常动脉血压的重要因素。人在安静时，全身大部分血液在心血管系统中快速循环流动，这部分血量称为循环血量，约占90%；还有小部分血液滞留在肝、肺、腹腔、静脉及皮下静脉丛内，流动缓慢，称为储存血量，约占10%。机体在应激状态下，储存血量可释放出来，补充循环血量以适应机体的需要。

二、血 型

血型是指血细胞膜上特异抗原的类型。目前已发现的红细胞血型系统已有十几种，其中 ABO、Rh 血型系统是医学上较重要的两个系统，它们都可产生溶血输血反应，与临床关系最为密切。血型鉴定除输血时需要外，还在组织器官移植、法医学以及人类学等多种领域中都具有重要意义。

（一）ABO 血型系统

1. ABO 血型系统的抗原、抗体及其凝集反应

（1）抗原：ABO 血型系统的抗原存在于红细胞膜的外表面，称为凝集原，共有 A 凝集原和 B 凝集原两种。

（2）抗体：抗体存在于血浆中，称为凝集素，有抗 A 凝集素和抗 B 凝集素。ABO 血型系统的抗体属于天然抗体，于出生后半年左右出现于血液中，为 lgM 抗体，分子量大，不能通过胎盘。

（3）凝集反应：凝集反应是一种抗原、抗体反应或称免疫反应。相对应的一对抗原、抗体相遇时，例如 A 凝集原遇到抗 A 凝集素或 B 凝集原遇到抗 B 凝集素，凝集素就会识别出与其对应的凝集原并与之结合，使红细胞凝集成团，这种现象称为红细胞凝集。红细胞凝集的最后结果是溶血，这是一种常会危及生命的严重输血反应。

2. ABO 血型系统的分型原则和血型种类

ABO 血型系统的分型依据是根据红细胞膜表面抗原的类型和有无来划分，即有什么凝集原就是什么型。故可将血液分为四型。凡红细胞膜上含有 A 凝集原者为 A 型，其血清中含有抗 B 凝集素；细胞膜上含有 B 凝集原者为 B 型，血清中含有抗 A 凝集素；红细胞膜上两种凝集原都有为 AB 型，血清中不含有抗 A、抗 B 凝集素；红细胞膜上两种凝集原均无为 O 型，血清中既含有抗 A 凝集素，也含有抗 B 凝集素（表 3-5）。

表 3-5 ABO 血型系统的基本分型

血 型	红细胞膜上的凝集原	血清中的凝集素
A 型	A	抗 B
B 型	B	抗 A
AB 型	A 及 B	无
O 型	无	抗 A 及抗 B

（二）Rh 血型系统

Rh 血型是与 ABO 血型同时存在的另一套血型系统，最先发现于恒河猴，其名称即由此而来。该血型系统红细胞膜的抗原物质共有五种，分别为 C、D、E、c、e，其中唯有 D 抗原的抗原性最强。因此通常将红细胞上含有 D 抗原的称为 Rh 阳性，无 D 抗原的称为 Rh 为阴性。根据

血型是指红细胞膜上特异抗原的类型。血型鉴定是输血与器官移植成败的关键。

血型抗体种类：有天然抗体和免疫性抗体两种。ABO 血型系统的抗体为天然抗体，主要为 IgM，分子量大，不能通过胎盘。Rh 血型系统的抗体是获得性的免疫抗体，属于 IgG 抗体，分子量小，可以通过胎盘。

相对应的抗原、抗体相遇时就会发生红细胞凝集反应。

调查，我国人口中汉族 Rh 阳性者居多，约占 99%；Rh 阴性者不足 1%，少数民族中 Rh 阴性较多。

1. Rh 血型系统的特点

其特点是抗体为获得性的，需经免疫应答反应产生。即该血型系统无天然抗体，只有当 Rh 阴性的人接受了 Rh 阳性的血液后，通过体液免疫才能产生抗 Rh 抗体。

2. Rh 血型系统的临床意义

由于该血型系统具有上述特点，所以临床上要注意二次输血和二胎时，发生输血溶血反应和新生儿溶血反应。例如一个 Rh 阴性患者输入了 Rh 阳性人的血液，可使受血者产生抗 Rh 抗体（数月后）。第二次再输入 Rh 阳性血时，输入的红细胞就会被凝集而引起输血反应；当一个 Rh 阴性的母亲第一胎怀有 Rh 阳性胎儿时，Rh 阳性胎儿的红细胞可在分娩时进入母体，刺激母体产生抗 Rh 抗体。由于 Rh 抗体是 IgG，分子量小，能透过胎盘，因此，在第二次妊娠时，母体抗 Rh 抗体可过胎盘进入胎儿血液，引起抗原—抗体免疫反应，胎儿红细胞产生凝集溶血，甚至导致胎儿死亡。所以，在 Rh 阴性比率较高的少数民族地区，检查 Rh 血型具有重要的临床意义。

三、输血及输血原则

（一）输血

输血是抢救急性大失血和治疗某些慢性疾病（如严重贫血或严重感染）的重要措施之一。健康成人一次失血量在 10% 以内（约 500mL），人体机能不会发生明显障碍；若一次失血量超过体内总血量的 20% 时，将会出现血压下降等一系列机体生理活动的临床症状，需要及时输血；若失血量超过总血量的 30%，如不及时输血治疗将危及生命。

（二）输血原则

输血原则：避免在输血中出现红细胞凝集反应，给血者的红细胞不被受血者的血浆所凝集。输血前要做两项工作，一是鉴定血型；二要做交叉配血试验。

确定人与人之间血液的授受关系，应当遵循的根本原则，就是要避免在输血中出现红细胞凝集反应。根据免疫学原理，只有当含有 A 凝集原的红细胞与含有抗 A 凝集素的血浆相遇，或 B 凝集原与抗 B 凝集素相遇，才会发生凝集反应。故在血型相同的人之间进行输血是相对安全的。输血原则：①正常情况下，要输同型血，②在缺乏同型血的紧急情况下，可少量异型输血，但要遵循异型输血原则，即供血者的红细胞不被受血者的血浆所凝集，且要限速限量。在少量输血时，除 A 型和 B 型严禁互输外，O 型血可少量输给其他三型的人；AB 血型的人可少量接受其他三型血液，③尚需指出的是，在 ABO 血型系统中还存在亚型，如 A 型有 A_1、A_2 两种亚型；同样 AB 型也可分为 A_1B、A_2B 型。为了保证输血的安全，即使是同型输血或重复输血也必须做交叉配血试验，防止血型不合引起的输血反应。

（三）交叉配血试验

交叉配血试验是把供血者的红细胞与受血者的血清相混合（称为主侧）；受血者的红细胞与供血者的血清相混合（称为次侧），观察凝集反应发生与否（图3-5）。主、次侧均不凝为配血相合，可放心输血；若主侧凝集为配血不合，禁止输血；主侧不凝，次侧凝集，一般可少量缓慢输血，并密切观察有无输血反应。

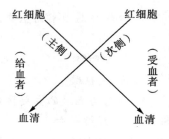

图3-5 交叉配血试验示意图

交叉配血试验的目的：是为了避免由ABO血型系统中的亚型和其他血型系统引起的凝血反应。

 小结

血液由血细胞和血浆组成，承担着运输、调节和防御等各项功能。血浆是内环境最活跃的部分，是沟通内外环境的中介和物质交换的场所。血浆渗透压是决定血浆、组织液和细胞内液三者容积的因素。血细胞包括红细胞、白细胞和血小板。红细胞能运输O_2、CO_2；白细胞能抵抗病原体的入侵，对机体有保护作用；血小板能维持血管内皮的完整性并参与生理性止血和血液凝固过程。血液凝固包括三个基本过程。血型的划分和鉴定为临床安全输血提供了可靠的依据。

 练习题

一、名词解释

1. 血细胞比容
2. 血液凝固
3. 生理性止血
4. 红细胞沉降率
5. 红细胞渗透脆性
6. 血浆晶体渗透压

二、选择题

【A_1型题】

1. 正常人的血液总量约占体重的（   ）。
   A. 8%　　　　　　　　B. 15%
   C. 20%　　　　　　　D. 60%
   E. 80%

2. 血浆胶体渗透压的生理作用是（   ）。
   A. 调节细胞内外水的交换　　B. 调节血管内外水的交换
   C. 维持细胞的正常体积　　　D. 维持细胞的正常形态
   E. 决定血浆总的渗透压

3. 组织液与血浆的主要区别在于（　　　）。

    A. Na^+ B. K^+

    C. Cl^- D. 蛋白质

    E. 无机酸

4. 血清与血浆的主要区别在于血清缺乏（　　　）。

    A. 纤维蛋白   B. 纤维蛋白原

    C. 血小板   D. Ca^{2+}

    E. 凝血因子

5. 红细胞最主要的生理功能是（　　　）。

    A. 缓冲温度   B. 运输激素

    C. 运输氧气和二氧化碳   D. 使血液呈红色

    E. 提供铁

6. 红细胞生成的基本原料是（　　　）。

    A. 铁和维生素 B_{12} B. 叶酸和维生素 B_{12}

    C. 叶酸和蛋白   D. 叶酸和维生素 B_1

    E. 铁和蛋白质

7. 正常人的血浆 PH（　　　）。

    A. $6.8 \sim 7.0$ B. 7.0 ± 0.05

    C. 7.2 ± 0.05 D. $7.0 \sim 7.4$

    E. 7.4 ± 0.05

8. 产生促红细胞生成素的主要部位是（　　　）。

    A. 脊髓   B. 肝

    C. 脾   D. 肾

    E. 垂体

9. 血细胞比容是指红细胞（　　　）。

    A. 与血浆容积之比   B. 与血管容积之比

    C. 与血细胞容积之比   D. 与血中所占的重量百分比

    E. 与血中所占的容积百分比

10. 通常所说的血型是指（　　　）。

    A. 红细胞膜上的受体类型

    B. 红细胞表面的特异凝集原类型

    C. 红细胞表面的特异凝集素类型

    D. 血浆中的特异凝集素类型

    E. 血浆中的特异凝集原类型

11. 输血时主要考虑（　　　）。

    A. 给血者红细胞不被受血者细胞所凝集

    B. 给血者红细胞不被受血者血清所凝集

    C. 给血者血浆不使受血者血浆所凝集

    D. 给血者血浆不使受血者红细胞所凝集

E. 受血者红细胞不与其血浆发生凝集

12. 某人血浆中含有抗 A、抗 B 凝集素，则此人的血型可能是（ ）。

    A. A 型   B. B 型

    C. AB 型   D. O 型

    E. Rh 型

【B₁ 型题】

1. 体液是指（ ）。

    A. 细胞外液   B. 细胞内液

    C. 细胞外液和细胞内液   D. 血浆

    E. 组织液

2. 内环境是指（ ）。

    A. 细胞外液   B. 细胞内液

    C. 细胞外液和细胞内液   D. 血浆

    E. 组织液

3. 血浆胶体渗透压最主要来自血浆的（ ）。

    A. 葡萄糖   B. Na^+

    C. 纤维蛋白   D. 球蛋白

    E. 白蛋白

4. 血浆晶体渗透压最主要来自血浆的（ ）。

    A. 葡萄糖   B. Na^+

    C. 纤维蛋白   D. 球蛋白

    E. 白蛋白

5. 正常人安静时血液中的白细胞数（ ）。

    A. $(4-10) \times 10^9/L$

    B. $(100-300) \times 10^9/L$

    C. $(1.0-3.0) \times 10^{12}/L$

    D. $(3.8-4.6) \times 10^{12}/L$

    E. $(4.5-5.5) \times 10^{12}/L$

6. 正常成年女性红细胞数是（ ）。

    A. $(4-10) \times 10^9/L$

    B. $(100-300) \times 10^9/L$

    C. $(1.0-3.0) \times 10^{12}/L$

    D. $(3.8-4.6) \times 10^{12}/L$

    E. $(4.5-5.5) \times 10^{12}/L$

7. 正常成年男性血细胞比容是（ ）。

    A. 20% ~35%   B. 37% ~48%

    C. 40% ~50%   D. 50% ~60%

    E. 60% ~70%

8. 正常成年女性血细胞比容是（　　　）。
   A. 20% ~35%　　　B. 37% ~48%
   C. 40% ~50%　　　D. 50% ~60%
   E. 60% ~70%

三．填空题

1. 血液由_____和_____组成，其相对含量关系可用_____表示，正常值男性为_____，女性为_____。

2. 临床上大量输液时，必须使用_____，临床常用的是_____和_____。

3. 血液凝固的基本步骤是_____、_____和_____。

4. A 型血红细胞膜上含_____抗原，其血浆中含_____抗体；某人血清中既含抗 A 抗体又含抗 B 抗体，其血型为_____型；某人血清中既不含抗 A 抗体又不含抗 B 抗体，其血型为_____型，该血液红细胞上_____A 抗原且_____B 抗原。

5. 血浆渗透压由_____和_____两部分组成。

6. 正常人白细胞总数为_____，中性粒细胞占_____%，嗜酸粒细胞占_____%，嗜碱粒细胞占_____%，淋巴细胞占_____%，单核细胞占_____%。

7. 白细胞中具有变形运动和吞噬能力的是_____细胞和_____细胞，具有完成细胞免疫和体液免疫功能的是_____细胞。

8. 凝血因子Ⅱ、Ⅶ、Ⅸ、Ⅹ是在_____合成的，需要_____的参与。

9. 血液中的抗凝血物质最重要的是_____和_____。

10. ABO 血型系统是根据红细胞膜上_____的有无及其种类不同，将人类血液分为_____四型。

四、简答题

1. 血液有哪些生理功能？
2. 试述红细胞的生理作用、生成原料及生成调节。
3. 试述生理止血的过程。
4. 试比较内源性和外源性凝血的区别。
5. 试述输血的基本原则。

第四章 血液循环

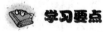 **学习要点**

1. 掌握 心脏泵血过程，心动周期和心率的概念；心音形成原因及特点；血压的概念和动脉血压形成的原理及影响因素。

2. 熟悉 心输出量及影响因素；心肌细胞的生理特性；影响静脉血流的因素及组织液的生成；感受性反射及其意义，肾上腺素和去甲肾上腺素对心血管的作用。

3. 了解 心肌细胞的生物电现象和动脉脉搏，微循环的组成及功能，冠脉循环、肺循环和脑循环的血流特点。

 关键词

心脏泵血 心肌生物电 血压 微循环 心功能调节 器官循环

循环系统由心脏和血管组成。血液在循环系统内按一定方向周而复始地流动，称为血液循环。心脏是驱动血流的动力器官，而血管是输送和分配血液的管道。血液循环的主要功能是完成体内的物质运输，即运输营养物质、代谢产物、氧和二氧化碳等，以维持内环境稳态和保证机体新陈代谢的正常进行。一旦血液循环发生障碍，就会导致机体稳态的破坏，造成机体的代谢障碍和器官功能失常而引起疾病，严重时可危及生命。

第一节 心脏的泵血功能

心脏是个中空的肌性器官，是血液循环的动力装置。在生命过程中，心不断地进行着收缩和舒张活动，收缩时把血液射入动脉，舒张时接受由静脉回流的血液。心的这种节律性活动以及由此引起的瓣膜的规律性开启和关闭，推动着血液沿单一方向循环流动。

一、心动周期和心率

（一）心动周期的基本概念

在人的一生中，心脏不停地跳动，即不断地有节律地收缩与舒张。心脏一次收缩和舒张，构成一个机械活动周期，称为心动周期。一个心动周期包括心房的收缩和舒张，以及心室的收缩和舒张。在每个心动周期中，首先表现为两心房收缩，继而舒张；当心房进入舒张期后，两心

心房或心室每收缩和舒张一次，称为一个心动周期。心动周期的时程与心率成反比关系。

— 47 —

室开始收缩，随后舒张。在心室舒张末期，心房又开始收缩而进入下一个心动周期。

每分钟心脏舒缩的次数，称为心跳频率，简称心率。正常成人安静时心率为 60～100 次/分，平均 75 次/分，低于 60 次/分为心动过缓，超过 100 次/分为心动过速。心率可因年龄、性别及功能状态不同而不同，新生儿的心率可达 130 次/分以上，在成人，女性的心率一般比男性稍高，运动或情绪激动时心率增快。在某些病理情况下，也会出现心率增快，如失血、创伤性休克、甲状腺机能亢进、发热（体温每上升 1℃，心率增加 10 次/分）、心房纤颤等。心律是指心跳的节律，正常成人的心律规则，每次心跳间隔的时间基本相等；如果不等，则称为心律不齐或心律失常。

> 心率的生理变异：新生儿较快；女性＞男性；运动、激动＞安静、睡眠；运动员平时心率较慢。

（二）心房和心室活动的时间关系

安静时，成年人心率若以平均 75 次/分计算，则一个心动周期约为 0.8s，其中心房收缩期占 0.1s，心房舒张期占 0.7s；心室收缩期占 0.3s，心室舒张期占 0.5s。心室舒张的前 0.4s 期间，心房也处于舒张期，称为全心舒张期（图 4-1）。心房和心室从不同时收缩，但却有一段较长的共同舒张时间（0.4s），这对血液回心是十分有利的。

> 在心脏泵血过程中，心室的舒缩活动起主要作用，心房的舒缩起辅助作用。所以临床上依照心室的活动而将每一个心动周期分为两期，即心缩期和心舒期，前者指心室的收缩，后者指心室的舒张。

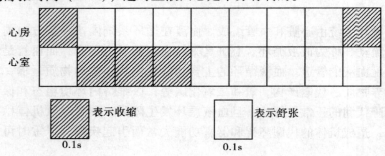

图 4-1　心动周期（每一小格代表 0.1s）

（三）心率对心缩期和心舒期时程的影响

心动周期的长短，取决于心率的快慢。当心率加快时，心动周期缩短，收缩期和舒张期均缩短，其中舒张期缩短更明显。因此，心率加快时，心肌休息时间相对缩短，将不利于心脏的持久活动。

> 心率加快心动周期缩短舒张期缩短更明显

二、心脏泵血的过程

心脏泵血过程是指心脏通过收缩与舒张活动将血液射入动脉的过程。在心脏泵血活动中，左、右心的活动基本相似，现以左心室为例，说明一个心动周期中心室射血和充盈的过程（图 4-2）。

心动周期开始于心房收缩，称为房缩期。心房开始收缩前，心处于全心舒张期。当心房收缩时，房内压力升高，将其中的血液挤入心室，因而使心房容积缩小。心房收缩完毕后立即舒张，房内压下降，同时心

> 心脏泵血过程：分为心缩期和心舒期。心缩期又分为等容收缩期和射血期；心舒期又分为等容舒张期和充盈期。

室开始收缩。从心室收缩开始到舒张结束为止，可分为室缩和室舒两期。

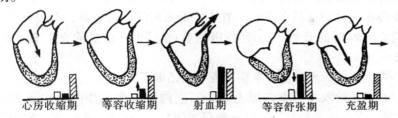

心房收缩期　　等容收缩期　　射血期　　等容舒张期　　充盈期

图 4-2　心泵血过程

空心方柱代表左心房压；黑方柱代表左心室压；斜线方柱代表主动脉压

（一）心室收缩与射血过程

分为等容收缩期和射血期。

1. 等容收缩期

心室收缩之前，室内压低于房内压和主动脉压，此时房室瓣处于开放状态，主动脉瓣处于关闭状态。心室开始收缩后，室内压力迅速升高。当室内压超过房内压时，使房室瓣关闭，阻止血液倒流入心房，但此时室内压仍低于主动脉压，动脉瓣仍处关闭状态，心室暂时成为一个封闭的腔，无血液进出心室。从房室瓣关闭直到主动脉瓣开启的这段时期，心室肌虽在持续收缩，但作用于不可压缩的血液，心室容积并不改变，故称为等容收缩期，持续约 0.05s，此期内心室内压急剧升高。

2. 射血期

当心室收缩使室内压升高至超过主动脉压时，动脉瓣被推开，血液由心室射入主动脉，进入射血期，约持续 0.25s。射血期的早期，血液射入动脉的速度快，射入的血量较多，约占总射血量的 2/3，此期称为快速射血期，历时约 0.10s。射血期的后期，射血速度减慢，称减慢射血期，约 0.15s。

（二）心室舒张与充盈过程

分为等容舒张期和充盈期。

1. 等容舒张期

射血后，心室肌开始舒张，室内压迅速下降，主动脉内的血液向心室方向反流，推动半月瓣关闭。此时室内压仍高于心房压，房室瓣仍处于关闭状态，心室再次形成一个封闭的腔。从半月瓣关闭直至房室瓣开启的这一段时间内，心室肌发生舒张而心室的容积并不改变，故称为等容舒张期（约 0.06~0.08s）。

2. 充盈期

心室肌继续舒张，室内压力继续下降，当室内压低于房内压时，房室瓣开放，心房和大静脉内的血液因心室舒张而产生的"抽吸"作用，

等容收缩期和等容舒张期时，半月瓣和房室瓣都关闭，心室容积无变化，而前者室内压急剧上升，后者室内压急剧下降。

在一个心动周期中，室内压最高的时期发生在快速射血期。

心室中血液的充盈主要靠心室舒张，心室内压降低所致，心房收缩只起辅助作用。由心房的收缩，可占心室的充盈量的10%~30%。由心室舒张的抽吸力量占充盈量的70%。

心室的收缩和舒张分别是心脏射血和充盈的动力。

快速流入心室，心室容积迅速增大，称为快速充盈期（约0.11s），此期流入心室的血量约占总充盈量的70%。以后血液进入心室的速度减慢，称为慢速充盈期（约0.22s）。在心室舒张期的最后0.1s，下一个心动周期的心房收缩期开始，由于心房的收缩，可使心室的充盈量再增加10%~30%。

综上所述，心脏整个泵血过程可概括如下：

心室开始收缩→室内压上升，当室内压＞房内压时→房室瓣关闭（此时，室内压＜动脉压，动脉瓣仍关闭），心室进一步收缩→室内压上升（心室容积不变，即等容收缩期），当室内压＞动脉压时，动脉瓣开放→心室血液射入动脉→心室容积变小（射血期）。

心室开始舒张→室内压下降，当室内压＜动脉压时→动脉瓣关闭（此时，室内压＞房内压，房室瓣仍关闭），心室进一步舒张→室内压下降（心室容积不变，即等容舒张期）当室内压＜房内压时→房室瓣开放→血液流入心室→心室增大（充盈期）。

表4-1 心动周期中压力、瓣膜和血流的变化

时 期	开始时的变化	过程中的变化	结束时的变化	时间（s）
等容收缩期	心室已收缩，室内压升高超过房内压，房室瓣关闭，动脉瓣仍关闭	心室容积不变，心室肌继续收缩，张力增加，室内压迅速上升	室内压超过动脉压，动脉瓣开放	0.05
快速射血期	动脉瓣开放	血液由心室迅速射出，室内压继续上升，动脉压随之升到最高点。房内压下降，静脉血进入心房	室内压最高	0.1
减慢射血期	室内压最高	射血减慢，室内压逐渐下降并略低于主动脉压主动脉压也开始下降	心室舒张开放	0.15
等容舒张期	心室已舒张，室内压下降低于主动脉压，主动脉瓣关闭，房室瓣仍关闭	心室继续舒张，但容积不变，室内压迅速下降，主动脉压仍在下降，心房内血液增多，房内压升高	房室瓣开放	0.06
快速充盈期	房室瓣开放	血液从静脉、心房迅速流入心室	血液从心房流入心室开始减慢	0.1
减慢充盈期	血液流入心室的速度减慢	血液从心房流入心室逐渐减慢，主动脉压继续下降	心房收缩开始	0.22
心房收缩期	心房收缩开始	房内压升高，血液流入心室加快	心房收缩结束，进入下一个心动周期，心室收缩开始	0.1

房颤与室颤：临床上发生心房纤维颤动（简称房颤）时，心房虽不能正常收缩，使心室充盈的血量有所减少，但对心室的充盈和射血功能影响不大，一般不会危及生命。但是，如果发生心室纤维颤动（简称室颤），则心室的无效舒缩活动将使心脏的泵血活动即刻停止，若得不到及时救治，严重将危及生命。

可见，心脏泵血的机制为：①心室收缩使室内压＞主动脉压→心室射血；心室舒张使室内压＜房内压→心室充盈。正是由于心室的收缩与舒张造成了室内压力的变化，从而形成了心房与心室及心室与主动脉之间的压力梯度，压力梯度是推动血液流动的直接动力。②瓣膜的开闭即规定了血流的方向（由心房→心室→动脉），也协助心室的舒缩活动，使室内压能够大幅度升降。

三、心脏泵血功能的评价和心力贮备

（一）心泵血功能的评价

心脏的主要功能是泵血。对心脏泵血功能的评定方法和指标很多，在此仅介绍心输出量，心指数，射血分数等基本指标。

1. 每搏输出量和射血分数

一侧心室一次收缩射出的血量称为每搏输出量，简称搏出量。在安静状态下，正常成年人左心室舒张末期的充盈量约为125mL，称舒张末期容积。收缩末期容积约55mL，二者的差值即搏出量，为70mL（60～80mL）。可见，心室在每次射血时，并未将心室内充盈的血液全部射出。搏出量占心室舒张末期容积的百分比，称为射血分数，即

> 搏出量占心室舒张末期容积的百分比称为射血分数。

$$射血分数 = \frac{搏出量（mL）}{心室舒张末期容积（mL）} \times 100\%$$

射血分数的正常值约为55%～65%。在正常情况下，搏出量与心室舒张末期容积是相适应的，即当心室舒张末期容积增加时，搏出量也相应增加，故射血分数改变很少，可维持在55%～65%。心室异常扩大，心功能减退的患者其搏出量可能与正常人的差别不大，但此时射血分数已明显降低，表明心室功能减弱。因此不能单纯依据搏出量来评定心脏的泵血功能，而射血分数是评定心脏泵血功能较为客观的指标。

> 衡量心脏泵血功能的最基本指标：心输出量＝搏出量与心率的乘积。

2. 每分输出量和心指数

一侧心室每分钟射出的血量，称为每分输出量，简称心输出量。心输出量等于搏出量与心率的乘积。

左右两心室的心输出量基本相等。以心率为每分钟75次计算，正常成人安静状态下心输出量约为5～6L。心输出量与机体的代谢水平相适应，并与年龄、性别等因素有关。

> 心输出量是指每分钟由一侧心室射出的血量。安静时正常值为5～6L/min。

人静息时的心输出量与体表面积成正比。体表面积不同的个体，心输出量也不同。以单位体表面积计算的心输出量，称为心指数。心指数是比较不同个体心脏泵血功能的常用指标。

（二）心脏泵血功能的贮备

心输出量随机体代谢需要而增加的能力，称为心泵血功能贮备或心力贮备。健康成年人安静时，心输出量为每分钟5～6L。剧烈运动时，心输出量可达每分钟30L左右，是安静时的5～6倍。心力储备来源于

搏出量储备和心率储备。搏出量是心室舒张末期容积和收缩末期容积之差，故搏出量储备又包括收缩期储备和舒张期储备，收缩期储备是通过增加心肌收缩能力，提高射血分数来增加搏出量。舒张期储备是通过增加心室舒张末期容积来增加搏出量。最有效的贮备是通过增加心肌收缩力，增加心肌收缩力主要是加强体育锻炼。

四、心脏泵血功能的影响因素

心输出量等于搏出量与心率的乘积。因此凡能改变搏出量和心率的因素均可影响心输出量。搏出量的多少主要与心脏的前负荷、心肌收缩能力和心脏的后负荷有关。

（一）心肌的前负荷

静脉回心血量是影响心室舒张末期充盈量（或前负荷）的重要因素。

是指心室舒张末期的容积。静脉回心血量是影响心肌前负荷的主要因素。在一定范围内，静脉回心血量增加心肌前负荷增大，心室容积随着增大，心肌初长度增长，心肌收缩力增强，搏出量增多。心肌收缩力因初长度变化而发生变化的现象属于心肌的自身调节。这种由于心肌初长度的改变来调节心肌收缩力的调节方式，称为异长自身调节。若前负荷过大（如静脉输液量过大、速度过快），心肌的初长度超过最适初长度时，收缩力反而减弱，使搏出量减少。故临床静脉输液时要严格控制输液量和输液速度，防止发生急性心力衰竭。

（二）心肌的后负荷

心脏后负荷是指动脉血压。

在整体情况下，动脉血压的升高，可通过异长和等长调节使心输出量维持正常。

是指心肌收缩时所遇到的阻力，即动脉血压。当其他因素不变，动脉血压升高，即心肌后负荷增大时，因心室收缩所遇阻力增大而导致半月瓣开放推迟，等容收缩期延长，射血期缩短，搏出量减少。动脉血压降低时，则搏出量增多。如果动脉血压长期升高，心室将因长期处于收缩加强状态而逐渐肥厚，最终将导致心功能减退。

（三）心肌收缩能力

正常人心率超过 180 次/分时心输出量减少，其主要原因是心室充盈时间明显缩短。

等长调节是通过心肌收缩能力的改变实现的。

心肌收缩能力是指心肌本身的一种内在特性，即其内部的功能状态。它与前、后负荷均无关系，受心肌细胞兴奋—收缩耦联各个环节的影响，例如兴奋时胞浆中 Ca^{2+} 的浓度、横桥连接的数目、肌钙蛋白对 Ca^{2+} 的亲和力等均可导致收缩能力的改变。心肌收缩能力增强时，搏出量增加；心肌收缩能力减弱时，搏出量减少。这种通过心肌收缩能力的改变而影响心肌收缩强度和速度，使搏出量发生相应改变的调节方式称为等长自身调节。心肌收缩能力受神经及体液因素的调节。交感神经兴奋，血中肾上腺素增多或使用强心药物（如洋地黄）时，心肌收缩能力增强，搏出量增加；心迷走神经兴奋时，心肌收缩能力减弱，搏出量减少。

（四）心率

在一定范围内，心率加快，心输出量增加。但心率过快（超过每分钟 180 次）时，由于心动周期缩短，特别是心舒期显著缩短，导致心室血液充盈量减少，使搏出量和心输出量相应减少。如果心率过缓（低于每分钟 40 次），尽管心舒期延长，但心室容积有限，不能再继续增加充盈量和搏出量，故心输出量减少。

五、心音

在每一个心动周期中，由心肌舒缩、瓣膜开闭以及血流撞击心室和大动脉壁等机械振动所产生的声音，称为心音。可用听诊器在胸壁听取。正常心脏在一个心动周期中，可产生四个心音，用听诊器只能听到第一心音和第二心音，在某些健康儿童及青年人可听到第三心音，40 岁以上的健康人可出现第四心音。

1. 第一心音

发生在心缩期，标志着心室收缩的开始，特点为音调较低而持续时间较长。第一心音的产生与房室瓣关闭，心室收缩时血流冲击房室瓣引起心室振动以及射出的血液撞击动脉壁引起的振动有关，其中房室瓣关闭引起的振动是主要原因。它的强弱可反映心室肌收缩力的强弱以及房室瓣的功能状况。

2. 第二心音

发生在心舒期，标志着心室舒张的开始，特点为音调较高而持续时间较短。其形成原因主要由动脉瓣关闭及血流冲击动脉根部的振动。它的强弱可反映动脉血压的高低和动脉瓣的功能状况。现将第一心音与第二心音比较如下，见表 4-2。

表 4-2 第一心音与第二心音比较

	第一心音	第二心音
特　　点	音调较低，持续时间较长	音调较高，持续时间较短
产生原因	房室瓣关闭、心室收缩所引起的振动	动脉瓣关闭所引起的振动
意　　义	标志着心室收缩的开始，反映心肌收缩力的强弱及房室瓣的功能状况	标志着心室舒张的开始，反映动脉血压的高低和动脉瓣的功能状况

听取心音可了解心率、心律、心肌收缩力、瓣膜的功能状态等是否正常。瓣膜关闭不全或狭窄时，均可使血液产生涡流而发生杂音。因此，心音听诊在某些心脏疾病的诊断中有重要意义。

第二节　心肌的生物电现象和生理特性

心脏的活动是以心肌细胞的生物电现象为基础的。心肌细胞有两类：一类是普通的心肌细胞，包括心室肌和心房肌，具有收缩功能，称为工作细胞；另一类是特殊分化的心肌细胞，组成心脏的特殊传导系

正常人心率超过 180 次/分时心输出量减少，其主要原因是心室充盈时间明显缩短。

影响心输出量的因素有：①心肌的前负荷（心舒末期充盈量）；②心肌的后负荷（动脉血压）；③心肌收缩能力；④心率

第一心音标志着心室收缩期的开始，产生的主要原因是房室瓣关闭。特点：音调较低，持续时间较长。

第二心音标志着心室舒张期的开始，产生的主要原因是半月瓣关闭。特点：音调较高，持续时间较短。

心音听诊的意义：①判断心脏瓣膜功能。根据第一心音可判断房室瓣的功能状态；根据第二心音可判断动脉瓣的功能状态。心脏瓣膜狭窄（形成涡流）或关闭不全（发生反流）时，则可听到异常声音即杂音；②了解心率和心律是否正常；③判断心肌收缩力的大小和主动脉压、肺动脉压的高低。

统，还具有自动发生节律性兴奋的特性，称为自律细胞。

4期自动除极是划分自律细胞的依据，是自律细胞产生自动节律性兴奋的基础。

一、心肌的生物电现象

心脏不同部位的心肌细胞的跨膜电位有明显的区别，如图4-3所示。下面将以心室肌细胞为例讨论心肌细胞的生物电现象。

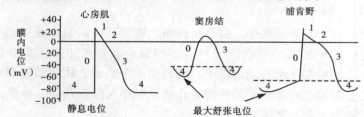

图4-3 心房肌、窦房结和浦肯野细胞的动作电位

（一）心室肌细胞的生物电现象

1. 静息电位

心室肌细胞的静息电位约为 $-90mV$，其产生机制与神经纤维基本相同，主要是由于 K^+ 外流形成的电-化学平衡电位。

2. 动作电位

心室肌细胞的动作电位比较复杂，历时较长，共分为5个期（图4-4）。

（1）去极化过程（0期）：此期与神经纤维的去极化过程相似。表现为陡直的升高，历时 $1\sim2ms$，膜电位由静息时的 $-90mV$ 迅速上升至 $+30mV$ 左右，电位变化幅度达 $120mV$。此期主要是由于 Na^+ 内流造成的。当心室肌细胞受到刺激时，肌膜上 Na^+ 通道部分开放，少量 Na^+ 内流，使肌膜产生局部去极化。当去极化达到阈电位水平时（约 $-70mV$），Na^+ 通道大量开放，Na^+ 快速内流，使膜由外正内负的极化状态转变为外负内正的反极化状态，直至形成 Na^+ 的平衡电位。

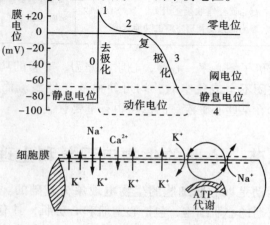

图4-4 心室肌细胞动作电位与形成的机制

（2）复极化过程：分为四期

1 期（快速复极初期）：膜去极化达顶峰后立即开始复极，膜电位由 +30mV 迅速下降到 0mV 左右，占时约 10ms。K^+ 外流是 1 期快速复极的主要原因。

2 期（缓慢复极期或平台期）：1 期复极化到 0mV 左右时，复极化速度变得非常缓慢，膜电位基本停滞于 0mV 左右，形成平台状，故称平台期，历时 100～150ms，它是心室肌细胞动作电位的主要特征，也是动作电位持续时间长的主要原因。此期的形成主要是由于肌膜上慢 Ca^{2+} 通道开放，Ca^{2+} 缓慢内流，同时 K^+ 少量外流，两种带正电荷的离子流动方向相反，对膜电位的影响互相抵消，致使膜电位稳定于 0mV 附近。

3 期（快速复极末期）：此期膜电位快速下降，由 0mV 左右快速下降到 -90mV，完成复极化过程，历时 100～150ms。K^+ 快速外流是 3 期快速复极的原因。

4 期（静息期）：此期膜电位基本恢复并稳定于静息电位水平，但在动作电位形成过程中，膜内 Na^+、Ca^{2+} 增多，膜外 K^+ 增多，这种离子浓度的改变激活了细胞膜上的 Na^+-K^+ 泵，于是 Na^+ 泵将动作电位期间内流的 Na^+ 排至细胞外，外流的 K^+ 摄入细胞内，进入细胞的 Ca^{2+} 也主动转运至细胞外，使细胞内外离子浓度恢复至原有水平，从而保证心肌的正常兴奋性（表 4-3）。

3. 静息电位与兴奋性

静息电位增大，其数值远离阈电位，可导致兴奋性下降，所以超极化可降低心肌兴奋性；静息电位轻度减少，其数值靠近阈电位，可导致兴奋性升高，所以较小的除极可提高心肌兴奋性。静息电位主要靠钾离子外流形成，钾外流与钾离子的跨膜浓度梯度有关，所以血钾浓度变化对心肌兴奋性影响很大。

表4-3　心室肌细胞动作电位的产生机制

分　期	膜　电　位	产生机制
0 期（去极化期）	$-90mV \rightarrow +30mV$	Na^+ 快速内流
复极 1 期	$+30V \rightarrow 0mV$	K^+ 外流
复极 2 期	0mV	Ca^{2+} 缓慢内流与 K^+ 外流
复极 3 期	$0mV \rightarrow -90mV$	K^+ 快速外流
复极 4 期（静息期）	$-90mV$	Na^+-K^+ 泵将 Na^+ 泵出、K^+ 泵入

（二）自律细胞的生物电现象

自律细胞与非自律细胞（工作细胞）跨膜电位的最大区别是在 4 期。在工作细胞，4 期的膜电位是基本稳定的。而在自律细胞，动作电位 3 期复极化末达到最大复极电位（称为最大舒张电位）之后，4 期膜电位并不稳定，而是立即开始自动去极化，当去极化达到阈电位水平，

心室肌细胞动作电位的主要特征：复极期持续时间长，并具有 2 期平台期，其形成的离子基础是 Ca^{2+} 内流和 K^+ 外流。

窦房结P细胞动作电位与浦肯野细胞动作电位相比。相同点：4期均能自动除极。不同点：①0期除极速度慢，幅度小；②没有明显的1期和2期；③最大复极电位约−60mV~−65mV；④4期自动除极速度快；⑤阈电位−40mV。

自律细胞生物电的特点：4期膜电位不稳定，能够自动去极化。这一特点是心脏节律性跳动的基础。

又引起新的动作电位。4期自动去极化是自律细胞电活动的特点，也是自律细胞产生自动节律性兴奋的基础。

窦房结细胞和浦肯野细胞虽都属于自律细胞，但两者的生物电又各有特点。

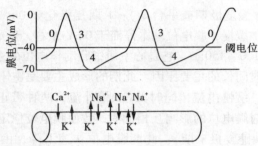

图4−5　窦房结P结胞动作电位和主要离子流示意图

1. 窦房结自律细胞

该细胞的动作电位分为0、3、4期（图4−5）。0期去极化由Ca^{2+}内流所致。当4期自动去极化达阈电位（−40mV）时，膜上慢Ca^{2+}通道被激活，Ca^{2+}缓慢内流，导致0期去极化。0期之后，Ca^{2+}通道失活，Ca^{2+}内流停止，而K^+通道被激活，K^+外流渐增，使膜逐渐复极化而形成动作电位的3期。4期自动去极化的离子成分较复杂，与多种离子的活动有关，其中K^+外流的进行性衰减是形成此期的最主要的离子基础，此外尚有Na^+内流使膜内正电荷逐渐增多而产生自动去极化。

2. 浦肯野自律细胞

浦肯野细胞动作电位的形态和产生机制与心室肌细胞相似，不同的是4期膜电位不稳定。4期自动去极化主要是由于3期达最大复极电位时，K^+外流逐渐减弱，Na^+内流逐渐增多所致。因为浦肯野细胞4期去极化速度比窦房结细胞4期去极化速度慢，所以浦肯野细胞比窦房结细胞的自律性低。

二、心肌的生理特性

心肌有自律性、兴奋性、传导性和收缩性。其中前三者是以心肌细胞生物电活动为基础的，故属于心肌的电生理特性。心肌组织的这四种生理特性共同决定着心脏的活动。

心肌组织四种生理特性：自动节律性、兴奋性、传导性和收缩性。

（一）自动节律性

心肌组织能够在没有外来刺激的情况下，自动地产生节律性兴奋的特性，称为自动节律性，简称自律性。心脏的自律性来源于心内传导系统的自律细胞，心脏各部分自律细胞的自律性高低不等，自律性高的细胞所产生的兴奋可以控制自律性低的细胞的活动。窦房结的自律性最高（约100次/分）；房室交界次之（约50次/分）；浦肯野细胞自律性最低

自律细胞生物电的特点：4期膜电位不稳定，能够自动去极化。

（约25次/分）。

正常情况下，窦房结的自律性最高，由它发出的兴奋依次激动心室肌、房室交界、房室传导组织和心室肌，引起整个心脏的兴奋和收缩。可见，窦房结是心脏活动的正常起搏点。由窦房结所控制的心跳节律称为窦性心律。其他部位的自律细胞，因其自律性较低，在窦房结的控制下，其本身的自律性表现不出来，只起着传导兴奋的作用，故称为潜在起搏点。在某些病理情况下，窦房结的自律性异常降低或兴奋发生传导阻滞，以及潜在起搏点的自律性增高时，潜在起搏点也可以自动产生兴奋而引起局部或全心脏的收缩，成为异位起搏点，由异位起搏点控制的心跳节律称为异位心律。

（二）传导性

所有心肌细胞都具有传导兴奋的能力，称为传导性。传导性的高低可用兴奋的传播速度来衡量。由窦房结发出的兴奋以局部电流的形式不仅可以沿同一细胞膜传导，还可通过闰盘传递给另一个细胞，引起整个心房或心室兴奋。

1. 心内兴奋传播的途径

正常情况下，窦房结发出的兴奋，首先通过心室肌传至左、右心房，同时通过由心室肌组成的"优势传导通路"，传至房室交界，再经房室束和左、右束支、浦肯野纤维网迅速传到心室，引起两心室兴奋。现将兴奋在心内的传播途径简示如下：

窦房结 → 优势传导通路 → 房室交界 → 房室束及左、右束支 → 浦肯野纤维网
↓   ↓
心房肌 ←   心室肌

2. 兴奋的传导速度

兴奋在心内各部位的传导速度不同。心室肌的传导速度较慢（约为0.4m/s），而"优势传导通路"的传导速度较快（约1.0~1.2m/s），窦房结的兴奋可以很快传播到房室交界区。房室交界区细胞的传导速度很慢，其中以结区最慢（仅0.02m/s）。兴奋在心室传导速度最快，其中心室肌的传导速度约为1m/s，而末梢浦肯野纤维的传导速度可达4m/s。

3. 传导特点及意义

房室交界的传导速度最慢，因此经过房室交界区的兴奋传播所需时间较长，称为房室延搁。其生理意义在于使心室在心房收缩完毕之后才开始收缩，避免了心房和心室的收缩在时间上重叠的现象，对于保证心室有充分的血液充盈，以利于心室射血，具有十分重要的意义。

（三）兴奋性

心肌细胞对刺激产生兴奋的能力或特性，称为心肌细胞的兴奋性。

窦房结对潜在起搏点的控制是通过两种方式实现的：①抢先占领；②超速驱动压抑。

心肌自律性高低主要取决于：4期自动除极的速度。窦房结P细胞4期自动除极速度>浦肯野细胞，故自律性提高。

在心内特殊传导系统中，自律性最高的部位是在窦房结；传导速度最慢的部位是在房室交界。

房室延搁的
生理意义：①使
心房、心室不会
同时收缩；②使
心室有充分的时
间充盈血液。

心肌兴奋性
周期性变化包括：
有效不应期、相
对不应期、超常
期。有效不应期
又包括绝对不应
期和局部反应期。

1. 兴奋性的周期性变化

心肌细胞在每产生一次兴奋过程中，其兴奋性将发生一系列的周期性变化。这些变化与心肌的膜电位密切相关。按其对刺激的反应程度可分如下几个时期（图4-6）。

（1）有效不应期：从动作电位的0期去极化开始，至复极化达 - 55mV 这段时间内，无论给予多大的刺激，均不能使膜发生任何程度的去极化，表明其兴奋性丧失，称为绝对不应期；从 - 55mV 复极到 - 60mV 期间，给予特别强的刺激，可以引起局部去极化，说明兴奋性开始恢复，但并不引起全面除极，即不能爆发动作电位，称为局部反应期。因此，从0期除极开始到3期 - 60mV 这段时间内给予任何强度刺激，均不能产生动作电位（扩布性兴奋），这一时期称为有效不应期。

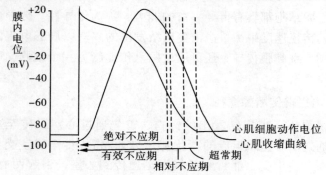

图4-6　心室肌细胞动作电位、收缩曲线、
兴奋性变化在时间上的关系

（2）相对不应期：从复极化 - 60 ~ - 80mV 期间，给予阈上刺激，可产生动作电位，称为相对不应期。这个时期内，心肌细胞的兴奋性继续恢复，但仍低于正常。

（3）超常期：由 - 80 ~ 90mV 期间，给予阈下刺激也可产生动作电位，表明兴奋性高于正常，称为超常期。超常期后，膜电位恢复到静息水平，兴奋性也恢复正常。

2. 心肌兴奋性变化的特点

兴奋性周期性变化的现象，是所有神经细胞和肌细胞共有的特征。但心肌细胞兴奋性变化的突出特点是有效不应期特别长，相当于整个收缩期加舒张早期。心肌组织的这一特点，使心脏不会产生完全强直收缩，始终保持着收缩与舒张交替的节律性活动，这对保证心室的充盈和射血，提高心脏泵血效率有重要意义。

心肌不会产生
强直收缩的原因：
若将心肌兴奋性的
周期性变化在时间
上与心肌机械收缩
曲线相比较，心肌
有效不应期相当于
整个收缩期及舒张
期的前1/4时程，
即有效不应期长。
因此，在这段时间
内心肌不接受任何
新的刺激，有效地
保证了心肌不会产
生强直收缩。

3. 期前收缩与代偿性间歇

正常情况下，窦房结产生的每一次兴奋都是在前一次兴奋的不应期终结之后传到心房和心室，因此整个心脏是按照窦房结的节律而活动的。如果心室在有效不应期之后，受到人工的或窦房结之外的病理性刺激，则可产生一次额外的兴奋和收缩，因其是发生在下一次窦房结的兴奋到达之前，故称为期前兴奋或期前收缩。期前收缩又称早搏。期前兴奋也有自己的有效不应期，当紧接在期前兴奋之后的一次窦房结下传的兴奋正好落在期前兴奋的有效不应期内时，则不能引起心室的兴奋和收缩，形成一次脱失，必须等到再下一次的窦房结兴奋传来时，才能引起心室兴奋和收缩。因此，在一次期前收缩之后往往有一段较长的心室舒张期，称为代偿性间歇（图4-7）。

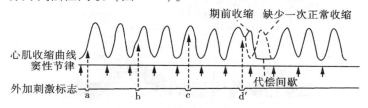

图4-7 期前收缩与代偿间歇

刺激a、b、c落在有效不应期内，不起反应，刺激
d′落在相对不应期内，引起期前收缩与代偿间歇

（四）收缩性

心肌细胞和骨骼肌细胞一样，在受到刺激发生兴奋时，首先是细胞膜爆发动作电位，然后通过兴奋—收缩藕联，引起肌丝滑行，造成整个肌细胞收缩。但是心肌细胞的收缩与骨骼肌细胞不完全相同，有它自己的一些特点。

1. 对细胞外液 Ca^{2+} 依赖性较大

由于心肌细胞终池不发达，贮 Ca^{2+} 少，故心肌兴奋—收缩藕联所需的 Ca^{2+}，在很大程度上依赖细胞外液提供。在一定范围内，细胞外液的 Ca^{2+} 浓度升高，兴奋时内流的 Ca^{2+} 量增多，则心肌收缩力增强，反之，则减弱。

2. 同步收缩（或"全或无"式收缩）

心房和心室内特殊传导组织的传导速度快，而且心肌细胞之间的闰盘电阻又低，因此兴奋在心房和心室内的传导很快，兴奋几乎同时到达所有的心室肌或心室肌，引起同步收缩。显然，这种形式的收缩力量大，有利提高心脏泵血的效率。

3. 不发生强直收缩

因心肌兴奋后有效不应期特别长，相当于整个收缩期和舒张早期，所以，心肌只能在收缩结束而舒张开始以后才能再次接受刺激而产生新的收缩。

三、心电图

心脏电活动可通过体液传至体表。利用心电图机在体表一定部位引导并描记下来的心脏电变化曲线，称为心电图。它是心内兴奋的产生，传导和恢复过程中的综合电变化波形。在临床上通过心电图对心脏起搏

最常见的心律失常：期前收缩又称早搏，是临床上最常见的一种心律失常，也是最常见的异位心律。期前收缩在正常和病理情况下都可发生，但以病理情况下多见。在冠心病、心肌炎某些病理情况下，心脏某一部位（多为房室束及其分支）的兴奋性异常升高，则成为异位起搏点而导致出现早搏。过于频繁出现的早搏可造成严重的心律紊乱。

心电图是反映整个心脏兴奋的产生、传导和恢复过程中的生物电变化。

点功能的分析，传导功能的判断以及房室肥大，心肌损伤等诊断上有很大的价值和意义。

正常心电图是由 P 波，QRS 波群和 T 波及各波间的线段所组成（图4－8）。

心电图的导联：引导电极安放的位置和连线的方式称为导联。临床常用的导联方式有肢体导联和胸前导联，肢体导联又有标准导联和单极加压肢体导联之分。不同导联描记的心电图，具有各自的波形特征。

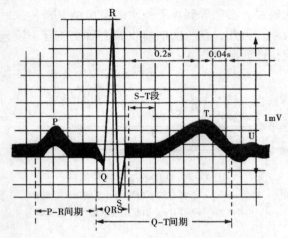

图4－8　正常人心电图

1. P 波

反映两心房的去极化过程。其波形小而圆钝，历时 0.08～0.11s，波幅不超过 0.25mV。

2. QRS 波群

反映两心室的去极化过程。典型的 QRS 波群由三个波组成：第一个是向下的 Q 波，接着是向上的高而尖的 R 波，最后是向下的 S 波。但在不同的导联中，三个波不一定都出现。波群历时 0.06～0.10s，代表心室肌兴奋扩布所需的时间。

3. T 波

反映两心室的复极化过程。历时 0.05～0.25s，波幅为 0.1～0.8mV。心房的复极化过程产生 Ta 波，因其幅度小，并与 QRS 波重叠，故多不显示。

4. P－R 间期

是指从 P 波起点到 QRS 波群起点之间的时程，历时 0.12～0.20s。它反映从窦房结产生兴奋经心房、房室交界和房室束到达心室，并引起心室开始兴奋所需要的时间，P－R 间期延长，提示有房室传导阻滞。

5. Q－T 间期

指从 QRS 波群的起点到 T 波终点之间的时程。它反映心室肌从去极化开始到复极化结束所需的时间。Q－T 间期的时程与心率成反变关系，心率越快，Q－T 间期越短。

6. S－T 段

是指从 QRS 波群终点到 T 波起点之间的线段。正常时，S－T 段与基线平齐。它代表心室已全部处于去极化状态，各部分之间无电位差存在。若 S－T 段上、下偏离一定范围，表示有心肌损伤或心肌缺血等。

第三节　血管生理

血管具有输送和分配血液，实现血液与组织细胞间物质交换以及参与形成和维持动脉血压等功能。

一、各类血管的功能特点

（一）弹性贮器血管

指主动脉、肺动脉主干及其发出的最大分支。这些血管的管壁较厚，含有丰富的弹性纤维，有明显的可扩张性和弹性。大动脉的可扩张性和弹性特点，使心室收缩时产生的能量，暂时以势能的形式贮存在大动脉管壁，因此这些血管被称为弹性贮器血管。

（二）分配血管

从弹性贮器血管以后到分支为小动脉以前的动脉管道，其功能是将血液输送到各器官组织，故称为分配血管。

（三）阻力血管

小动脉和微动脉口径较小，且管壁又含有丰富的平滑肌，通过平滑肌的舒缩活动，很容易使血管口径发生改变，从而改变血流的阻力。正常血压的维持在一定程度上取决于外周血管小动脉和微动脉对血流产生的阻力，即外周阻力。又因它们位于毛细血管之前，所以又称毛细血管前阻力血管。

微静脉也属于阻力血管。微静脉口径小，含平滑肌，它的收缩对血流也产生一定的阻力。因它在毛细血管之后，故称毛细血管后阻力血管。

（四）毛细血管前括约肌

在真毛细血管的起始部有平滑肌环绕，成为毛细血管前括约肌，它的舒缩直接控制真毛细血管的开放数量与毛细血管的血流量。

（五）交换血管

在各类血管中，毛细血管的口径最小，数量最多，总的横截面积最大，血流速度最慢，管壁最薄，仅由单层内皮细胞和基膜组成，通透性好，这些优势条件，均有利于血液与组织进行物质交换。因此被称为交换血管。

（六）容量血管

静脉和相应的动脉比较，口径大、管壁薄，数量多，易扩张，也易受管外压力作用而塌陷。因比较小的压力变化就可使容积发生较大的变化。

通常安静时，静脉内容纳 60%～70% 的循环血量，故称为容量血管。

（七）短路血管

指一些血管床中微动脉和微静脉之间的吻合支。在手指、足趾、耳廓等处的皮肤中多见。它们可使微动脉内的血液不经过毛细血管就直接流入微静脉，功能上与调节体温有关。

二、血流量、血流阻力和血压

血流动力学最基本的问题是研究血流量、血流阻力和血压之间的关系。

（一）血流量

单位时间内流过血管某一横截面积的血量称为血流量，也称容积速度，其单位通常以 mL/min 或 L/min 来表示。根据流体力学规律，血流量（Q）与血管两端的压力差（ΔP）成正比，与血流阻力（R）成反比，它们之间的关系可用下式表达：

$$Q \propto \Delta P/R$$

（二）血流阻力

血液在血管内流动时所遇到的阻力，称为血流阻力。血流阻力来源于血液流动时血液和血管之间的摩擦力和血液内部各成分之间的摩擦力。血流阻力与血管的口径、长度和血液黏滞性有关，其相互关系可用公式 $R = 8\eta L/\pi r^4$ 表示，即血流阻力（R）与血管的长度（L）和血液的黏滞度（η）成正比，与血管半径（r）的 4 次方成反比。其中血管半径是形成血流阻力的主要因素。小动脉、微动脉口径很小，是产生血流阻力的主要部位，此处的血流阻力通常称为外周阻力。

（三）血压

血压是指血管内的血液对于单位面积血管壁的侧压力，通常以 mmHg 或 kPa 为测量单位（1mmHg = 0.133kPa）。血压是推动血液循环的直接动力，同时由于血液从大动脉向心房流动的过程中，沿途均需不断地消耗能量以克服阻力，故血压逐渐降低，到达腔静脉进入右心房，血压几乎接近于零（图 4-9）

血管的功能：输送和分配血液、实现物质交换、参与形成和维持动脉血压。

影响血流阻力的主要因素是血管半径和血液黏滞度。如果血液黏滞度不变，则器官的血流量主要取决于该器官阻力血管的口径。

循环系统平均充盈压：在动物实验中，用电刺激造成心室颤动使心脏暂时停止射血，血流也就停止，因此循环系统中各处的压力很快达到平衡。此时在循环系统中各处所测得的压力都是相等的，这一压力数值即循环系统平均充盈压。狗为 7mmHg，人估计接近这一数值。

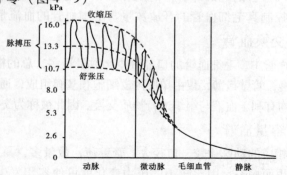

图 4-9　体循环中不同部位的血压

三、动脉血压与动脉脉搏

（一）动脉血压的概念和正常值

1. 动脉血压的概念

动脉血压是指血液对动脉管壁的侧压力。在心动周期中，动脉血压随心脏的收缩和舒张发生周期性的变化。心室收缩时，动脉血压升高达到的最高值，称为收缩压。心室舒张时，动脉血压下降达到的最低值称为舒张压。收缩压和舒张压的差值称为脉搏压（简称脉压）。脉压可反映动脉血压波动的幅度。一个心动周期中动脉血压的平均值，称为平均动脉压。因心动周期中心舒期长于心缩期，故平均动脉压更接近于舒张压，约等于舒张压加 1/3 脉压（图 4 - 10）。

2. 动脉血压的正常值及相对稳定的意义

一般所说的动脉血压是指主动脉压。由于大动脉中血压降落很小，为方便测量，故通常测量肱动脉压代表主动脉压。在安静状态时，我国健康成年人的收缩压为 100 ~ 120mmHg（13.3 ~ 16.0kPa），舒张压为 60 ~ 80mmHg（8.0 ~ 10.6kPa），脉压为 30 ~ 40mmHg（4.0 ~ 5.3kPa），平均动脉压在 100mmHg（13.3kPa）左右。如果成年人在安静时，舒张压持续高于 90mmHg 或 40 岁上下的人收缩压持续超过 140mmHg，称为高血压；如收缩压低于 90mmHg，舒张压低于 50mmHg，称为低血压。通常动脉血压的记录方法为：收缩压/舒张压 mmHg。

一定高度的平均动脉压是推动血液循环和保持各器官血液供应的必要条件。血压过低会使各组织器官血液供应不足，特别是脑、心、肾等重要器官可因缺血造成严重后果。同时，过高的血压还可能引起血管壁的损伤，如脑血管破裂造成脑出血。可见，动脉血压的相对稳定，是内环境稳态的重要指标，是保证正常生命活动的必要条件。

> 平均动脉压 = 舒张压 + 1/3 脉压或 = 1/3 收缩压 + 2/3 舒张压

> 成人中的血压分类：① < 120/ < 80mmHg 为理想血压。② < 130/ < 85mmHg 为正常血压。③ 130 ~ 139/ 85 ~ 89mmHg 为正常高值。而只要具备以下一项：收缩压 > 140mmHg，舒张压 ≥ 90mmHg 既为高血压。

> 动脉血压的生理意义：推动血流循环，维持血流速度，保持各器官组织有足够的血流量。

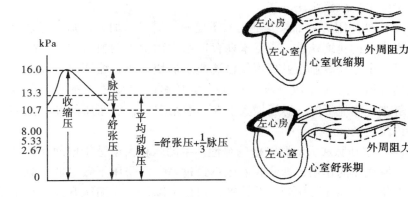

图 4 - 10　收缩压、舒张压和平均动脉压　　　　图 4 - 11　动脉血压

（二）动脉血压的形成及影响因素

1. 动脉血压的形成

在封闭的心血管系统中，足够的循环血量是形成动脉血压的前提；心室射血所产生的动力和血液流动所遇到的外周阻力二者相互作用是形成动脉血压的根本因素。在心室收缩期，心室射出的血液因受外周阻力的作用大约只有 1/3 流至外周，其余 2/3 暂时贮存在大动脉中，充胀大动脉管壁使动脉血压升高。但由于大动脉管壁的弹性扩张可缓冲血压，使收缩压不致过高。在心室舒张期心室射血虽然停止，但被扩张的大动脉发生弹性回缩可推动贮存的血液继续流向外周。由于大动脉的弹性回位和外周阻力的存在，使心舒期大动脉内仍保持一定量的血液充盈，使舒张压不至于过低（图 4－11）。

2. 影响动脉血压的因素

由于动脉血压的高低主要取决于心输出量和外周阻力，因此，凡是能影响心输出量和外周阻力的各种因素，都能影响动脉血压。现分述如下：

（1）每搏输出量：当心率和外周阻力不变时，每搏输出量增加，心缩期主动脉和大动脉内的血量明显增多，管壁承受的侧压力增大，因此收缩压明显升高。同时由于动脉血压升高，血流速度加快，流向外周的血量增多，到心舒末期，大动脉内存留的血量并无明显增多，所以舒张压升高不明显。反之，每搏输出量减少，则主要引起收缩压降低，脉压减少。可见，收缩压的高低主要反映搏出量的多少。

（2）心率：其他因素不变时，心率加快，动脉血压升高，主要表现为舒张压升高，收缩压升高不明显，因而脉压减小。这是因为心室收缩时射入主动脉的血液有 2/3 是在心舒期流向外周的，心率加快时心舒期明显缩短，致使心舒期流向外周的血量减少，心舒末期存留在大动脉内的血量增多，故舒张压升高。

（3）外周阻力：如果其他因素不变而外周阻力加大，则心舒期血液向外周流动的速度减慢，心舒末期存留在主动脉中的血量增多，故舒张压升高。由于动脉血压升高可使血流速度加快，使心缩期内有较多的血液流向外周，故收缩压升高不明显，脉压减小。反之，外周阻力减小时，舒张压明显下降，脉压增大。在一般情况下，舒张压的高低主要反映外周阻力的大小。

（4）主动脉和大动脉管壁的弹性：主动脉和大动脉管壁的弹性具有缓冲动脉血压的作用，即使收缩压不致过高，舒张压不致过低，减小脉压。老年人或动脉硬化者，动脉管壁弹性下降，使收缩压升高，舒张压降低，脉压增大。但老年人多伴有小动脉、微动脉硬化，外周阻力增加，使舒张压亦增高。

（5）循环血量与血管容积：在正常情况下，循环血量与血管容积是

动脉血压的形成：循环系统有足够的血液充盈是形成血压的前提；心脏射血和外周阻力的存在是产生动脉血压的主要原因。

收缩压的高低主要反映搏出量的多少。

影响外周阻力的主要因素是小动脉和微动脉的口径。外周阻力加大时，舒张压升高比收缩压升高明显，脉压减小。一般情况下，舒张压的高低主要反映外周阻力的大小。

老年人大动脉硬化时，收缩压升高明显，脉压加大。

相适应的，使血管保持一定的充盈度，维持一定的血压。循环血量减少或者血管容积增加，均可导致动脉血压下降。前者见于大失血，后者见于药物过敏或中毒性休克病人。

（三）动脉脉搏

心动周期中，动脉内压力的周期性变化所引起的动脉管壁的搏动，称为动脉脉搏，简称脉搏。它起始于主动脉的根部，沿动脉管壁内外周血管传播，传播速度快于血流速度。用手指在一些浅表动脉的皮肤表面（如桡动脉）可触摸到动脉脉搏。脉搏的频率和节律可反映心率和心律；脉搏的强弱和紧张度与心肌的收缩力，动脉血压的高低及管壁的弹性有关。因此脉搏在一定程度上可反映心血管的功能状态。

四、静脉血压与静脉回心血量

静脉是血液回心的通道，因容易扩张，容量大，起着血液贮存库的作用。而静脉血压的高低则能有效地调节回心血量和心输出量，以适应机体不同情况的需要。

（一）静脉血压

1. 外周静脉压

当体循环血液经毛细血管到达微静脉时血压已降至 $15 \sim 20mmHg$，到达右心房时血压接近于零。通常将肢体或各器官的静脉血压称为外周静脉压。临床上常以肘正中静脉压作为外周静脉压的代表。正常成人平卧时肘静脉压为 $6 \sim 10cmH_2O$（$0.5 \sim 0.98kPa$）。心射血功能减弱，静脉血回流减慢时，血液滞留在外周静脉将导致静脉压升高，所以测量外周静脉压可作为判断心射血功能的指标。

2. 中心静脉压

腔静脉或左心房内的压力，称为中心静脉压，其正常值为 $4 \sim 12$ cmH_2O（$0.4 \sim 1.2 kPa$）。中心静脉压的高低取决于心脏射血能力和静脉回心血量。如果心脏射血能力较强，能及时地将回流入心脏的血液射入动脉，中心静脉压就较低。反之，心脏射血能力减弱时，中心静脉压就升高。另一方面，如果静脉回流速度加快，中心静脉压也会升高，故中心静脉压的测定有助于病人心功能的判断，并可作为临床控制补液量和补液速度的依据。

（二）影响静脉回心血量的因素

静脉回心血量是指单位时间内由静脉回流入心脏的血量。外周静脉压与中心静脉压之间的压力差是促使静脉血回心的动力，凡能改变两者间压力差的因素均可影响静脉回心血量。

1. 心肌收缩力

心肌收缩力增强时，心室排空较完全，在心舒期心室内剩余血量减

影响动脉血压的因素：每搏输出量、心率、外周阻力、大动脉管壁的弹性、循环血量与血管容积。

中心静脉压的临床意义：临床上输液时常需通过观察中心静脉压的变化来控制输液速度和输液量。如果中心静脉压偏低或有下降趋势，常提示输液量不足；如果中心静脉压高于正常并有进行性升高的趋势，则提示输液过快或心脏射血功能不全。当中心静脉压超过 $16cmH_2O$ 时，输液应慎重或停止。

少，室内压较低，对心房和大静脉内血液的抽吸力量较强，中心静脉压下降，静脉回心血量增加。反之，当右心衰竭，心脏收缩力量减弱时，搏出量减少，心室内余血量增多，室内压升高，贮积于心房和大静脉内的血液也增多，使中心静脉压升高，静脉回心血量减少，患者可出现颈外静脉怒张，肝充血肿大，下肢浮肿等症状。同样，左心衰竭可引起左心房压和肺静脉压升高，造成肺淤血和肺水肿等症状。

2. 重力和体位

当人体从卧位转为直立时，因血流重力的作用，身体低垂部位的静脉充盈扩张，容量增大，故回心血量减少。由于静脉回心血量减少，导致心输出量减少，动脉血压下降，引起脑、视网膜供血不足，出现头晕、眼前发黑甚至昏厥等症状，称为体位性低血压，体弱多病或长期卧床者易发生这种现象。

3. 呼吸运动

吸气时由于胸内压降低，使胸腔大静脉和心房扩张，中心静脉压降低，可促进静脉回流；呼气时则相反。

4. 骨骼肌的挤压作用

骨骼肌收缩时，静脉受到挤压，使静脉压升高，促进静脉血回流；骨骼肌舒张时，静脉压降低，又可使毛细血管和微静脉内的血液流入静脉。

五、微循环

微循环是指微动脉和微静脉之间的血液循环。

（一）微循环的组成及血流通路

1. 微循环的组成

由于各组织器官的功能和形态的不同，其微循环的组成也有所不同。典型的微循环由微动脉、后微动脉、毛细血管前括约肌、真毛细血管、通血毛细血管、动—静脉吻合支和微静脉等七部分组成（图4－12）。

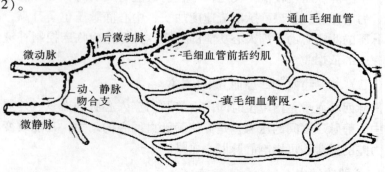

图4－12　微循环组成模式图

侧栏：

正常人从卧位（或蹲位）转变为直立时，心血管活动可发生下述短暂变化：①下肢静脉被动扩张；②回心血量减少；③心输出量减少；④血压下降。

影响静脉血流的因素：心肌收缩力、重力和体位、呼吸运动、骨骼肌的舒缩活动。

微循环有很大的潜在容量。休克时，全身微循环真毛细血管大量开放，有效循环血量减少，动脉血压下降。

2. 微循环的血流通路及功能

（1）迂回通路：是指血液从微动脉经后微动脉、毛细血管前括约肌、真毛细血管网，最后汇入微静脉的通路。真毛细血管管壁薄，通透性大，血流缓慢，是血液和组织细胞之间物质交换的主要场所，故称为营养通路。

（2）直捷通路：是指血液从微动脉、后微动脉和通血毛细血管流到微静脉的通路。此通路经常处于开放状态，血流速度快，其主要功能是使一部分血液能迅速通过微循环而回流至心脏。在骨骼肌中这类通路较多。

（3）动—静脉短路：是指血液从微动脉经动—静脉吻合支直接流入微静脉的通路。此通路在人的皮肤较多见，平时处于关闭状态，当机体需要大量散热时，此通路开放，有利于散热。反之环境温度降低时则关闭，皮肤血流量减少，有利于保存热量。所以这一通路在体温调节中发挥一定的作用。

微循环的功能有以下两个功能：一是物质交换，迂回通路是物质交换的营养通路，通过扩散、滤过和重吸收，入胞、出胞等方式，实现血液与组织液之间的营养物质与代谢产物、氧和二氧化碳的交换。二是调节血量：安静时微循环仅约20％毛细血管床轮流开放，是一个潜在的贮血库。微循环的开放数量是维持循环血量、稳定血压和血液分配起着重要的作用。

3. 微循环的调节

微循环的调节主要是其中的血流量的调节。

（1）神经调节：微动脉和微静脉均受交感缩血管神经支配。当其兴奋时，血管收缩，使微循环中血流量减少。

（2）体液调节：后微动脉和毛细血管前括约肌的舒缩活动主要受体液因素控制。全身性体液因素，如肾上腺素、去甲肾上腺素、血管紧张素等可使其收缩；局部代谢产物，如乳酸、CO_2，组胺等可使其舒张。

上述两种调节因素都是通过改变血管口径来调节微循环的血流量。微动脉、后微动脉、毛细血管前括约肌称为前阻力血管。微动脉口径改变可控制整个微循环单元的血流量，相当于微循环的"总闸门"；后微动脉和毛细血管前括约肌，控制所属毛细血管的血流量，相当于微循环的"分闸门"；微静脉又称后阻力血管，相当于微循环的"后闸门"，控制着微循环血液流出量。

六、组织液与淋巴液的生成与回流

存在于组织细胞间隙的液体称为组织液，绝大部分呈胶冻状，不能自由流动。组织液中各种离子成分与血浆相同，但其蛋白质浓度明显低于血浆。组织液是血液与组织细胞进行物质交换的媒介。

微循环的三种血流通路：①迂回通路；②直捷通路；③动—静脉短路；

毛细血管内外物质交换的方式有三种：①扩散；②滤过—重吸收；③入胞和出胞。

有效滤过压：是组织液生成与回流的动力。它等于出血管力减去入血管力。

（一）组织液的生成与回流

组织液是血浆经毛细血管壁滤过而生成的，同时组织液又通过毛细血管壁回流入血液。液体通过毛细血管壁的滤过与回流取决于四个因素，即毛细血管血压、组织液胶体渗透压、组织液静水压和血浆胶体渗透压。前两个因素是促进组织液生成的力量，后两个因素是促进组织液回流的力量，滤过力量与回流力量的差值称为有效滤过压。表示公式为：

有效滤过压＝（毛细血管血压＋组织液胶体渗透压）－（血浆胶体渗透压＋组织静水压）

当滤过力量大于回流力量，即有效滤过压为正值时，有组织液生成；当滤过力小于回流力，即有效滤过压为负值时，有组织液的回流。按图4－13中各数值计算可知，在毛细血管动脉端的有效滤过压约为10 mmHg（1.33kPa），所以有组织液生成；而在毛细血管静脉端的有效滤过玉为－8 mmHg（－1.07kPa），则组织液回流进入毛细血管。还有一小部分组织液进入毛细淋巴管生成淋巴液，经淋巴循环再回流到血液中。

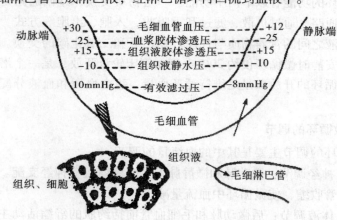

图4－13　组织液生成与回流

＋：使液体滤出毛细血管的力量；　－：使液体吸收回毛细血管的力量

（二）影响组织液生成及回流的因素

组织水肿的原因：毛细血管血压↑；血浆胶体渗透压↓；淋巴回流↓和毛细血管通透性↑。

正常情况下，组织液不断生成，又不断回流，两者之间保持动态平衡。若某些因素使组织生成过多或回流减少，则组织间隙中将有过多的液体潴留，形成组织水肿。有效滤过压中各种因素的改变，以及凡能影响毛细血管壁的通透性和淋巴回流的因素，都可影响组织液的生成与回流。如因某些因素造成毛细血管血压升高、血浆胶体渗透压降低、淋巴回流受阻或毛细血管壁通透性增大等，均可引起组织水肿。

（三）淋巴液及淋巴循环的生理意义

淋巴循环的生理意义：①维持体液平衡；②回收蛋白质；③运输脂肪；④参与免疫。

组织液进入淋巴管即成为淋巴液。毛细淋巴管的末端是一盲囊，起始于组织间隙，管壁仅由内皮细胞构成，相邻的内皮细胞像瓦片那样相互覆盖，形成只向管腔开放的单向活瓣。组织液中的蛋白质成分，血细胞、细菌等都可经过管壁的单向活瓣进入毛细淋巴管，并且不会倒流。组织液和毛细淋巴管之间的压力差是淋巴液生成的动力。毛细淋巴管汇入淋巴管，最后经胸导管和右淋巴管进入血液。

淋巴循环是血液循环的辅助装置。主要功能是：①调节血浆与组织液之间的液体平衡；②回收蛋白质；③运输脂肪及其他营养物质；④防御和免疫功能。

第四节　心血管活动的调节

人体在不同的生理状况下，各器官、组织的代谢水平不同，对血流量的需要也不同。心和血管的功能活动能在神经和体液因素调节下，改变心输出量和外周阻力，从而调整各器官的血流量，以满足各器官、组织在不同情况下对血流量的需求。

一、神经调节

（一）心血管的神经支配和作用

1. 心脏的神经支配

心脏受心交感神经和心迷走神经的双重支配（图 4-14）。

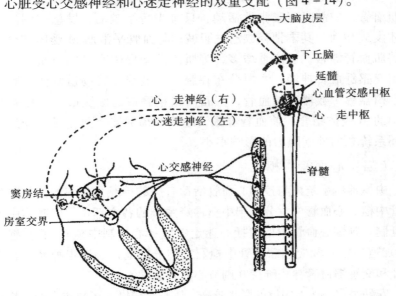

图 4-14　心的神经支配示意图

（1）心交感神经及其作用：心交感神经的节前纤维起自脊髓胸段（$T_1 \sim T_5$）侧角的神经元，节后纤维支配窦房结、房室交界、房室束、心室肌和心室肌。当心交感神经兴奋时，节后纤维末梢释放去甲肾上腺素，与心肌细胞膜上的 β_1 受体结合，使心率加快，房室传导加速，心肌收缩力增强，心输出量增多，血压升高。

心交感神经末梢释放的递质是去甲肾上腺素和心肌细胞膜上的 β_1 肾上腺素能受体结合，产生三正作用，正性变时作用、正性变传导作用、正性变力作用。

心迷走神经末梢释放乙酰胆碱，和心肌细胞上的 M 胆碱能受体结合，负性变时作用、负性变传导作用、负性变力作用。

体内大部分血管只接受交感缩血管神经纤维的单一支配。

心血管反射的基本中枢：位于延髓，其中主要有心交感中枢、心迷走中枢、交感缩血管中枢。

急性失血时，交感缩血管神经纤维兴奋（交感缩血管紧张增强），效应是：①外周阻力提高，动脉血压升高；②全身血量分配，皮肤、内脏等器官血流量减少，心脑供血增加。

（2）果使心心迷走神经及其作用：心迷走神经的节前纤维起自延髓迷走神经的背核和疑核，在心内神经节换元后，发出节后纤维支配窦房结、心室肌、房室交界、房室束，仅有较少的纤维分布到心室肌。心迷走神经兴奋时，末梢释放乙酰胆碱，与心肌细胞膜上的 M 受体结合，结率减慢，房室传导减慢，心肌收缩力减弱，心输出量减少，血压下降。

2. 血管的神经支配

支配血管平滑肌的神经分为缩血管神经和舒血管神经。绝大多数血管只受单一的交感缩血管神经支配。

（1）交感缩血管神经及其作用 体内几乎所有的血管都受交感缩血管神经的支配，其节前纤维发自脊髓胸、腰段侧角，节后纤维分布到血管平滑肌，尤其是小动脉和微动脉处分布较多。该神经兴奋时，节后纤维末梢释放去甲肾上腺素，与血管平滑肌上的 α 受体结合，引起血管平滑肌收缩，外周阻力增加，血压升高。

在安静状态下，交感缩血管纤维持续发放低频（1～10 次/s）冲动，以维持血管一定的紧张性；当发放冲动频率增多时，血管收缩加强，发放冲动频率低于静息状态，则血管舒张。

（2）舒血管神经：有两类，一类是交感舒血管神经，主要支配骨骼肌血管；安静时无紧张性活动，只有当情绪激动、发怒或剧烈运动时才发放冲动，其末梢释放乙酰胆碱，与血管平滑肌 M 受体结合，使骨骼肌血管舒张，血流量增多，为肌肉活动提供充足的血量。另一类是副交感舒血管神经，主要分布在脑、唾液腺、胃肠道腺体、膀胱及外生殖器等少数器官的血管，兴奋时末梢释放乙酰胆碱，与血管平滑肌中的 M 受体结合，使血管舒张，起调节局部器官血流量的作用，对循环系统总的外周阻力的影响很小。

（二）心血管中枢

中枢神经系统内与控制心血管活动有关的神经元集中的部位称为心血管中枢。心血管中枢分布于中枢神经系统的各个部位，但基本中枢位于延髓。延髓心血管中枢包括心迷走中枢（心抑制中枢），心交感中枢（心加速中枢）和交感缩血管中枢。它们分别通过心迷走神经、心交感神经和交感缩血管神经维持并调节心血管活动。

安静时，心迷走中枢的紧张较高，故心率较慢，正常成人的心率经常保持在 75 次/分左右。剧烈运动或情绪激动时，则心交感中枢紧张性增强而心迷走中枢紧张性相对减弱，因而心率明显增快。正常情况下，心迷走中枢与心交感中枢相互制约，对立统一，共同完成对心脏活动的调节。

在延髓以上的脑干，下丘脑以及小脑和大脑中，也存在与心血管活动有关的神经元。它们能对内外环境变化的信息进行整合，然后影响延髓的心血管中枢，引起心血管活动的改变，所以它们是调节心血管活动的高级中枢。

（三）心血管活动的反射性调节

1. 压力感受性反射

在颈动脉窦和主动脉弓血管壁的外膜下有丰富的感觉神经末梢，对突发的血压变动非常敏感，称为压力感受器（图4－15）。

当动脉血压突然升高时，动脉管壁扩张，颈动脉窦和主动脉弓的压力感受器受牵拉而兴奋，由窦神经和主动脉神经传入延髓的冲动增多，使心迷走中枢兴奋，心交感中枢和交感缩血管中枢抑制，经心迷走神经传至心的冲动增多，经心交感神经传至心的冲动减少，故心率变慢，心肌收缩力减弱，心输出量减少；由交感缩血管神经传至血管的冲动减少，故血管舒张，外周阻力降低。因心输出量减少，外周阻

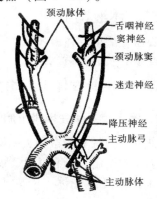

图4－15 颈动脉窦区和主动脉弓区的压力感受器与化学感受器及其传入神经

颈动脉体
舌咽神经
窦神经
颈动脉窦
迷走神经
降压神经
主动脉弓
主动脉体

调节心血管活动的最重要反射性调节是窦弓反射，为负反馈调节过程，对维持动脉血压的相对稳定起重要作用。

力降低，从而使动脉血压回降至正常水平，故这一反射又称为降压反射。相反，当动脉血压突然降低时，压力感受器所受刺激减弱，传入冲动减少，则引起心率加快，心肌收缩力增强，心输出量增加，外周阻增高，使动脉血压回升。可见压力感受性反射是一种典型的负反馈调节机制，其生理意义在于防止动脉血压发生过大波动，维持动脉血压的相对稳定。颈动脉窦和主动脉弓压力感受性反射的过程可简单表示如下：

血压突然升高→窦弓感受器兴奋→传入神经冲动增多→延髓心迷走中枢兴奋，心交感中枢、交感缩血管中枢抑制→心迷走神经传出冲动增多，心交感神经、交感缩血管神经传出冲动减少→心脏活动减弱和外周阻力减小→血压回降，否则反之。

压力感受器感受血压变化的范围为 60～180mmHg，对血压在100mmHg 的变化最敏感，当动脉血压低于60mmHg 或高于180mmHg 时，血压的变化不再引起反射性调节。压力感受器对血压的突然变化比较敏感，而对持续缓慢的血压变化不敏感，故高血压病人不能通过该反射使血压降到正常水平。

2. 化学感受性反射

在颈动脉窦和主动脉弓附近，分别有颈动脉体和主动脉体，对血液中 O_2、CO_2 和 H^+ 浓度的变化敏感，称为化学感受器。当血液缺 O_2、CO_2 过多或 H^+ 浓度增高时，均可刺激化学感受器使之产生神经冲动，沿窦神经和主动脉神经传入延髓呼吸中枢，反射性地使呼吸加强，肺通气量增加；同时也提高交感缩血管中枢的紧张性，使血管收缩，外周阻

颈动脉体和主动脉体是外周化学感受器，感受的适宜刺激是：血液中 PCO_2、[H^+]↑、和 PO_2↓。

— 71 —

力增加，动脉血压升高。此反射主要对呼吸具有经常性调节作用，对维持血中 O_2、CO_2 含量的相对稳定起重要作用。对心血管活动的作用主要体现在机体缺 O_2、窒息、失血、中毒等应急情况下，通过交感缩血管中枢调节，使血压升高，血量重新分配，以保证心、脑等重要器官的血液供应。

二、体液调节

心血管活动的体液调节，是指血液和组织液中一些化学物质对心肌和血管平滑肌的调节。

（一）全身性体液因素

1. 肾上腺素和去甲肾上腺素

血液中的肾上腺素和去甲肾上腺素主要由肾上腺髓质所分泌，两者对心血管的作用，既有共性，又有特殊性，这是因为心脏和血管存在不同的肾上腺素能受体，而它们对不同的肾上腺素能受体的结合能力不同。

（1）对心脏的作用：肾上腺素、去甲肾上腺素都能与心肌细胞膜上的 β_1 受体结合，使心率加快，心肌收缩力增强，心输出量增多。但在完整机体，静脉注射去甲肾上腺素后，由于动脉血压急剧升高，引起压力感受性反射，使心率减慢，且这种反射对心脏的效应超过了去甲肾上腺素对心脏的直接效应，因而出现心率减慢。

（2）对血管的作用：肾上腺素对血管的作用，因血管平滑肌上受体不同而异。由于 α 受体和 β 受体在不同部位的血管平滑肌中分布的密度不同，在皮肤、肾、胃肠道等器官的血管平滑肌中 α 受体数量占优势，肾上腺素可使这些器官的血管收缩；在骨骼肌、肝和冠脉血管上，β_2 受体占优势，肾上腺素可使其血管舒张，对动脉血压的作用不如去甲肾上腺素明显。而去甲肾上腺素主要与血管平滑肌上的 α 受体结合，可使全身血管收缩（冠状血管除外），动脉血压升高。

由于肾上腺素对心脏的作用较强，对外周阻力影响不大，故临床上常用做强心药。去甲肾上腺素可引起全身血管广泛收缩，外周阻力增大，使血压升高，故临床上用做升压药。

2. 血管紧张素

血管紧张素是一组多肽类物质。当肾脏血液供应不足或血钠降低时，可刺激肾脏近球细胞合成和分泌肾素。肾素进入血液，使血浆中的血管紧张素原转变为血管紧张素Ⅰ，流经肺循环时，在转化酶作用下使血管紧张素Ⅰ转化为血管紧张素Ⅱ。血管紧张素Ⅱ还可在氨基肽酶的作用下，转变成为血管紧张素Ⅲ。

血管紧张素中最重要的是血管紧张素Ⅱ。它是一种活性很高的升压物质：①使全身小动脉和微动脉收缩，外周阻力增加，血压升高。②使

（旁注）肾上腺素主要提高心肌收缩力，使心输出量增多；去甲肾上腺素主要使全身血管收缩，外周阻力增加，血压升高。

静脉收缩，回心血量增多，心输出量增加，血压升高。③使肾上腺皮质释放醛固酮，后者可促进远曲小管和集合管对 Na^+ 和水的重吸收，使血容量增加，血压升高。总之，血管紧张素 Ⅱ 可使血压升高，而改善肾脏的血液供应。

正常情况下，由于肾素分泌很少，血中血管紧张素生成不多，对血压调节不起明显作用。但当大失血时，由于动脉血压显著下降使肾血流量减少，血管紧张素生成增多，对防止血压过度下降而使血压回升却起重要作用。如某些肾脏疾病引起肾脏长期缺血，血管紧张素增多可导致肾性高血压。

（二）局部性体液因素

1. 激肽

血浆中的激肽原在激肽释放酶的作用下水解成为血管舒张素和缓激肽，两者能使血管平滑肌舒张和毛细血管通透性增大，以增加局部血流量。缓激肽能引起全身血管舒张，使外周阻力减小而出现降压效应。

2. 组织胺

体内许多组织，特别是皮肤、肺和胃肠黏膜的肥大细胞中有大量的组织胺。当组织受到损伤、发生炎症和过敏反应时，均可释放组织胺。组织胺能使局部血管舒张，毛细血管和微静脉管壁通透性增大，引起局部组织充血、水肿。

3. 组织代谢产物

代谢产物如腺苷、CO_2、H^+、乳酸等均能使局部微动脉、毛细血管前括约肌舒张。组织代谢越旺盛，代谢产物积聚越多，血管扩张越明显，以增加局部血流量。

第五节　器官循环

体内各器官因结构和功能不同，故血液供应的特点也不相同。本节仅讨论心、肺和脑三个重要器官血液循环的特征。

一、冠脉循环

心肌的血液供应来自左、右冠状动脉。冠状动脉的主干走行于心脏的表面，发出的小分支垂直穿入心肌组织。左、右冠状动脉通过毛细血管汇入心肌静脉，最后汇入右心房。冠脉血流的特点有：

（一）血压高、血流量大

左、右冠状动脉起始于主动脉根部，故血压高、血流量大。安静时，每100g 心肌的血液供应达 60～80mL/min。在中等体重的人冠脉血

血管紧张素与去甲肾上腺素的缩血管作用：两者虽都有缩血管作用，可血管紧张素 Ⅱ 的缩血管作用是去甲肾上腺素的 40 倍，但在生理情况下，血液中血管紧张素浓度极低，对血管作用不大。

冠脉循环的解剖特点：①血液供应来自左、右冠状动脉（从主动脉根部发出）；②冠状动脉分支常垂直穿入心肌层中，故血管在心肌收缩时易受挤压；③冠脉的毛细血管丰富，和心肌纤维数的比例为1:1，与心肌平行；④冠脉的侧支细小，突然阻塞易致心肌梗死。

流量约为225mL/min，占心输出量的4%～5%，剧烈运动时还能增加4～5倍。

（二）冠脉血流呈周期性变化

由于冠脉血管的大部分分支深埋在心肌中，故心肌节律性舒缩对冠脉血流的影响很大。心室收缩时，心肌压迫小血管，冠状循环血流阻力增大，血流量减少；心室舒张时，心肌对小血管的压迫解除，血流阻力下降，冠脉血流量增加。由于左心室壁厚，这种现象更明显，左心室收缩期的冠脉血流量仅为舒张期的20%～30%，因此心脏的血液供应主要在心舒期。可见，冠脉血流量的多少，主要取决于舒张压的高低和心舒期的长短。如心动过速时，因心舒期缩短可导致冠脉血流量减少。心肌对缺血、缺O_2十分敏感，一旦供血不足，可发生心绞痛。

冠状血管的收缩与舒张，也影响冠脉血流量。神经因素对冠状血管的作用不大，而心肌代谢产物中舒血管物质，如腺苷对微动脉有强烈的舒张作用。

二、肺循环

肺有两套血管：一是体循环中的支气管循环，其功能是供给气管、支气管以及肺的营养需要；另一是肺循环，其功能是使右心室射出的血液通过肺泡壁进行气体交换。两套血管末梢相互吻合，故在肺静脉的血中混有来自支气管循环的少量静脉血。肺循环特点有：

（一）血流阻力小、血压低、无组织液生成

因肺循环血管及其分支短而粗、可扩张性大，故其阻力小，血压低。安静时肺动脉的收缩压约为22mmHg，舒张压约为8 mmHg。肺毛细血管血压约为7 mmHg，肺静脉和左心房内压约为1～4 mmHg。因此，肺循环是一个低阻力、低血压系统。由于肺毛细血管压仅7mmHg，低于血浆胶体渗透压（25 mmHg），因此正常情况下，有效滤过压为负值，故肺无组织液生成。这一特点还有利于肺泡内液体的吸收，不易形成肺水肿。左心衰时，肺静脉压升高，肺毛细血管压随之升高，液体滤出到组织间隙，形成肺水肿。

（二）血容量大，变动范围大

肺血容量约为450mL，占全身血量的9%，并可随呼吸周期而变动，吸气时血容量增多，深吸气时，肺部血容量可增加到约1000mL，而呼气时血容量则减少，用力呼气时，肺部血容量减少至约200mL。由于肺血容量大，而且变动范围大，故肺循环起着贮血库的作用。

三、脑循环

脑循环特点有三：

动脉舒张压的高低和心舒期的长短是影响冠脉血流量的重要因素。

冠脉易受心室收缩的挤压，其血流量主要受舒张压的高低和舒张期长短的影响。

调节冠脉血流量最重要的因素是心肌本身的代谢水平，它与冠脉血流量呈正比。

肺循环特点：①途径短，血流阻力小，血压低；②血管壁薄，可扩张性大，血容量易变；③无组织液生成，但在左心衰时，肺静脉压升高，肺毛细血管压升高，形成肺水肿。

（一）血流量大、耗 O_2 量多

安静时脑血流量可达 750mL/min，约占心输出量的 15%，说明脑血流量大。脑组织代谢水平高，故耗 O_2 量多，其耗氧量占全身耗 O_2 量的 20%。脑组织对缺血、缺氧很敏感，对缺氧的耐受力极低，脑缺血持续 3~10s，将会引起意识丧失，缺血 4-5min，脑细胞将发生不可逆的损伤。

（二）血流量变化小

脑位于颅腔内，容积固定，颅腔被脑组织、脑血管和脑脊液所充满，由于脑组织和脑脊液均不可压缩，故脑血管的舒缩程度受到一定的限制，血流量的变化比其他器官小得多。

（三）存在血—脑屏障和血—脑脊液屏障

在血液与脑组织及血液与脑脊液之间分别存在着可限制某些物质扩散的屏障，分别称为血—脑屏障和血—脑脊液屏障。这两种屏障的存在，对于保持脑组织内环境的相对稳定，防止血液中有害物质侵入脑内，保证脑组织细胞的正常活动具有重要的生理意义。

 小结

心脏活动呈周期性。心房或心室每收缩和舒张一次称为一个心动周期。心室的舒缩活动是泵血的动力。在心缩期，室内压升高，使房室瓣关闭，动脉瓣开放，将血液射入动脉，这是一个克服后负荷的过程；在心舒期，室内降低，使动脉瓣关闭，房室瓣开放，心房内的血液充盈心室，这是一个承受前负荷的过程。衡量心脏泵血功能的最基本指标是心输出量，等于搏出量×心率，因此凡能影响搏出量和心率的因素都可影响心输出量。心肌的前、后负荷及心肌收缩能力均能影响搏出量，心率在 40~180 次/min 范围内，随心率增加心输出量增多。伴随心脏的舒缩活动出现一定的体征，如心音、心电。分析心音的声学性质，分析心电的波形、波幅和时间指标，可以了解心脏瓣膜状态、心跳频率和节律、心肌兴奋性和传导性及其变化。心肌细胞根据其动作电位有无 4 期自动去极化的特点分自律和非自律细胞。自律细胞能在 4 期自动去极化，故能自动地产生节律性兴奋，这种特性称为自动节律性。窦房结的自律性最高，是心脏的正常起搏点。由窦房结发出的兴奋在向心房和心室传导的途中，在房室交界发生房室延搁，从而使心房的兴奋和收缩超前于心室，不至于发生房室收缩的重叠。心肌兴奋性变化的特点是出现较长的有效不应期，使心肌不会发生强直收缩。循环系统有足够的血液充盈是形成血压的前提，心脏射血和外周阻力的存在是产生动脉血压的主要因素。影响动脉血压的主要因素有每搏输出量、心率、外周阻力、大动脉管壁的弹性和循环血量与血管容积的比值。静脉血压较低，胸腔大静脉和右心房内的血压称为中心静脉压，它的高低取决于心室射血能力和静

血—脑脊液屏障是指血液与脑脊液之间存在的一种特殊屏障，是由脉络丛上皮细胞、基膜和毛细血管内皮细胞共同组合而成的。

血－脑屏障是指血液与脑组织之间的物质通透屏障，是由毛细血管内皮细胞、基膜和星状胶质细胞的足突构成的。

脑脊液的主要功能：①在脑、脊髓和颅腔、椎管之间起缓冲作用；②作为脑与血液之间物质交换的中介。

脉回心血量之间的相互关系。影响静脉回心血量的因素包括心肌收缩力、体位、骨骼肌的挤压作用和呼吸运动。微动脉和微静脉之间的血液循环称为微循环，包括三种血流通路。其主要功能是完成血液与细胞间的物质交换，调节器官的血液灌流量等。组织液生成与回流的动力是有效滤过压，它是滤过力量与回流量之差，其值为正值时，有组织液生成，负值时是使组织液回流。心血管活动的最重要的反射性调节为压力感受性反射，为负反馈调节过程，对维持动脉血压的相对稳定起重要作用。肾上腺素和去甲肾上腺素是调节心血管活动的重要体液因素。冠脉易受心肌收缩的挤压，其血流量主要受舒张压的高低和舒张期长短的影响。

 练习题

一、名词解释

1. 心动周期
2. 射血分数
3. 每搏输出量
4. 自动节律性
5. 有效不应期
6. 窦性心律

7. 收缩压
8. 舒张压
9. 平均动脉压
10. 中心静脉压
11. 微循环
12. 心血管中枢

二、选择题

【A₁ 型题】

1. 心动周期指（　　）。
   A. 心脏机械活动周期
   B. 心脏生物电活动周期
   C. 心律变化周期
   D. 室内压变化周期
   E. 心音活动周期

2. 心动周期的等容收缩期（　　）。
   A. 心房压 < 心室压
   B. 心房压 > 心室压
   C. 主动脉压 < 心室压
   D. 心房压 > 动脉压
   E. 主动脉压 = 心室压

3. 心脏正常起搏点位于（　　）。
   A. 窦房结
   B. 房室交界区
   C. 心房
   D. 心室末梢浦肯野纤维网
   E. 心室

4. 心室肌细胞动作电位持续时间长的主要原因是（　　）。
   A. 0 期去极化时间长
   B. 1 期复极时程长
   C. 2 期复极时程长
   D. 3 期复极时程长
   E. 4 期复极时程长

5. 心室肌细胞动作电位 2 期复极的离子基础是（　　）。

    A. Na^+ 内流、K^+ 外流　　　　B. K^+ 外流、CI^+ 内流

    C. K^+ 外流、Ca^{2+} 内流　　　　D. Na^+ 外流、K^+ 内流

    E. K^+ 内流、Ca^{2+} 内流

6. 自律细胞与非自律细胞的区别是（　　）。

    A. 1 期去极的快慢　　　　B. 1 期复极的快慢

    C. 2 期复极的快慢　　　　D. 3 期复极的快慢

    E. 4 期自动去极的有无

7. 心室肌细胞动作电位复极期内，只有强刺激才能引起兴奋的那段时间称做（　　）。

    A. 有效不应期　　　　B. 相对不应期

    C. 超常期　　　　D. 低常期

    E. 绝对不应期

8. 窦房结是心脏正常起搏点的原因是（　　）。

    A. 静息电位仅 –70mV　　　　B. 阈电位为 –40mV

    C. 没有明显的平台　　　　D. 0 期去极速度快

    E. 4 期去极速度快

9. 心肌兴奋性变化的特点是（　　）。

    A. 绝对不应期短　　　　B. 有效不应期特别长

    C. 超常期特别长　　　　D. 相对不应期短

    E. 低常期特别长

10. 心输出量是（　　）。

    A. 心脏每搏动一次所泵出的血量

    B. 左、右心室输出的总血液量

    C. 每分钟左心室所泵出的血量

    D. 心房进入心室的血量

    E. 每分钟两心房进入心室的血量

11. 一般情况下，收缩压的高低主要反映（　　）。

    A. 心脏每搏输出量　　　　B. 外周阻力

    C. 心率　　　　D. 动脉管壁弹性

    E. 循环血量

12. 一般情况下，影响舒张压最主要的因素是（　　）。

    A. 每搏输出量　　　　B. 心率

    C. 大动脉管壁弹性　　　　D. 外周阻力

    E. 循环血量

13. 关于心输出量的叙述，错误的是（　　）。

    A. 左心室大于右心室

    B. 等于搏出量乘以心率

    C. 动脉血压可影响心输出量

    D. 随机体代谢需要而增加

    E. 与静脉回心血量保持动态平衡

14. 当正常人心率超过 180 次/分时，心输出量减少的原因主要是以下哪一时相缩短（   ）。

    A. 心房收缩期   B. 等容收缩期

    C. 减慢射血相   D. 快速充盈相

    E. 减慢充盈相

15. 心肌不产生完全强直收缩的原因是心肌（   ）。

    A. 为功能合胞体   B. 有自律性

    C. 肌浆网不发达   D. 呈全或无收缩

    E. 有效不应期特别长

16. 肾上腺素不具有下列哪种作用（   ）。

    A. 心肌收缩力增强   B. 心率加快

    C. 内脏、皮肤血管收缩   D. 骨骼肌血管舒张

    E. 组织液生成减少

【B₁型题】

17. 左心室压上升速率最快是在（   ）。

    A. 等容收缩期   B. 快速射血期

    C. 减慢射血期   D. 等容舒张期

    E. 快速充盈期

18. 左心室压下降速率最快是在（   ）。

    A. 等容收缩期   B. 快速射血期

    C. 减慢射血期   D. 等容舒张期

    E. 快速充盈期

19. 外周阻力和心率不变而每搏输出量增大时（   ）。

    A. 收缩压升高

    B. 舒张压升高

    C. 收缩压和舒张压升高幅度相同

    D. 收缩压降低，舒张压升高

    E. 收缩压升高，舒张压降低

20. 每搏输出量和外周阻力不变而心率加快时（   ）。

    A. 收缩压升高

    B. 舒张压升高

    C. 收缩压和舒张压升高幅度相同

    D. 收缩压降低，舒张压升高

    E. 收缩压升高，舒张压降低

三、填空题

1. 心肌的前负荷是指_____，后负荷是指_____。

2. 心室肌细胞动作电位的特征是存在_____期，是由于_____与_____所形成。

3. 心肌自律细胞生物电的主要特征是4期_____。

4. 兴奋由心房传向心室，在_____传导速度最慢，称为_____现象。

5. 由于心室收缩期相当于心肌兴奋性变化的_____，所以心肌不会发生_____。

6. 动脉血压形成的前提条件是_____，根本因素是_____和_____。

7. 中心静压的正常值是_____，其高低主要取决于_____和_____。

8. 在组织液生成的有效滤过压中，促使液体滤过的力量是_____和_____，促使液体回流的力量为_____和_____。

四、简答题

1. 简述一个心动周期中心室内压力、容积、瓣膜活动和血流的变化。

2. 简述影响心输出量的因素。

3. 简述心室肌细胞动作电位各期形成的离子基础。

4. 比较心室肌细胞与心肌自律细胞动作电位的异同。

5. 心肌细胞有哪些生理特性？

6. 说出可能引起期前收缩的时期，期前收缩后形成代偿间歇的原因。

7. 简述影响动脉血压的因素。

8. 静脉回流受哪些因素影响？

9. 说明微循环的血流通路及其主要功能。

10. 简述压力感受性反射的基本过程及其生理意义。

第五章 呼 吸

 学习要点

1. 掌握 呼吸的概念及过程。肺内压的周期性变化。胸内压的形成机制和意义，影响肺换气的因素，O_2 和 CO_2 的运输方式。呼吸的反射性调节。

2. 熟悉 肺通气的阻力及表面活性物质的作用。肺容量和肺通气量的概念及正常值。肺换气和组织换气的过程。

3. 了解 呼吸的意义及呼吸运动的类型。呼吸的基本中枢。

 关键词

呼吸 肺内压 胸内压 肺活量 无效腔气量 肺牵张反射

第一节 概 述

在新陈代谢的过程中，机体不断地消耗 O_2 并产生 CO_2。O_2 的摄取及 CO_2 的排出都是通过呼吸器官来完成的。

一、呼吸的概念

呼吸是人体重要的生命活动之一，机体与环境之间 O_2 和 CO_2 的气体交换，称为呼吸。

二、呼吸的过程及意义

呼吸的基本过程包括四个环节：①肺通气 指肺与外界环境之间的气体交换；②肺换气 是指肺与肺泡毛细血管血液之间的气体交换；③血液对气体的运输；④组织换气 血液与组织之间的气体交换。通常我们把肺通气和肺换气称为外呼吸，组织换气称内呼吸。

呼吸的生理意义主要是：维持机体内环境中的 O_2 和 CO_2 的含量的相对稳定，确保新陈代谢正常进行。呼吸过程的任何一个环节发生障碍，均可导致机体缺 O_2 和 CO_2 滞留，影响细胞的代谢和功能，甚至危及生命。

呼吸是由呼吸系统和循环系统协同完成的。

呼吸的基本环节包括：肺通气、肺换气、血液对气体的运输、组织换气。

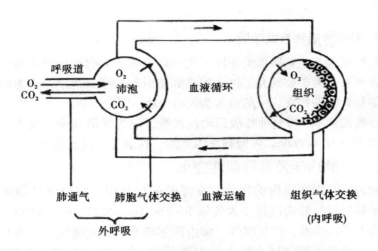

图 5-1　呼吸的基本过程示意图

第二节　肺通气

肺通气是肺与外界环境之间进行的气体交换过程。这一过程是在呼吸器官参与下完成的。呼吸器官主要有呼吸道、肺等。它们是气体进出肺的通道，而且对气体有加温、湿润和过滤清洁等作用。

一、肺通气的动力

呼吸肌的收缩和舒张所引起的呼吸运动是肺通气的原动力；肺内压与大气压之间的压力差则是肺通气的直接动力。

（一）呼吸运动和分类

由呼吸肌舒缩所引起的胸廓扩大和缩小，称为呼吸运动，包括吸气运动和呼气运动。

1. 平静呼吸和用力呼吸

平静呼吸是机体在安静状态平和均匀的呼吸。它是由膈肌和肋间外肌的舒缩引起。平静吸气时，膈肌收缩，膈顶下降，胸廓的上下径增大，同时肋间外肌收缩，牵动肋骨上提并略外展，胸骨也随着向前上方移动，使胸廓前后径和左右径增大。胸廓扩大，肺随之扩张而容积增大，引起吸气；平静呼气时，膈肌和肋间外肌舒张，膈顶、肋骨和胸骨均回位，使胸廓和肺容积缩小，产生呼气。平静呼吸的特点是：吸气是主动过程，而呼气是被动过程。人体在劳动或运动时，用力而加深的呼吸运动，称为用力呼吸。用力吸气时除了膈肌和肋间外肌加强收缩以外，胸锁乳突肌、胸大肌等也参与，吸气时胸廓进一步的扩大，吸气量增加；呼气时，除吸气肌的舒张外，还有呼气肌的收缩，使胸廓和肺容积更加缩小，呼气量增加。因此，用力呼吸时吸气和呼气都是主动

肺与外环境之间进行的气体交换过程，称肺通气。

呼吸道的主要功能：①传送气体；②对吸入气有调温、调湿、过滤和清洁作用；③对机体有保护功能。

平静呼吸的特点是：吸气是主动过程，而呼气是被动过程。用力呼吸时吸气和呼气都是主动过程。

过程。

2. 胸式呼吸和腹式呼吸

是按照参与主要肌群的不同分类。以膈肌舒缩引起的呼吸运动，称为腹式呼吸。见于婴幼儿。以肋间肌舒缩引起的呼吸运动，称为胸式呼吸。如妊娠晚期妇女。一般成人为混合呼吸。

呼吸的频率：每分钟呼吸运动的次数，称为呼吸频率。成人安静状态下为 12 ~ 18 次/min。呼吸频率因年龄、性别等不同而变化。

（二）肺内压及其周期性变化

平静吸气初肺内压低于大气压；平静呼气初肺内压大于大气压。吸气末和呼气末肺内压等于大气压。

肺内压是指肺泡内的压力。在呼吸的过程中，肺内压呈周期性变化：平静吸气初肺内压低于大气压 1 ~ 2mmHg（0.13 ~ 0.27kPa），空气顺压力差进入肺泡，产生吸气，肺内压逐渐升高，至吸气末肺内压等于大气压；平静呼气初肺内压大于大气压 1 ~ 2mmHg（0.13 ~ 0.27kPa），肺泡内气体顺气压差被排出，肺内压逐渐降低，至呼气末肺内压又等于大气压。肺内压的这种周期性的升降，造成肺内压与大气压之间的压力差，这一压力差成为实现肺通气的直接动力。用力呼吸时，肺内压的升降幅度会有所增加。

（三）胸膜腔内压

胸膜腔内的压力，称胸膜腔内压。测量结果表明（图5-2），无论吸气或呼气时胸膜腔内压均低于大气压为负压。平静呼气末为 -3 ~ -5mmHg（-0.40 ~ -0.67kPa）；平静吸气末为 -5 ~ -10 mmHg（-0.67 ~ -1.33 kPa）。

胸膜腔内压又常常称胸膜腔负压。平静呼气末为 -3 ~ -5mmHg（-0.40 ~ -0.67kPa）；平静吸气末为 -5 ~ -10 mmHg（-0.67 ~ -1.33 kPa）。

安静状态下，无论吸气或呼气时，胸内压均低于大气压，即为负压。

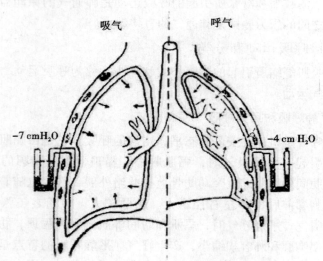

图 5-2 胸膜腔负压的直接测定

胸膜腔是由胸膜壁层和脏层所围成的密闭潜在腔隙。胸膜腔内没有气体，仅有少量浆液。浆液使两层胸膜黏附在一起不易分开，从而肺能随胸廓的运动而张缩。

1. 胸膜腔内压的形成

正常情况下胸膜腔实际上通过胸膜脏层受到两种方向相反的力的影响，即促使肺泡扩张的肺内压与促使肺泡缩小的肺回缩力；而大气压对壁层胸膜的作用是被胸廓所承受，因此胸膜腔内的实际压力为：

胸膜腔内压 = 肺内压 – 肺回缩力

正常人无论在吸气末或呼气末肺内压都等于大气压，所以，胸膜腔内压实际是：胸膜腔内压 = 大气压 – 肺回缩力。假设大气压值为0，那么，胸膜腔内压 = –肺回缩力。可见胸膜腔内压是由肺回缩力决定的。

2. 胸膜腔内压的周期性变化

吸气时，肺扩张的程度大，肺回缩力增大，胸膜腔负压增大；呼气时，肺扩张的程度减小，肺回缩力减小，胸膜腔负压减小。

3. 胸膜腔负压的意义

胸膜腔负压的生理意义是：①牵引肺，以维持肺的扩张状态，使其不致因肺回缩而萎陷。②降低心房、腔静脉和胸导管内的压力，促进胸腔内静脉血和淋巴液的回流。

二、肺通气的阻力

肺通气的阻力包括弹性阻力和非弹性阻力。前者占70%，后者占30%。

（一）弹性阻力和顺应性

弹性阻力是指弹性组织被外力牵拉变形时产生的回位力。呼吸过程中主要来自胸廓和肺。通常用顺应性作为度量弹性阻力的指标。

顺应性是指外力作用下弹性组织的可扩张程度。易扩张者，顺应性大，反之则小。可见，顺应性与弹性阻力呈反变关系。

$$顺应性 \propto \frac{1}{弹性阻力}$$

肺的弹性阻力即是肺的回缩力。一是由肺泡表面液体层形成的表面张力，约占2/3；二是肺弹性纤维的弹性回缩力，约占1/3。

1. 表面张力

是肺泡内壁覆盖的一层液体，它与肺泡内的气体之间形成液–气界面，该界面上的液体分子相互吸引产生表面张力，它具有使肺泡回缩至最小面积的作用，构成肺的弹性阻力。

2. 表面活性物质

是由肺泡Ⅱ型上皮细胞合成和释放的一种脂蛋白混合物，分布于肺泡壁液体层表面，介于液–气界面之间。它的主要生理作用如下：①降低肺泡表面张力，减小了吸气阻力，利于肺泡扩张，增大肺的顺应性；

胸膜腔内压 = –肺回缩力。

吸气时肺扩张的程度大，肺回缩力增大，胸膜腔负压增大；呼气时，肺扩张的程度减小，肺回缩力减小，胸膜腔负压减小。

胸壁受损，破坏了胸膜腔的密闭性，气体将顺压力差进入胸膜腔而造成气胸，导致呼吸和循环功能障碍，危及生命。

顺应性是指弹性组织的可扩张性，它与弹性阻力呈反变关系。

肺泡表面张力产生于肺泡壁内侧液体与肺泡气之间形成的液–气界面，能使肺泡表面积趋于缩小，是构成肺回缩力的主要成分。

临床上给病人吸氧时常常用低浓度的酒精过滤，其目的是降低表面张力，增大肺的顺应性，同时也可以湿化吸入的气体。

肺水肿、休克等Ⅱ型上皮细胞功能受损时，肺泡表面活性物质减少，肺不易扩张，血浆与蛋白质渗入肺泡，引起肺不张、肺水肿和"透明膜病"，可导致死亡。

②降低肺泡表面张力对肺毛细血管中液体的吸引作用，避免液体渗入肺泡，使肺泡保持相对干燥，防止肺水肿的发生；③维持大小肺泡的容积稳定。

（二）非弹性阻力

非弹性阻力主要来自呼吸道阻力，约占非弹性阻力的 80% ~ 90%。它是指气体流经呼吸道产生的摩擦阻力。

影响呼吸道阻力的主要因素是呼吸道口径。呼吸道阻力与呼吸道半径的 4 次方成反比，其次是气流速度。流速快，阻力大；流速慢，阻力小。

支气管平滑肌受自主神经支配，吸气时交感神经兴奋，使支气管平滑肌舒张；呼气时迷走神经兴奋，支气管平滑肌收缩。呼吸道阻力随呼气运动而发生周期性变化。吸气时气道口径增大，阻力减小。呼气时气道口径变小，阻力增大。支气管哮喘病人发作时，因支气管平滑肌痉挛，呼吸道阻力明显增大，表现为呼吸困难，而且呼气比吸气更困难。

三、肺通气功能的评价

（一）肺容量

肺容量是肺容纳的气体的量。在呼吸周期中，肺容量随着气体的吸入或呼出而发生变化。其变化的幅度主要与呼吸的深度有关。可用肺量计测定和描记（图 5 - 3）。

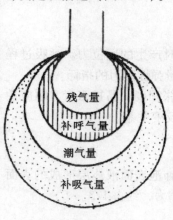

图 5 - 3　肺容量描记图

1. 潮气量

呼吸时每次吸入或呼出的气量，称为潮气量。平静呼吸时正常成人的潮气量为 0.4 ~ 0.6L，平均为 0.5L。用力呼吸时潮气量增大。

2. 补吸气量

平静吸气末再尽力吸气，所能增加的吸入气体量，称补吸气量。正常成人为 1.0 ~ 2.0L。补吸气量和潮气量之和，称为深吸气量。

3. 补呼气量

平静呼气末，再尽力呼气所能增加的呼出气量，称为补呼气量。正常成人为 0.9 ~ 1.2L。

4. 残气量和功能残气量

平静呼气末肺内存留的气量，称为功能残气量，成人约 2.5L；最大呼气末肺内残余的气量，称为残气量，正常成人约 1.0 ~ 1.5L，可见补呼气量和残气量之和是功能残气量。

5. 肺活量和用力呼气量

最大吸气后再尽力呼气所能呼出的气体量，称为肺活量。它是潮气量、补呼气量和补吸气量三者之和。正常成年男性约为 3.5L，女性约为 2.5L。肺活量的大小能反映一次呼吸时的最大通气能力，因此，肺活量的测定在一定程度上可作为肺通气功能的指标，但由于肺活量个体差异较大，一般只宜作为自身比较。

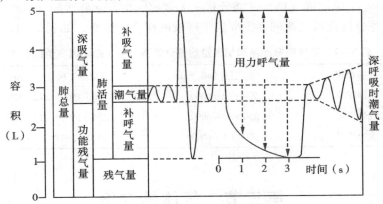

图 5-4　基本肺活量和肺容量

由于肺活量测定时，只测定呼出气量而没有时间的限制，因此一些通气功能障碍的患者，如气道狭窄，在测定时可通过延长呼气时间，使测得的肺活量仍可能在正常范围内，为此便提出用力呼气量的概念，又称时间肺活量。指受试者在用力吸气后再尽力快速呼气，分别在第1、2、3s 的时间末所呼出的气体各占肺活量的百分比。分别是 83%、96%、99%，其中第 1s 用力呼气量最有意义。肺弹性降低或阻塞性肺疾患，用力呼气量可显著降低。可见时间肺活量是评价肺通气功能的较好指标。

6. 总容量

肺所能容纳的最大气体量称为肺总容量，又称总量。正常成年男性为 5.0~6.0L，女性为 3.5~4.5L。

（二）肺通气量

1. 每分肺通气量

每分钟进或出肺的气体总量，又称每分通气量。其值等于呼吸频率与潮气量的乘积。正常成人安静时，呼吸频率为 12~18 次，潮气量为 0.5L，每分肺通气量则约为 6~8L。尽力作深快呼吸时，每分钟进或出肺的最大气量，称为最大通气量。一般只测 15s，测定的量乘以4。正常成年男性约为 104L，女性约为 82L。它能反映肺通气功能的最大潜力，是估计一个人能进行多大运动量的生理性指标。

2. 无效腔气量和肺泡通气量

呼吸性细支气管以上的呼吸道，没有气体交换的能力，称为解剖无

肺活量：是潮气量、补呼气量和补吸气量三者之和。正常成年男性约为 3.5L，女性约为 2.5L。

衡量肺通气功能较好的指标是时间肺活量。

最大通气量，是指尽力做深快呼吸时，每分钟吸入或呼出肺的气体量，它可以反映肺通气功能的储备能力。

效腔或死腔，其容积为 0.15L。进入肺泡内的气体，也可因为血流在肺内的分布不均而未能都与血液进行气体交换，未能发生交换的这部分肺泡容积，称为肺泡无效腔。肺泡无效腔与解剖无效腔合称生理无效腔。健康人平卧时，生理无效腔气量接近或等于解剖无效腔气量。肺泡通气量是指每分钟吸入肺泡能与血液进行气体交换的新鲜空气量。因此，肺泡通气量计算公式为：

肺泡通气量 =（潮气量 – 无效腔气量）× 呼吸频率

每分肺泡通气量的多少取决于呼吸的深度和频率，如表 5 – 1。

表 5 – 1 不同呼吸频率和潮气量的每分钟通气量、肺泡通气量的关系

呼吸形式	每分通气量（mL/min）	肺泡通气量（mL/min）
平静呼吸	500 × 12 = 6000	(500 – 150) × 12 = 4200
浅快呼吸	250 × 24 = 6000	(250 – 150) × 24 = 2400
深慢呼吸	1000 × 6 = 6000	(1000 – 150) × 6 = 5100

第三节 气体的交换

气体的交换，是指肺泡与肺毛细血管之间，以及血液与组织细胞之间进行的 O_2 和 CO_2 的气体交换。肺换气和组织换气的原理基本上是相同的。

一、气体交换的原理

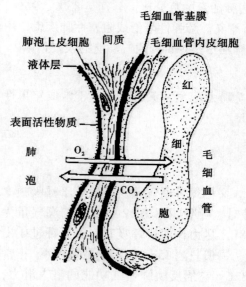

图 5 – 5 呼吸膜

气体交换的动力是生物膜两侧各气体间的分压差。气体的分压是指混合气体中各种气体分子运动时产生的压力，混合气体的总压力则为各气体分压之和。溶解于液体中的气体分子从液体中逸出的力，称为张力。也就是液体中的气体分压。气体分子由分压高处移向分压低处，称为气体扩散。同样气体扩散的方向也取决于各气体间的分压差。气体交换的条件是肺泡呼吸膜和组织细胞膜对 O_2 和 CO_2 的通透性。

呼吸膜有 6 层结构，但厚度不到 1μm，其通透性极大。

无效腔的存在使吸入的空气并不能都与血液进行气体交换。

肺泡通气量是进入肺泡的能够进行气体交换的有效气体量，深慢呼吸更能增加有效气量。

在一定范围内，深慢呼吸时的肺泡通气量大于浅快呼吸时的肺泡通气量。

二、肺换气与组织换气

表5-2 安静时肺泡、血液及组织内 O_2 和 CO_2 的分压【kPa（mmHg）】

	肺泡气	静脉血	动脉血	组织
O_2	13.6（104）	5.3（40）	13.3（100）	4.0（30）
CO_2	5.3（40）	6.1（46）	5.3（40）	6.7（50）

（一）肺换气

肺泡气的 O_2 分压总是大于静脉血的 O_2 分压，而肺泡气的 CO_2 分压低于静脉血中 CO_2 分压。当肺动脉的静脉血流经肺毛细血管时，在分压差作用下，O_2 由肺泡扩散入血液，CO_2 由静脉血向肺泡内扩散，完成肺换气。结果使血中 O_2 分压升高，CO_2 分压降低，于是静脉血变成动脉血。

（二）组织换气

由于组织细胞在新陈代谢过程中不断消耗 O_2 产生 CO_2，使组织中的 O_2 分压总是低于动脉血中的 O_2 分压，CO_2 分压总是高于动脉血中的 CO_2 分压。当动脉血流经组织时，在分压差作用下，O_2 由血液向组织内扩散，CO_2 由组织扩散入血液，结果使血液中 O_2 分压降低，CO_2 分压升高，动脉血变成了静脉血。

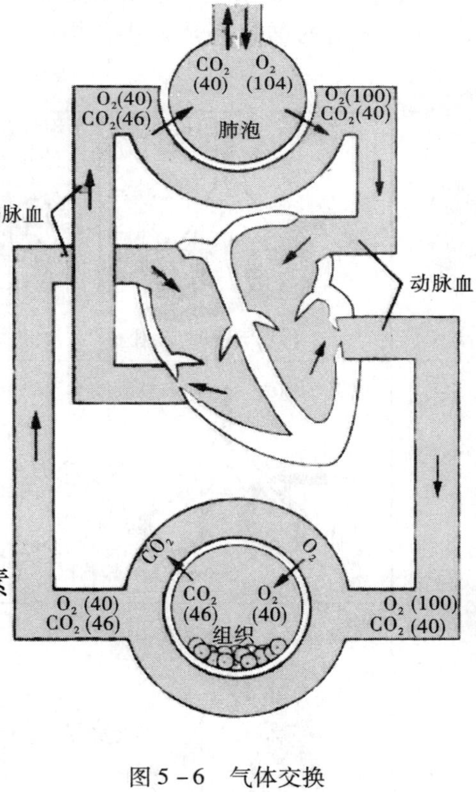

三、影响肺换气的因素

（一）气体扩散的速度

气体扩散的速度与该气体的分压差和溶解度成正比，而与气体分子量的平方根成反比。CO_2 在血浆中的溶解度约为 O_2 的24倍，CO_2 与 O_2 分子量的平方根之比为1.14:1，假如 CO_2 和 O_2 的分压差相等同，则 CO_2 扩散速度应为 O_2 的21倍，可见 CO_2 扩散的速度很快。

图5-6 气体交换

呼吸膜的组织结构有六层，但总厚度不到 $1\mu m$，对气体通透性很大。

肺换气使肺动脉中的静脉血变成动脉血。

组织换气使体循环的动脉血变成静脉血。

影响肺换气的因素：气体跨呼吸膜分压差减小、呼吸膜增厚或面积减小、通气/血流比值偏离0.84时，均可使肺换气量减少。

CO_2 比 O_2 扩散快，故一般情况下 CO_2 不易在体内蓄积。当肺换气功能障碍时，缺 O_2 要比 CO_2 滞留更严重，引起缺 O_2 伴高碳酸血症。

（二）呼吸膜的厚度和面积

正常呼吸膜很薄，对气体的通透性很大。正常成人安静时呼吸膜的扩散面积约为 $40m^2$。运动时，因肺毛细血管开放数量增多，扩散面积可达 $60\sim100m^2$。在病理情况下，如肺水肿、肺纤维化等可使呼吸膜的厚度增加，气体交换速度减慢；肺气肿因肺泡融合，扩散面积减小，导致气体交换减少。

（三）通气/血流比

是指肺泡通气量与每分钟肺血流量的比值。正常成人安静时，肺泡通气量约为 $4.2L$，每分钟肺血流量与心输出量相等，约为 $5L$，通气/血流比值约为 0.84。这一比值表示通气量与血流量匹配适当，肺泡气交换效率最高。比值增大，意味着通气过剩或血流不足，部分肺泡气体未能与血液充分进行气体交换，致使肺泡无效腔增大；比值减小，可能是通气不足或血流过剩，部分静脉血流经通气不足的肺泡，气体得不到充分的交换，静脉血尚未成为动脉血就返回心脏，发生动—静脉短路，所以，无论比值的增大还是减小，均可引起肺泡气体交换效率降低（图5－7）。

影响肺换气的因素：气体扩散的速度、呼吸膜的厚度和面积、通气/血流比值。

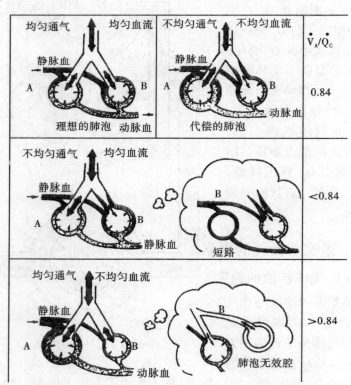

图5－7　正常和异常通气/血流比值

第四节 气体在血液中的运输

气体的血液运输是联系肺换气和组织换气，实现内外交换的重要中间环节。O_2 和 CO_2 在血液中的运输形式，有物理溶解和化学结合两种。物理溶解的量很少，但很重要，它是化学结合或释放的先决条件。气体交换进入血液首先溶解，提高其分压，然后才能结合；结合状态的气体解离成溶解状态，然后才离开血液。

一、氧的运输

（一）物理溶解

气体在液体中的物理溶解与该气体的分压成正比，O_2 在血液中溶解的量很少，仅占血液运输 O_2 总量的 1.5%。

（二）化学结合

是指血液占 O_2 与血红蛋白的结合。它是 O_2 在血液中运输的主要形式。占血液运输 O_2 的 98.5%。

O_2 与血红蛋白中的 Fe^{2+} 结合，形成氧合血红蛋白（HbO_2）。这种结合不需要酶的参与，而且是可逆性反应。Hb 与 O_2 结合和解离主要取决于 O_2 分压。当血液流经肺部时，由于肺泡中 O_2 分压高，Hb 与 O_2 迅速结合，形成氧合血红蛋白；血液流经组织时，组织 O_2 分压低，HO_2 迅速解离释放处 O_2，以供给组织细胞利用，成为去氧血红蛋白或还原血红蛋白。

$$Hb + O_2 \underset{O_2 \text{分压低（组织）}}{\overset{O_2 \text{分压高（肺）}}{\rightleftharpoons}} HbO_2$$

HbO_2 的解离，除取决于 O_2 分压外，还受血液中 CO_2 分压、H^+ 浓度以及血液温度和红细胞内 2，3 二磷酸甘油酸（红细胞中葡萄糖无氧酵解的产物）的影响。这些因素升高，均可使血红蛋白分子与 O_2 的亲和力下降，促使 HbO_2 解离，释放 O_2。利于活动加强的组织获取更多的 O_2。

HbO_2 呈鲜红色，而 Hb 呈暗红色。当毛细血管血液中 Hb 含量超过 50g/L 时，黏膜和甲床等部位可呈现青紫色，称紫绀，这是人体缺 O_2 的标志。但严重贫血的病人，由于血红蛋白的总量过少，虽然缺 O_2，却无紫绀；相反，患红细胞增多症的病人，还原血红蛋白的含量较高，可出现紫绀而不缺 O_2。在 CO 中毒时，由于 Hb 与 CO 的亲和力比 O_2 大 210 倍，血中 Hb 均与 CO 结合呈一氧化碳血红蛋白（HbCO），因此患者有严重缺氧，不表现紫绀，而呈现 HbCO 所特有的樱桃红色。

氧合血红蛋白（HbO_2）它是 O_2 在血液中运输的主要形式。

如果有 50% 以上的 Hb 与 CO 结合后，形成一氧化碳血红蛋白，既影响 O_2 的结合也影响 O_2 的解离，患者就会因严重缺 O_2 而致死。

二、二氧化碳的运输

(一) 物理溶解

CO_2 所溶解度虽然比 O_2 大，但每升血液中溶解的 CO_2 也只有 30mL，仅占血液中 CO_2 总量的 5%。

(二) 化学结合

95% 的 CO_2 都是以化学结合的形式运输的。血中 CO_2 的化学结合形式有碳酸氢盐和氨基甲酸血红蛋白两种。以前者为主，约占 CO_2 总量的 88%，后者约占 7%。

1. 形成碳酸氢盐

当血液流经组织时，CO_2 由组织细胞扩散入血浆，因血浆中碳酸酐酶极少，而红细胞内含量丰富。因此，血浆中的 CO_2 扩散入血细胞后在碳酸酐酶的催化下，迅速与 H_2O 结合生成 H_2CO_3，H_2CO_3 又很快解离成 H^+ 和 HCO_3^-。红细胞内 HCO_3^- 浓度逐渐升高，红细胞对其通透性很大，因此，HCO_3^- 大部分扩散出红细胞与血浆中的 Na^+ 结合形成 $NaHCO_3$，小部分与红细胞内的 K^+ 结合成 $KHCO_3$。由于红细胞对正离子不易通透，正离子不能随 HCO_3^- 透出，从而形成内负外正的电位梯度。于是血浆中的 Cl^- 向红细胞内转移替换 HCO_3^- 的透出，维持膜两侧的电位平衡，这一现象称为氯转移。可见，红细胞中碳酸酐酶的作用及氯转移的效应，使血液运输 CO_2 能力大大增强。上述反应中产生的 H^+，大部分与 Hb 结合，Hb 是强有力的缓冲剂。当血液流经肺部时，以上反应向相反方向进行，CO_2 释放入肺泡而排出体外（图 5-8）。

人体血液中最重要的缓冲对是血液中的碳酸和碳酸氢钠，维持血液的 pH。

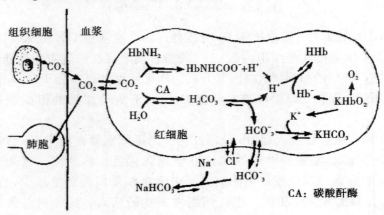

图 5-8 二氧化碳的运输

2. 形成氨基甲酸血红蛋白

进入红细胞 CO_2 大部分形成 HCO_3^- 外，还有小部分直接与血红蛋白的自由基结合，形成氨基甲酸血红蛋白（HbNHCOOH）。这一反应迅速、可逆、不需要酶的参与，在肺部排出的 CO_2 中有 17.5% 是由氨基甲酸血红蛋白所释放的。

$$HbNH_2O_2 + CO_2 \xrightleftharpoons[(肺)]{(组织)} HbNHCOOH + O_2$$

总之，O_2 和 CO_2 在血液中的运输是沟通肺换气和组织换气的重要中间环节，血液对气体的运输又是以化学结合为主要形式。O_2 与 Hb 的可逆结合是 O_2 在血液中运输的主要形式，CO_2 则主要是以碳酸氢盐的形式在血浆中运输，并形成体内的碱储备，因此，肺在完成呼吸功能的同时，还具有调节体内酸碱平衡的作用。

第五节　呼吸运动的调节

在人体生命过程中，呼吸运动一般自动地、节律性地进行着，并能随人体活动情况而改变其频率和深度，使肺通气量与机体的代谢水平相适应，从而保持血液 O_2 和 CO_2 含量的相对稳定。这主要是通过神经系统的调节而实现的。

一、呼吸中枢

中枢神经系统内产生和调节呼吸运动的神经细胞群，称为呼吸中枢。它们分布于大脑、脑干、脊髓等各级部位，对呼吸运动起着不同的调节作用。

（一）脊髓

呼吸肌的运动神经元位于脊髓前角，它们发出膈神经和肋间神经支配膈肌和肋间肌的活动。动物实验证明，在脊髓与延髓之间横切的动物呼吸运动立即停止并不能再恢复。提示脊髓不能产生节律性的呼吸运动，它只是上位脑控制呼吸肌的中继站。

（二）延髓

实验研究证明，延髓有吸气神经元和呼气神经元，主要集中在腹侧和背侧两组神经核团内，其轴突纤维支配脊髓前角的呼吸肌运动神经元，以控制吸气肌和呼气肌的活动。

如果在动物的延髓和脑桥之间横切，保留延髓和脊髓的动物，节律性呼吸运动仍然存在，但不规则，呈喘息样呼吸。说明延髓是产生节律性呼吸的基本中枢，但正常呼吸节律性的形成，还有赖于上位呼吸中枢的作用。

（三）脑桥

在动物的脑桥和中脑之间横切，呼吸无明显变化，呼吸节律保持正常。研究表明，在脑桥前部有呼吸调整中枢，该中枢的神经元于延髓的呼吸之间有着双向联系，其作用是限制吸气，促使吸气向呼气转换。正

交感神经兴奋及肾上腺素可使呼吸道口径增大。迷走神经兴奋、组织胺、5-羟色胺、缓激肽及慢反应物质等可使呼吸道口径缩小。

呼吸的基本中枢位于延髓。它使呼吸有一定的节律、深度，但不稳定。

常呼吸节律是脑桥和延髓呼吸中枢共同活动形成的。主要是延髓，其形成机制尚未阐明。至于脑桥和延髓如何共同活动形成的正常呼吸节律，虽有多种假设，但没有明确阐明。

（四）上位脑对呼吸的调节

上位脑虽然不是呼吸节律形成的必须部位，但正常人体的呼吸频率要受到下丘脑、大脑皮层等高位中枢的影响。尤其是大脑皮层对呼吸运动的控制作用十分强大。可在一定范围内有意识地暂时屏气和随意控制深度频率，也可由条件反射和情绪改变引起呼吸的变化，这都是在大脑皮层的控制下进行的。

二、呼吸的反射性调节

（一）肺牵张反射

肺扩张或肺缩小引起的反射性呼吸变化，称为肺牵张反射。包括肺扩张反射和肺缩小反射。吸气时肺扩张到一定程度，刺激位于气管到细支气管平滑肌内的肺牵张感受器，神经冲动沿迷走神经传入延髓，抑制吸气中枢，切断吸气，促使吸气转为呼气。在动物（尤其是家兔）这一反射较明显，如果切断动物的两侧迷走神经，可见吸气延长，呼吸深慢。正常成人在平静呼吸时这种反射不明显，但在肺淤血、肺水肿等病理情况下，肺的顺应性降低，吸气时呼吸道受到较强的机械牵张，引起肺扩张反射，使呼吸变浅变快。可见，肺扩张反射可调节呼吸的频率和深度，使呼吸运动更能适应环境的变化。

肺缩小反射对平静呼吸的调节意义不大，对阻止呼气过深和肺扩张等可能起到一定作用。

（二）化学感受性反射

调节呼吸活动的化学感受器，按其部位的不同分为外周化学感受器和中枢化学感受器：前者是指颈动脉体和主动脉体，神经冲动分别沿窦神经和迷走神经传入呼吸中枢；中枢化学感受器位于延髓腹外侧浅表部位，能感受脑脊液中的 H^+ 的刺激，并通过神经联系，影响呼吸中枢的活动。

1. CO_2 对呼吸运动的调节

CO_2 是调节呼吸最重要的生理性体液因素，动脉血中一定水平的 CO_2 分压是维持呼吸和呼吸中枢兴奋性不可缺少的条件。当吸入气体中 CO_2 含量增加到 2% 时，呼吸加深。增加到 4% 时，呼吸频率也增快，肺通气量可增加 1 倍以上。由于肺通气量的增加，肺泡气和动脉血 CO_2 可维持在接近正常水平。当吸入气中 CO_2 含量超过 7% 时，肺通气量不做相应的增加，致使体内 CO_2 堆积，抑制呼吸中枢，发生呼吸困难、头痛、头昏甚至昏迷等 CO_2 麻醉症状。

CO_2 对呼吸的刺激作用，是通过两条途径实现的：①通过刺激中枢

随意性呼吸由大脑皮层控制。

产生节律性呼吸的基本中枢在延髓，脑桥有呼吸调整中枢。正常呼吸节律是延髓和脑桥呼吸中枢共同活动形成的。

CO_2 是促进人体呼吸的生理性刺激。

化学感受器：在体内，血液中的 CO_2 能迅速通过血—脑屏障进入脑脊液，与 H_2O 结合，生成 H_2CO_3，H_2CO_3 再解离出 H^+，H^+ 刺激中枢感受器，引起呼吸中枢的兴奋；②CO_2 直接刺激外周化学感受器，冲动传入延髓，使呼吸中枢兴奋。其中以中枢作用为主，约占总效应的 80%。两条途径可使呼吸加深加快，增加肺通气量。可见 H^+ 是作用于呼吸中枢最有效的刺激物。

作用于呼吸中枢最有效的刺激物是脑脊液中的 H^+，而不是血浆 H^+。

2. 低 O_2 对呼吸的调节

动脉血中 O_2 分压下降到（80mmHg）10.7kPa 以下，可出现呼吸加深、加快，肺通气量增加。切断动物外周化学感受器的传入神经或摘除颈动脉体，低 O_2 不再引起呼吸的增强。表明低 O_2 对呼吸的刺激作用完全是通过外周化学感受器而兴奋呼吸中枢实现的。

低 O_2 对呼吸中枢的直接作用是抑制，这种抑制作用随着低 O_2 程度而加强。但低 O_2 可通过刺激外周化学感受器而兴奋呼吸中枢，在一定程度上可对抗低 O_2 对呼吸中枢的直接抑制作用，因此轻度缺 O_2 时，呼吸加深加快；严重的低 O_2 时，来自外周化学感受器的传入冲动将不能抗衡低 O_2 对呼吸中枢的抑制作用，则可导致呼吸减弱，甚至停止。

轻度缺 O_2 时，呼吸运动加深加快完全是通过刺激外周化学感受器途径兴奋呼吸中枢实现的。严重缺 O_2，对呼吸中枢的直接抑制作用超过了外周化学感受器途径对呼吸中枢的兴奋作用，可使呼吸运动减弱，甚至停止。

3. H^+ 对呼吸的调节

动脉血中 H^+ 浓度的升高，兴奋呼吸；H^+ 浓度的降低，使呼吸抑制。H^+ 对呼吸的调节作用主要是通过刺激外周化学感受器所实现的，因血液中的 H^+ 不易通过血—脑屏障进入脑脊液，对中枢化学感受器的作用较小。

上面分别分析了 CO_2、低 O_2、H^+ 各个单一因素对呼吸的影响。实际上，在整体内往往不会是一个因素在发挥作用。它们通过化学感受性反射来调节呼吸，而呼吸活动的改变又恢复了动脉血中的 CO_2、O_2、H^+ 浓度的水平，从而维持了内环境中这些因素的相对稳定（图 5 - 9）。

严重的呼吸功能障碍者，患者既缺 O_2 又有 CO_2 滞留，呼吸中枢对 CO_2 刺激的敏感性降低，此时低 O_2 刺激是维持呼吸中枢兴奋性的重要因素，应给患者采取低浓度持续吸 O_2，避免低 O_2 刺激的解除而导致呼吸的抑制。

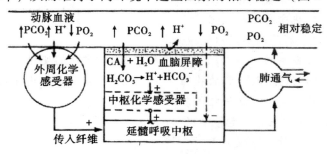

图 5 - 9 化学感受器反射

 小结

呼吸是机体与环境之间进行的氧和二氧化碳气体交换。肺内压与大气压之间的压力差是肺通气的原动力，肺弹性阻力是由表面张力和弹性组织形成的回缩力，氧和二氧化碳在血液中运输的方式是物理溶解和化学结合，氧以氧合血红蛋白为主，二氧化碳是以碳酸氢盐为三要形式；呼吸的基本中枢位于延髓，呼吸运动的正常反射性调节，使机体内环境中氧和二氧化碳相对稳定，保证了机体新陈代谢的正常进行，维持人体的生命。

 练习题

一、名词解释

1. 呼吸
2. 肺内压
3. 肺活量
4. 解剖无效腔气量
5. 时间肺活量

二、选择题

【A₁ 型题】

1. 呼吸指（   ）。
   A. 呼气和吸气之和
   B. 气体进出肺的过程
   C. 肺泡与血液之间的气体交换
   D. 血液与组织之间的气体交换
   E. 机体与环境之间进行的气体交换过程

2. 内呼吸指（   ）。
   A. 肺泡和肺毛细血管血液之间的气体交换
   B. 组织细胞和毛细血管血液之间的气体交换
   C. 细胞器之间的气体交换
   D. 线粒体膜内外气体交换
   E. 细胞内的生物氧化过程

3. 肺通气的原动力是（   ）。
   A. 呼吸运动   B. 胸内压的变化
   C. 肋间内肌与外肌的收缩   D. 胸内压与肺内压之差
   E. 肺内压与大气压之差

4. 每分钟肺泡通气量等于（   ）。
   A. 潮气量×呼吸频率
   B. 肺通气量的1/2
   C. （潮气量－生理无效腔气量）×呼吸频率
   D. （肺通气量－生理无效腔气量）×呼吸频率
   E. 功能余气量

5. 肺泡内压在下列哪一呼吸时相中与大气压相等（   ）。

    A. 呼气初与呼气末　　　　　B. 吸气初与吸气末

    C. 吸气初与呼气末　　　　　D. 吸气末与呼气末

    E. 吸气初与呼气初

6. CO_2 在血液中运输的主要形式是（   ）。

    A. 和水结合形成碳酸　　　　B. 形成碳酸氢盐

    C. 形成一氧化碳血红蛋白　　D. 形成氨基甲酸血红蛋白

    E. 物理溶解

7. O_2 在血液中主要是和下列哪种蛋白结合来运输的（   ）。

    A. 血浆白蛋白　　　　　　　B. 血浆球蛋白

    C. 肌蛋白　　　　　　　　　D. 血红蛋白

    E. 纤维蛋白

8. 正常成人用力吸气后再尽力快速呼气在第1s的时间末呼出气量占肺活量的百分比是（   ）。

    A. 60%　　　　　　　　　　B. 83%

    C. 80%　　　　　　　　　　D. 96%

    E. 99%

9. 正常成年人安静时的肺通气/血流比值为（   ）。

    A. 0.048　　　　　　　　　　B. 0.084

    C. 0.24　　　　　　　　　　D. 0.48

    E. 0.84

10. 体内 CO_2 分压最高的部位是（   ）。

    A. 动脉血　　　　　　　　　B. 静脉血

    C. 毛细血管血液　　　　　　D. 组织液

    E. 细胞内液

11. 设某人的肺通气量为7500mL/min，呼吸频率为20次/分，无效腔容量为125mL，每分肺血流量为5L，他的通气/血流比值应是（   ）。

    A. 0.7　　　　　　　　　　B. 0.8

    C. 0.9　　　　　　　　　　D. 1.0

    E. 1.1

12. 决定肺部气体交换方向的最主要因素是（   ）。

    A. 气体溶解度　　　　　　　B. 气体分压差

    C. 气体分子量大小　　　　　D. 呼吸膜通透性

    E. 气体和血红蛋白的亲和力

13. 下列有关肺泡表面活性物质生理作用的叙述，下列哪一项是错误的（   ）。

    A. 降低肺泡表面张力　　　　B. 稳定肺泡内压

    C. 维持肺泡于适当的扩张状态　D. 维持肺的回缩力

E. 阻止血管内水分滤入肺泡

14. 关于胸内负压下列叙述哪项是错误的（　　　）。

    A. 胸内负压 = 大气压 – 肺的回缩力

    B. 是维持肺扩张状态的必备条件

    C. 其大小随胸腔和肺容量变化而变化

    D. 婴儿时期胸内负压很小

    E. 平静吸气时为正值

【B₁ 型题】

15. 肺泡表面张力来自（　　　）。

    A. 肺泡表面活性物质　　　　　　B. 肺泡表面液体薄层

    C. 肺泡上皮细胞　　　　　　　　D. 间质

    E. 毛细血管基膜和内皮细胞

16. 肺泡Ⅱ型上皮细胞分泌（　　　）。

    A. 肺泡表面活性物质　　　　　　B. 肺泡表面液体薄层

    C. 肺泡上皮细胞　　　　　　　　D. 间质

    E. 毛细血管基膜和内皮细胞

17. 气体交换时肺泡内氧首先通过（　　　）。

    A. 肺泡表面活性物质　　　　　　B. 肺泡表面液体薄层

    C. 肺泡上皮细胞　　　　　　　　D. 间质

    E. 毛细血管基膜和内皮细胞

18. 测定肺换气效率较好指标是（　　　）。

    A. 潮气量　　　　　　　　　　　B. 肺活量

    C. 时间肺活量　　　　　　　　　D. 通气/血流比值

    E. 肺扩散容量

19. 测定肺通气效率较好指标是（　　　）。

    A. 潮气量　　　　　　　　　　　B. 肺活量

    C. 时间肺活量　　　　　　　　　D. 通气/血流比值

    E. 肺扩散容量

20. 机体平静呼吸时吸入或呼出的气体量称为（　　　）。

    A. 潮气量　　　　　　　　　　　B. 肺活量

    C. 时间肺活量　　　　　　　　　D. 通气/血流比值

    E. 肺扩散容量

三、填空题

1. 人体的呼吸过程由外呼吸、_____和_____三个环节组成。

2. 呼吸的生理意义主要是维持机体内环境_____，和_____含量的相对稳定。

3. 肺泡表面活性物质能_____肺泡表面张力；当其减少时 肺回缩力_____。

4. 肺顺应性减小，表示肺弹性阻力_____，肺不容易_____。

5. 当肺泡表面活性物质减少时，肺回缩力_____，肺顺应性_____。

6. 当动脉血中二氧化碳浓度率_____，氧分压率_____时，均可使呼吸运动加强。

7. 呼吸运动的基本中枢在_____，调整中枢在_____。

8. 缺氧对呼吸中枢的直接作用是_____，而对颈动脉体和主动脉体化。

四、简答题

1. 简述呼吸的基本过程、意义。

2. 简述胸膜腔负压的意义。

3. 影响肺换气的因素是什么？

4. 简述 CO_2 对呼吸运动的调节作用。

第六章　消化与吸收

 学习要点

1. 掌握　消化和吸收的概念。唾液、胃液、胰液、胆汁和小肠液的主要成分和功能。淀粉、脂肪、蛋白质的消化过程及吸收途径。

2. 熟悉　消化管各段的主要运动形式。交感、副交感神经对消化功能的调节。主要胃肠激素的生理作用。

3. 了解　大肠液的性质和大肠液的功能。消化管平滑肌的特点。

关键词

消化　吸收　胃排空　胃黏膜屏障　胃肠激素

第一节　概　述

人体在生命活动过程中，不仅要从外界摄取氧气，还要从外界摄取各种营养物质，以供机体新陈代谢的需要。营养物质包括蛋白贡、脂肪、糖类、维生素、水和无机盐等，主要来自食物。其中的水、无机盐和维生素可以直接被机体吸收利用；而蛋白质、脂肪和糖类的分子结构复杂，必须先在消化管内加工、分解为结构简单的小分子物质，才能被机体吸收利用。

一、消化与吸收的概念

食物在消化管内被加工、分解的过程，称为消化。消化方式分为两种：一种是通过消化管的运动，如咀嚼、吞咽、胃肠运动等，将食物磨碎，与消化液充分混合，并将食物向消化管远端推送的过程，称机械性消化；另一种是通过消化液中消化酶的催化，将食物中的大分子物质进行化学分解，使其变为结构简单的小分子物质的过程，称为化学性消化。在整个消化过程中，两种消化方式同时进行，相互配合。

食物消化后的可溶性小分子营养物质以及水、无机盐和维生素等通过消化管黏膜进入血液和淋巴的过程，称为吸收。

二、消化道平滑肌的特点

消化管各部的管壁（除口腔外）均由黏膜、黏膜下层、肌层和外膜组成，其肌层大部分消化管壁为平滑肌。消化管壁平滑肌具有肌组织的

机械性消化使食物发生物理变化，化学性消化使食物发生化学变化。

消化是吸收的前提，吸收又为下一批食糜的消化创造了条件。消化不良或吸收障碍，都会影响新陈代谢的正常进行。

共同特性，如兴奋性、传导性、收缩性和伸展性等，但这些特性的表现又有自身的特点：

（1）兴奋性较低，收缩缓慢。

（2）富有伸展性。

消化管平滑肌能适应容纳食物的需要而做很大的伸展，可以伸展为原长度的 2~3 倍。这对食物的消化具有重要意义。

（3）紧张性

消化管平滑肌经常保持在一种微弱的持续收缩状态，称为紧张性或紧张性收缩。紧张性不仅使消化管维持一定的形状位置、保持一定的基础压力，还是消化管平滑肌各种收缩形式的基础。

（4）具有自动节律性，但不规则且频率较慢。

（5）对牵张、温度和化学刺激较为敏感，而对电刺激不敏感。

消化管平滑肌的特点有利于消化和吸收。

第二节　口腔内消化

消化过程由口腔开始。食物在口腔内经过咀嚼被磨碎，同时与唾液混合形成食团，其中少量淀粉被唾液淀粉酶分解，然后吞咽入胃。

一、唾液及其作用

唾液由唾液腺（口腔腺）分泌，是无色无味近于中性（pH 6.6~7.1）的低渗液体。正常成人每天分泌量约为 1.0~1.5L。唾液中水分约占 99%，其余成分中有机物主要有唾液淀粉酶、黏蛋白和溶菌酶等，无机物主要有 Na^+、K^+、Ca^{2+}、Cl^- 等。

唾液的作用：①湿润溶解食物，使之便于吞咽并作用于味蕾引起味觉；②唾液淀粉酶能将部分淀粉分解为麦芽糖；③清理口腔内的食物残渣及异物；④唾液溶菌酶能杀灭细菌。

二、咀嚼和吞咽

食物在口腔以机械性消化为主，咀嚼是主要运动方式。

（一）咀嚼

是随意的复杂反射动作，由咀嚼肌群有序地舒缩活动牵拉下颌运动，使上下齿咬合、研磨。咀嚼还可使食物与唾液充分混合，形成食团，便于吞咽。

（二）吞咽

指食团由口腔进入胃内的过程，是一种复杂的反射性动作。根据食团所经过的部位，可将吞咽分为三期：第一期由口腔到咽，为一种随意动作，主要靠舌的搅拌，把食团由舌背推至咽；第二期由咽到食管上

急性传染病或高热患者，由于唾液分泌减少，口腔内的食物残渣发酵，可致细菌生长。因此，对这类病人要加强口腔护理。

端，由一系列快速的反射动作实现；第三期沿食管下行入胃，是通过食管的蠕动完成（图6-1）。

蠕动是消化管推送内容物共有的运动方式，指消化管肌肉的顺序收缩，形成一种向前推进的波形运动。食团的下端为一舒张波，上端为一收缩波，这种顺序的舒缩依次下传，推送食物下移。

吞咽反射的基本中枢在延髓。昏迷、深度麻醉及某些神经系统疾病患者可导致吞咽功能障碍，食物、唾液或上呼吸道的分泌物可误入气管，引起吸入性肺炎，严重者窒息。

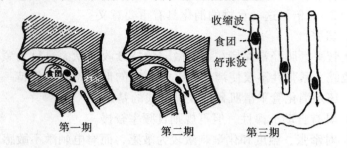

图6-1　吞咽过程示意图

第三节　胃内消化

胃是消化管的膨大部分，成人胃的容量约有1~2L，新生儿容量仅为10mL左右。胃的功能是储存食物、分泌胃液、对食物中的蛋白质进行初步消化。

食团进入胃后，经机械性消化将其进一步磨碎，并与胃液混合成粥样的食糜。食糜借助于胃的运动被逐步、分批地推入十二指肠。

一、胃液及其作用

胃液是由胃腺和胃黏膜上皮细胞共同分泌的。纯净的胃液是一种无色、酸性的液体，pH为0.9~1.5。正常成人每日分泌量约为1.5~2.5L。胃液中绝大部分是水，此外还含有多种有机物（黏蛋白、消化酶、内因子等）和无机物（盐酸、氯化钠、氯化钾等）。

（一）盐酸

胃内的盐酸又称胃酸，由胃底腺的壁细胞分泌。胃酸的存在形式有两种，一种是游离酸；另一种是与蛋白质相结合的结合酸。二者合称为总酸。游离酸是盐酸在胃液内存在的主要形式。

胃酸的作用：

①激活胃蛋白酶原，使无活性的胃蛋白酶原转变为有活性的胃蛋白酶，并为胃蛋白酶提供适宜的酸性环境；②使食物中的蛋白质变性而易于水解；③可杀死随食物进入胃内的细菌，对维持胃及小肠内无菌状态具有重要作用；④胃酸进入小肠可促进胰液、胆汁和小肠液的分泌，并有利于小肠对钙、铁的吸收。

胃酸对食物的消化十分重要，但分泌过多则会侵蚀胃及十二指肠的黏膜，引起胃及十二指肠溃疡；分泌不足，胃内的细菌容易生长繁殖，使胃内的食物发酵、腐败，产生大量气体和有毒物质，引起腹胀、腹泻和疼痛等消化不良症状。

胃黏膜屏障　胃黏膜上皮细胞游离面的胞膜和上皮细胞侧面的紧密连接，共同组成胃腔和胃黏膜上皮细胞之间的一道生理屏障，称"胃黏膜屏障"。该屏障的主要作用是防止胃腔内 H^+ 扩散、侵入胃黏膜，以此来保护胃黏膜免受损伤。当胃黏膜受到细菌侵袭、缺血、缺氧，以及与较高浓度的酒精、醋酸和阿司匹林等物质接触后，可使黏膜屏障受损，大量 H^+ 迅速向黏膜内扩散，破坏胃黏膜细胞，导致胃黏膜肿胀和溃疡。

（二）胃蛋白酶

由胃底腺主细胞分泌的无活性胃蛋白酶原，在胃酸作用下，转变为具有活性的胃蛋白酶。已被激活的胃蛋白酶对胃蛋白酶原也有激活作用。胃蛋白酶在强酸环境中（最适 pH 2.0），可将蛋白质水解为䏡、胨、少量的多肽和氨基酸。当 pH 升高时，胃蛋白酶的活性随之降低，甚至失去活性。

（三）黏液

由胃黏膜上皮细胞、胃底腺的颈黏液细胞、贲门腺和幽门腺共同分泌。黏液具有润滑作用，可减少粗糙食物对胃黏膜的机械损伤。

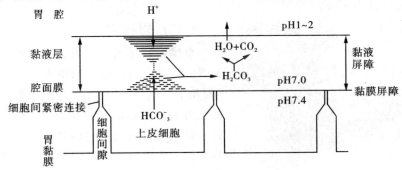

图 6-2　胃黏液、黏膜屏障作用

黏液与胃黏膜上皮细胞产生的 HCO_3^- 共同构成胃的"黏液—碳酸氢盐屏障"，简称黏液屏障。黏液的黏滞性使 H^+ 在黏液中扩散速度减慢，并能被 HCO_3^- 中和，从而避免胃酸对胃黏膜的损伤。因此，黏液屏障对胃黏膜的保护具有重要的意义。

（四）内因子

由胃底腺的壁细胞分泌。能与胃内食物中的维生素 B_{12} 结合成复合物，使之不被消化液破坏，并促进其吸收。VB_{12} 是红细胞促成熟因子，内因子缺乏可引起巨幼红细胞性贫血。

胃液中的 H^+ 浓度比血液高 300～400 万倍，因此，胃内存在着有效的保护屏障，如胃黏膜屏障、黏液屏障等。

二、胃的运动

（一）胃的运动形式

1. 容受性舒张

胃的特殊运动形式是容受性扩张。

是胃特有的运动形式。在咀嚼和吞咽时，食物刺激胃底、胃体等处的感受器反射性使胃底、胃体肌肉舒张称容受性舒张。这种舒张使大量食物进入胃后，胃内压力无明显变化，有利于胃容纳和储存食物。

2. 紧张性收缩

胃壁平滑肌经常保持一种微弱的收缩状态，称紧张性收缩。胃的紧张性收缩有助于保持胃的正常形态、位置，并使胃内具有一定的压力。进食后，收缩逐渐加强，胃内压增大，有利于胃液渗入食物而促进消化，并有助于胃的排空。

3. 蠕动

食物入胃约 5min 胃开始蠕动。蠕动波一般起始于胃的中部，一波接一波地向幽门方向推进，其频率大约 3 次/分。蠕动开始较弱，逐渐增强，达幽门部（胃窦）时明显加强，可将 1~3mL 食糜推入十二指肠。随后幽门关闭，胃窦内压升高，大部分食糜被强力反向推回胃窦始端及胃体。这种后退可使食物进一步磨碎并与胃液充分混合，有利于化学性消化（图 6-3）。

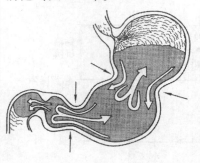

图 6-3 胃的蠕动

（二）胃排空

食糜由胃排入十二指肠的过程，称为胃的排空。

食糜由胃排入十二指肠的过程，称为胃的排空。胃的排空取决于幽门两侧（胃及十二指肠）内的压力差。造成这种压力差的动力是胃的运动。食物入胃后，刺激胃壁引起胃的蠕动和紧张性收缩加强，使胃内压升高，当胃内压高于十二指肠内压时，幽门开放，食糜排入十二指肠。进入十二指肠的食糜刺激肠壁感受器，通过肠胃反射以及刺激小肠黏膜释放促胰液素、抑胃肽等抑制胃的运动，使胃排空暂停。随着酸性食糜在十二指肠内被中和，消化产物被吸收，这种抑制作用消失，胃的运动又逐渐加强，又推送一部分食糜入十二指肠，如此反复进行，直到胃内食糜完全排空，故胃排空是间断性的。这一重要特点能较好地适应十二指肠内消化和吸收的速度。

（三）呕吐

呕吐可把进入胃内的有害物质排出体外，是一种具有保护意义的防御性反射。故临床上遇到食物中毒或服毒的病人，常用催吐和洗胃的方法排出毒物。但剧烈或频繁的呕吐，会影响进食和正常的消化活动，并使大量消化液丢失，造成体内水、电解质和酸碱平衡紊乱。

是将胃及肠内容物从口腔强力驱出的动作。机械或化学刺激作用于舌根、咽部、胃、肠、胆管、泌尿生殖器官等处的感受器以及厌恶的气味与情绪等都可引起呕吐，视觉或内耳前庭对身体位置改变的反应也可引起呕吐。由于呕吐中枢与呼吸、心血管中枢有密切联系，所以呕吐时常出现流涎、呼吸急促和心跳加快等症状。

第四节　小肠内消化

食糜由胃进入十二指肠后，即开始了小肠内的消化。小肠内消化是整个消化过程中最重要的阶段。食糜在小肠内停留的时间一般为 3～8h，经胰液、胆汁和小肠液的化学性消化以及小肠运动的机械性消化，消化过程基本完成，而且绝大部分消化产物在小肠内被吸收，未消化的食物残渣由小肠进入大肠。

一、胰液及其作用

胰液由胰腺的外分泌部分泌，是一种无色透明的碱性液体，pH 为 7.8～8.4，正常成人每日分泌量大约 1～2L。胰液中主要成分有水、碳酸氢盐和多种消化酶。

（一）碳酸氢盐

主要作用是中和进入十二指肠的胃酸，避免肠黏膜受到强酸的侵蚀。同时，为小肠内的多种消化酶提供适宜的 pH 环境。

（二）胰淀粉酶

可将淀粉水解为麦芽糖。

（三）胰脂肪酶

可将脂肪水解为甘油、脂肪酸和甘油一酯。

（四）胰蛋白酶和糜蛋白酶

均以无活性的酶原形式分泌并存在于胰液中。当胰液进入十二指肠后，胰蛋白酶原主要被肠致活酶激活，此外胰蛋白酶本身、胃酸和组织液等均能激活胰蛋白酶原。糜蛋白酶原是由胰蛋白酶激活。两种酶的作用相似，均可使蛋白质水解为朊和胨。两者协同作用，可将蛋白质进一步水解为小分子的多肽和氨基酸。

由于胰液含有消化三种主要营养物质的酶，因此，它是最重要的、消化能力最强的消化液。当胰液分泌缺乏时，食物中的脂肪和蛋白质不能完全消化，影响其吸收。脂肪吸收障碍又可影响脂溶维生素的吸收。

二、胆汁及其作用

胆汁是肝细胞分泌的不含消化酶的消化液。成人每日约分泌 0.8～1.0L。在非消化期，胆汁流入胆囊内储存；在消化期，胆汁可直接由肝脏以及胆囊排入十二指肠。

> 胰液是消化液中消化作用最全面，消化力最强的消化液。

> 乙酰胆碱（迷走神经递质）、促胰液素和胆囊收缩素是调节胰液分泌的三个重要因素。

（一）胆汁的性质与成分

为一种有苦味的有色的液汁。人的肝胆汁（由肝脏直接分泌的胆汁）为金黄色或桔棕色，呈弱碱性，pH 为 7.4；而胆囊胆汁（在胆囊内储存过的胆汁）为蓝绿色，呈弱酸性，pH 为 6.8。

胆汁的成分很复杂，除水外，还有胆色素、胆盐、胆固醇、卵磷脂以及血浆中所有的无机盐。

（二）胆汁的作用

肝脏、胆管患病者，胆汁分泌减少或排放受阻，会出现脂肪的消化和吸收不良，以及脂溶性维生素的吸收障碍。

主要是促进脂肪的消化与吸收。胆汁中的胆盐、胆固醇等可作乳化剂，使脂肪乳化成微粒，增加胰脂肪酶的作用面积，从而促进脂肪的消化；胆盐能与脂肪的消化产物结合形成水溶性复合物，促进脂肪消化产物的吸收。同时，也促进脂溶性维生素（维生素 A、D、E、K）的吸收。因此，胆盐是胆汁中参与消化、吸收的主要成分。

三、小肠液及其作用

小肠液由小肠腺和十二指肠腺分泌，是一种弱碱性（pH 为 7.6）的液体。正常情况下，成人每日分泌量约 1～3L。大量的小肠液可稀释消化产物，使其渗透压下降，有利于吸收的进行。此外，小肠液中含有多种消化酶，如肠致活酶、肠肽酶、肠蛋白酶、肠淀粉酶和肠脂肪酶等，其中肠致活酶可激活胰液中的胰蛋白酶原，使之成为有活性的胰蛋白酶，有利于蛋白质的吸收。

四、小肠的运动

小肠的运动依靠肠壁两层平滑肌完成，其主要功能是继续研磨食糜，使食糜与消化液充分混合，增加食糜与肠黏膜的接触，促进肠壁血液和淋巴的回流，有助于消化和吸收。同时推送食糜向大肠移动。运动形式有紧张性收缩、分节运动和蠕动三种。

（一）紧张性收缩

是其他运动形式有效进行的基础，使小肠保持一定的形状和位置，并使肠腔内保持一定压力，有利于消化和吸收。当小肠紧张性降低时，肠腔易扩张，肠内容物的混合与推进减慢；反之则增快。

（二）分节运动

分节运动是以环形肌为主的节律性收缩和舒张运动，蠕动是以环形纵形肌为主的节律性收缩和舒张运动。

以环形肌为主的节律性收缩和舒张运动称分节运动。其表现是：在同一时间内，一段肠管的许多处发生收缩，同时邻近处发生舒张，将肠管及食糜分割成许多节段。随后收缩处舒张，舒张处收缩，使每个节段的食糜重新分成两半，与邻近的两半各自合成新的节段。如此反复交替进行，使食糜与消化液充分混合并与小肠壁紧密接触，有利于消化与吸收（图 6-4）。

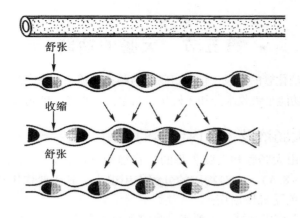

图 6-4　小肠的分节运动

（三）蠕动

可发生在小肠的任何部位，其作用是将食糜向大肠方向推进。小肠的蠕动速度很慢，其速度约为 0.5~2.0cm/s。但可反复发生，进食后增强。

小肠还有一种推进速度较快（2~25cm/s）、传播距离较远的蠕动，称为蠕动冲，可将食糜从小肠始端一直推送到末端，甚至还可推送到大肠。蠕动冲可能是由于进食的吞咽动作及食糜进入十二指肠而引起，其作用是尽快将小肠内容物驱入大肠，以便接纳新的食糜。

肠蠕动时，肠内容物被推动可产生一种声音，称为肠鸣音。在肠蠕动增强时，肠鸣音增强；反之减弱或消失。因此，肠鸣音可作为临床手术后判断肠功能恢复的可靠指标。

食物的消化从口腔开始，经胃和小肠之后，消化过程基本完成。口腔、胃、小肠的消化比较见表 6-1。

小肠与胃共有的运动形式是紧张性收缩和蠕动，其特有的运动形式为分节运动。

表 6-1　口腔、胃、小肠的消化

部　位	运动形式	消化液	食　物　的　分　解
口　腔	咀　嚼 吞　咽	唾　液	部分淀粉 $\xrightarrow{\text{唾液淀粉酶}}$ 麦芽糖
胃	紧张性收缩 容受性舒张蠕动	胃　液	部分蛋白质 $\xrightarrow{\text{胃蛋白酶}}$ 腖、胨、少量多肽与氨基酸
小　肠	紧张性收缩 分节运动蠕动	胰　液 胆　汁 小肠液	淀粉 $\xrightarrow[\text{肠淀粉酶}]{\text{胰淀粉酶}}$ 麦芽糖 二糖 $\xrightarrow{\text{肠二糖酶}}$ 单糖 脂肪 $\xrightarrow{\text{胆盐}}$ 脂肪微滴 $\xrightarrow[\text{肠脂肪酶}]{\text{胰脂肪酶}}$ 甘油、脂肪酸 蛋白质 $\xrightarrow[\text{糜蛋白酶}]{\text{胰蛋白酶}}$ 多肽 $\xrightarrow{\text{肠肽酶}}$ 氨基酸

第五节 大肠的功能

大肠是消化管的末段，包括盲肠、结肠和直肠。大肠内几乎没有消化作用，其主要功能是吸收水分和无机盐，储存食物残渣，形成和排出粪便。

一、大肠液及大肠内细菌的作用

大肠液由大肠腺和大肠黏膜的杯状细胞分泌，是一种黏稠的碱性液体（pH8.3~8.4）。它对物质的分解作用很小，其主要作用是润滑粪便，保护肠黏膜免受机械损伤。

大肠内有许多细菌，主要来自食物和空气，它们从口腔入胃，最后到达大肠，大肠内的酸碱度和温度对一般细菌的繁殖极为适宜，故细菌在此大量繁殖。细菌中含有能分解食物残渣的酶，可将食物残渣发酵和腐败，其中对食物残渣中未消化的糖和脂肪的分解称为发酵作用，其分解产物有单糖、醋酸、乳酸、CO_2、沼气、氢气等。如这类产物很多，刺激大肠而引起腹泻；对蛋白质的分解称为腐败作用，其分解产物除肽、氨基酸、氨等外，还有多种具有毒性的物质，如吲哚、硫化氢等，这类物质产生后，一部分被吸收入血到肝脏解毒，另一部分则随粪便排除。如果长期消化不良和便秘，有害物质吸收入血过多，就会损害肝脏。

另外，大肠内细菌能利用肠内的一些简单物质合成人体必需的某些维生素，如硫胺素、核黄素及叶酸等 B 族维生素和维生素 K。若长期使用肠道抗菌药物，肠内细菌被抑制而引起上述维生素的缺乏。

消化道的运动形式和主要作用见表6-2。

经细菌分解作用后的食物残渣及其分解产物、肠黏膜的分泌物、脱落的肠上皮细胞和大量的细菌一起组成粪便。

表6-2 消化道的运动形式和主要作用

消化器官	运动形式	主要作用
口 腔	咀嚼	切割、磨碎食物，促进食物与唾液混合
	吞咽	推送食物入胃
胃	容受性舒张	容纳和储存食物
	紧张性收缩	增加胃内压，控制胃内容物排出；促进食物与胃液
	蠕动	混合；推送食物，保持胃的形状和位置
	排空	促进食糜与胃液混合；磨碎食物；推进和控制固体物排出
		食糜由胃逐次排入十二指肠
小 肠	紧张性收缩	促进食糜与小肠液混合和推进食物
	分节运动	促进食糜与小肠液混合；促进血液和淋巴回流，促进吸收；也可推进食物
	蠕动	
	蠕动冲	推进食物，速度慢，距离短
		推进肠内容物，速度快、距离远
大 肠	分节运动	促进肠腔内容物混合，推进食物
	蠕动	推进肠内容物，速度慢，距离短
	集团蠕动	推进肠内容物，速度快、距离远

二、大肠的运动和排便反射

大肠的运动少而缓慢，对刺激的反应也较迟缓。因此，食物残渣在大肠内停留时间一般达 10h 以上，有利于吸收水分和暂时储存粪便。大肠的运动形式除分节运动和蠕动外，还有两种特殊的运动，一种称为袋状往返运动，它使肠内容物向两个方向作短距离的位移，但不向前推进，空腹时多见。其功能有利于水和电解质的吸收；另一种是进行较快、前进很远的蠕动，称为集团蠕动。这种集团蠕动通常发生在进食后，起始于横结肠，可将大肠内的部分内容物迅速推进到降结肠、乙状结肠，甚至直肠。

粪便经排便反射排出体外。正常人的直肠内没有粪便，当肠蠕动将粪便推入直肠时，刺激肠壁的感受器，引发排便反射，冲动沿盆神经和腹下神经传至脊髓腰骶部的初级排便中枢，同时上传至大脑皮层，产生便意。大脑皮质对排便反射具有随意控制作用，它发出的下行冲动至初级排便中枢，使排便活动启动或抑制。初级排便中枢发出的冲动通过盆神经传出，使降结肠，乙状结肠和直肠收缩，肛门内括约肌舒张。与此同时，阴部神经的冲动减少，肛门外括约肌舒张，并在腹肌和膈肌等配合下，使粪便排出体外（图6-5）。

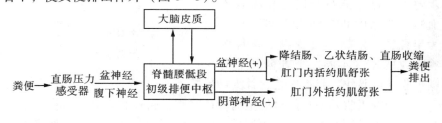

图6-5　排便反射

第六节　吸　　收

吸收为机体提供所需的营养物质。由于消化管各部的组织结构、食物在各部被消化的程度和停留时间的不同，其吸收能力和吸收速度则不相同。

一、吸收的主要部位

食物的最终消化产物及水等，在口腔和食管内基本不能被吸收；在胃内也只能吸收少量水分和酒精等物质；大肠主要吸收水分、无机盐和某些维生素；小肠是各种营养物质吸收的主要部位（图6-6）。

小肠为吸收的主要部位，因其具有利于吸收的结构和功能特点：①小肠不仅长约 3~4m，而且黏膜形成的环形皱襞、绒毛和微绒毛能使小肠的吸收面积比原来扩大约600倍，大大增加小肠黏膜与食糜的接触

如果经常对便意进行抑制，使直肠壁对粪便的压力渐渐失去正常的敏感性，粪便在大肠内停留时间过长，水分吸收过多而引起排便困难。这是便秘产生的常见原因之一。如果昏迷或脊髓横断，大脑皮质不能控制排便反射，出现随时排便，则称为大便失禁。

面积，有利于营养物质的吸收。②食物在小肠内已被充分消化为适于吸收的小分子物质，③食物在小肠内停留的时间较长（3~8h），有充分的吸收时间。④小肠绒毛内有丰富的毛细血管、毛细淋巴管和平滑肌等。平滑肌收缩使绒毛产生节律性的伸缩运动，加速血液和淋巴的运行，有利于吸收。

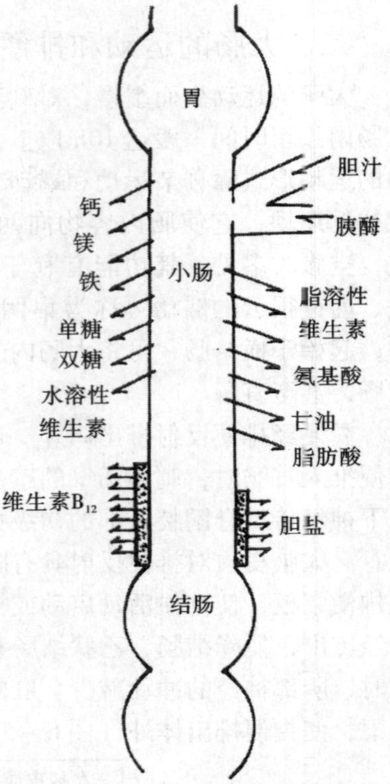

二、主要营养物质的吸收

（一）糖的吸收

糖是人体主要的供能物质，也是人体的结构成分。食物中的糖主要以淀粉的形式存在，另有少量的二糖（麦芽糖、乳糖、蔗糖）。淀粉及二糖必须先经消化管中酶的作用，水解为单糖才能被小肠上皮吸收入血液。单糖中80%为葡萄糖，其余为半乳糖、果糖和甘露糖。各种单糖吸收的速度不同，半乳糖和葡萄糖吸收速度最快，果糖次之，甘露糖最慢。

> 糖类必须分解为单糖才能被吸收；吸收途径为血液；吸收机制为继发性主动转运，与Na^+藕联。

图6-6 各种营养物质在小肠的吸收部位

单糖的吸收是消耗能量的主动转运过程。目前普遍认为葡萄糖吸收与Na^+吸收是同时的，它们共用的相同载体蛋白能选择性地将葡萄糖从肠腔面运入细胞内，然后再扩散入血液（图6-7）。

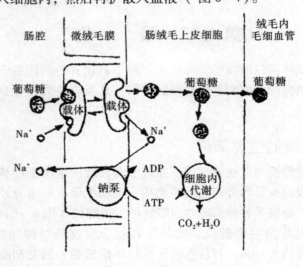

图6-7 葡萄糖吸收过程示意图

（二）脂肪的吸收

脂类包括脂肪和类脂两大类，人体内含量最多的是脂肪，常称为三酰甘油，主要生理作用是氧化供能。食物脂类的消化主要在小肠上段进行。由于脂类不溶于水，首先需经胆盐的乳化，分散形成细小的微粒，以增加与消化液的接触面积，继而在胰脂肪酶的作用下，水解成甘油、脂肪酸和甘油一脂。脂肪吸收的主要部位在十二指肠下部及空肠上部。除甘油外，脂的消化产物脂肪酸、甘油一酯等与胆盐结合形成更小的混合微粒（水溶性复合物）。微粒中的消化产物被肠黏膜上皮细胞吸收。吸收后的消化产物大部分在细胞内合成乳糜微粒，输入中央乳糜管，经淋巴循环间接入血；小部分不再合成，可直接通过毛细血管吸收进入门静脉。故脂肪的吸收途径以淋巴为主（图6-8）。

脂类消化的特点是需要乳化，且水解不完全。

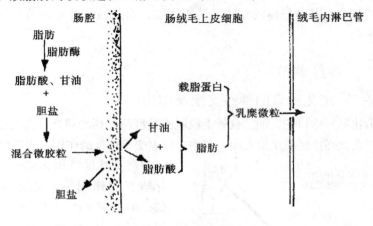

图6-8　脂肪吸收过程

（三）蛋白质的吸收

蛋白质是生命的物质基础，组织蛋白质的更新需摄入食物蛋白质加以补充。食物蛋白质消化成氨基酸才能被机体吸收利用。氨基酸几乎全部在小肠吸收，其吸收过程与葡萄糖相似，也是主动转运。小肠黏膜上有氨基酸的载体蛋白，载体蛋白将氨基酸、Na^+ 运入细胞内，钠泵消耗ATP 将 Na^+ 排出，氨基酸经毛细血管进入血液。

蛋白质以氨基酸形式吸收入血液，是与 Na^+ 耦联的继发性主动转运过程。

（四）水、无机盐和维生素的吸收

水、无机盐和维生素可不经消化直接吸收入血。吸收的主要部位是小肠。

1. 水的吸收

水吸收的主要方式是渗透作用，随着营养物质吸收使小肠上皮细胞内的渗透压升高而被动吸收。

2. 维生素的吸收

一般来说，水溶性维生素是以单纯扩散的方式被吸收的，特别是分子量小的容易吸收；脂溶性维生素的吸收与脂类相似，可能是以单纯扩散方式吸收，但需有胆盐的存在。

3. 无机盐的吸收

大多数无机盐在溶解状态下均以主动转运的方式吸收，其吸收的难易程度不同。单价碱性盐（如钠、钾、铵等）的吸收很快。多价碱性盐（如铁、钙、镁等）则吸收很慢。凡能与钙结合而形成沉淀的盐（如硫酸盐、磷酸盐、草酸盐等），不能被吸收。

第七节 消化功能的调节

消化器官都各自具有自己的结构和功能特点，它们之间的协调一致与密切配合，并与机体的整体活动相适应，都是通过神经调节和体液调节实现的。

一、神经调节

（一）消化器官的神经支配及作用

消化器官除口腔、咽、食管上段肌肉及肛门外括约肌外，都接受交感神经与副交感神经的双重支配。其中，以副交感神经的作用较为重要。

一般而言，交感神经对胃肠功能起抑制作用，副交感神经起兴奋作用，其中副交感神经影响较大。

胃肠内在神经丛具有相对独立性，通过局部反射调节胃肠功能，但在整体内常受外来神经控制。

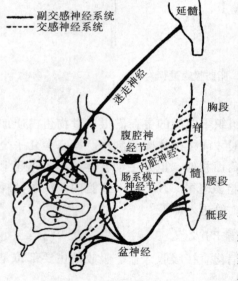

图6-9 胃肠神经支配

副交感神经和交感神经对消化器官的作用一般是相互拮抗的，但在完整的机体，两者的作用相互协调、密切配合。副交感神经兴奋时，末梢释放乙酰胆碱，使消化管运动增强（如胃肠道紧张性增加、蠕动增快、加强），消化腺分泌增加，括约肌舒张。因此，能阻断乙酰胆碱的药物（如阿托品）都可使消化腺分泌减少，胃肠运动减弱，从而缓解胃肠剧烈收缩引起的腹痛。交感神经兴奋时，神经末梢释放去甲肾上腺素，其作用与副交感神经相反，使消化管运动减弱、消化腺分泌减少（唾液除外）、括约肌收缩。（图6-9）

食管中段至肛门的绝大部分消化管壁内存在着壁内神经丛，包括肌间神经丛和黏膜下神经丛。壁内神经丛含有无数的神经元和神经纤维，包括感觉神经元、中间神经元和运动神经元。它们互相连接形成一个完整的调节系统，可以完成局部反射。正常情况下，交感与副交感神经对壁内神经丛具有调控作用，但切断交感与副交感神经后，当机械或化学刺激作用与消化管壁时，通过壁内神经丛产生的局部反射，仍引起消化管的运动和消化腺的分泌。

（二）消化器官活动的反射性调节

1. 非条件反射

食物进入口腔，通过咀嚼和吞咽，刺激口腔、咽、食管的感受器，可反射性地引起唾液的分泌和胃的容受性舒张。食糜对胃、肠的刺激也可引起消化管的运动和消化液的分泌。同时，消化管上部的活动可引起消化管下部的活动，而消化管下部的活动可引起消化管上部的反射性抑制。这些均属于非条件反射性调节。通过此种调节，消化器官各部分相互影响、配合，形成一个完整的功能活动过程。

2. 条件反射

在进食过程中，食物的形状、颜色、气味以及与进食有关的语言、文字，通过人体相应的感受器，可反射性地引起胃肠的运动和消化腺的分泌，这是条件反射性调节。通过条件反射性调节，能使消化功能更适应内、外环境的变化。

二、体液调节

在胃肠道的黏膜层内，除含有多种外分泌腺外，还存在多种内分泌细胞。这些细胞能分泌多种肽类物质，统称为胃肠激素。它们与神经系统共同调节消化器官的运动、分泌和吸收等功能。胃肠激素的作用主要有三个方面：①调节消化管的运动和消化腺的分泌；②影响其他激素的释放；③刺激消化管组织代谢、促进生长的营养作用。

胃肠激素中已被确定的有促胃液素（胃泌素）、促胰液素（胰泌素）、缩胆囊素（胆囊收缩素）等。其主要生理作用见表6-3。

表6-3　三种胃肠激素的生理作用

	胃酸	胰HCO^{-3}	胰酶	肝胆汁	小肠液	食管-胃括约肌	胃运动	小肠运动	胆囊收缩
促胃液素	+ +	+	+ +	+	+	+	+	+	+
促胰液素	-	+ +	+	+	+	-	-	-	+
缩胆囊素	+	+	+ +	+	+	-	+	+	+ +

+：兴奋　+ +：强兴奋　-：抑制

小结

人体消化器官由长约8~10m的消化管及与其相连的许多大、小消化腺组成。

消化器官的主要生理功能是对食物进行消化和吸收，从而为机体新陈代谢提供　必不可少的物质和能量来源。

　　食物在消化管内被加工、分解为小分子的过程，称为消化。消化的方式有两种，一种是通过消化管的运动，如咀嚼、吞咽、胃肠运动等，将食物磨碎，与消化液充分混合，并将食物向消化管远端推送的过程，称机械性消化；另一种消化方式是通过消化腺分泌的消化液完成。消化液中含各种消化酶，能分别分解蛋白质、脂肪和糖类等物质，使之成为结构简单的小分子物质的过程，称为化学性消化。正常情况下，两种方式的消化作用同时进行，互相配合。食物消化后的可溶性小分子营养物质以及水、无机盐和维生素等通过消化管黏膜进入血液和淋巴的过程，称为吸收。消化和吸收是两个相辅相成、紧密联系的过程。不能被消化和吸收的食物残渣，最后以粪便的形式排出体外。

 练习题

一、名词解释

1. 消化
2. 吸收
3. 胃排空
4. 胃黏膜屏障
5. 蠕动
6. 胃肠激素
7. 分节运动
8. 紧张性收缩

二、填空题

1. 绝大部分消化器官都受_____神经和_____神经的双重支配。

2. 胃运动的形式有：_____、_____和_____。

3. 胃酸缺乏不利于_____和_____的吸收。

4. 营养物质的主要吸收部位在_____。

5. 小肠内蛋白质以_____形式被_____吸收。

6. 消化液中最重要的一种是_____。

7. 主动吸收胆盐和维生素 B_{12} 的部位是_____。

8. 能激活胃蛋白酶原的物质是_____和_____。

9. 在小肠吸收需钠泵供能的是_____和_____。

10. 主要胃肠激素为_____、_____和_____。

三、选择题

【A₁ 型题】

1. 纯净胃液的 pH 约为（　　　）。

　　A. 0.9 ~ 1.5　　　　　　　　B. 2.5 ~ 3.5

　　C. 4.0 ~ 5.0　　　　　　　　D. 6.7 ~ 7.0

E. 7.4 ~ 8.0

2. 关于胃酸的生理作用，下列哪项是错误的（　　　）。

   A. 激活胃蛋白酶原，提供酸性环境

   B. 使食物中的蛋白变性，易于分解

   C. 杀菌

   D. 促进维生素 B_{12} 吸收

   E. 盐酸进入小肠，促进胰液、胆汁等的分泌

3. 下列关于胃液分泌的描述错误的是（　　　）。

   A. 壁细胞分泌盐酸

   B. 主细胞分泌胃蛋白酶

   C. 黏液细胞分泌糖蛋白

   D. 幽门腺分泌糖蛋白

   E. 内因子是壁细胞分泌的

4. 胆汁中与消化有关的最重要物质是（　　　）。

   A. 消化酶　　　　　　　　B. 胆盐

   C. 卵磷脂　　　　　　　　D. 胆色素

   E. 脂肪酸

5. 能促进维生素 B_{12} 吸收的物质是（　　　）。

   A. 胃蛋白酶　　　　　　　B. HCL

   C. 碳酸氢盐　　　　　　　D. 内因子

   E. 黏液

6. 胆汁中不含的物质是（　　　）。

   A. 消化酶　　　　　　　　B. 胆盐

   C. 卵磷脂　　　　　　　　D. 胆色素

   E. 胆固醇

7. 关于胃酸生理作用的叙述，错误的是（　　　）。

   A. 激活胃蛋白酶原

   B. 促进蛋白质变性，易于分解

   C. 促进维生素 B_{12} 的吸收

   D. 进入小肠后可促进胰液、胆汁和小肠的分泌

   E. 促进铁和钙的吸收

8. 在所有的消化液中最重要的是（　　　）。

   A. 唾液　　　　　　　　　B. 胃液

   C. 胆汁　　　　　　　　　D. 胰液

   E. 小肠液

9. 小肠特有的以环行肌舒缩为主的节律性运动形式是（　　　）。

   A. 蠕动　　　　　　　　　B. 蠕动冲

   C. 紧张性收缩　　　　　　D. 分节运动

E. 容受性舒张

10. 支配消化道的副交感神经兴奋时，下述哪一种活动不增
    强（　　）。
    A. 胃液分泌　　　　　　　　B. 胰液分泌
    C. 胃的运动　　　　　　　　D. 小肠运动
    E. 支配消化道的交感神经活动

11. 胃液中激活胃蛋白酶原、促进铁的吸收的成分是（　　）。
    A. HCl　　　　　　　　　　B. 内因子
    C. 黏液　　　　　　　　　　D. 碳酸氢盐
    E. 维生素 B_{12}

12. 以下哪一项不是促胃液素的主要生理功能（　　）。
    A. 促进胃酸分泌
    B. 刺激消化道黏膜生长
    C. 促进胃肠运动
    D. 抑制食管 – 胃括约肌
    E. 提高幽门泵的活动

【 B_1 型题】

13. 分泌促胃液素的是（　　）。
    A. 壁细胞　　　　　　　　　B. 胃黏膜上皮细胞
    C. 主细胞　　　　　　　　　D. 胃窦部 G 细胞
    E. 黏液细胞

14. 分泌盐酸和内因子的是（　　）。
    A. 壁细胞　　　　　　　　　B. 胃黏膜上皮细胞
    C. 主细胞　　　　　　　　　D. 胃窦部 G 细胞
    E. 黏液细胞

15. 分泌胃蛋白酶原的是（　　）。
    A. 壁细胞　　　　　　　　　B. 胃黏膜上皮细胞
    C. 主细胞　　　　　　　　　D. 胃窦部 G 细胞
    E. 黏液细胞

16. 盐酸能激活（　　）。
    A. 唾液淀粉酶　　　　　　　B. 胃蛋白酶原
    C. 胰蛋白酶原　　　　　　　D. 胰脂肪酶
    E. 胰淀粉酶

17. 肠激酶能激活（　　）。
    A. 唾液淀粉酶　　　　　　　B. 胃蛋白酶原
    C. 胰蛋白酶原　　　　　　　D. 胰脂肪酶
    E. 胰淀粉酶

18. 肠蛋白酶能激活（　　）。
    A. 唾液淀粉酶　　　　　　B. 胃蛋白酶原
    C. 胰蛋白酶原　　　　　　D. 胰脂肪酶
    E. 胰淀粉酶

四、简答题

1. 何谓消化和吸收？
2. 试述胃液、胰液和胆汁的主要成分和作用。
3. 试述淀粉、脂肪、蛋白质的消化过程及吸收途径。
4. 说出消化管各段的主要运动形式。
5. 说出主要胃肠激素的生理作用。

第七章 能量代谢和体温

 学习要点

1. 掌握 基础代谢率的概念，正常值及意义；体温的概念和正常值。

2. 熟悉 能量代谢率的概念和影响因素；散热过程；体温调节中枢，调定点的概念。

3. 了解 能量的来源、释放、转化和利用；体温相对恒定的意义，体温的生理变动，产热过程，外周温度感受器，中枢温度感受器。

 关键词

能量代谢 基础代谢 基础代谢率 体温

第一节 能量代谢

新陈代谢是生物体生命活动的最基本特征，它包括物质的合成代谢和分解代谢两个过程。物质在合成过程中吸收能量，而在分解过程中则释放能量。可见，在新陈代谢过程中，物质的变化与能量的转换是密切相关的。在物质代谢过程中所伴随着的能量的释放、转移、储存和利用，称为能量代谢。

一、能量的来源和去路

机体的各项生理活动都需要能量的驱动。一切功能活动所需的能量，均来源于食物中的三大营养物质（糖、脂肪、蛋白质），其中约70%来自糖，其次是脂肪。在正常情况下，蛋白质很少作为能源被氧化利用。

能源物质分子结构中的碳氢键蕴藏着化学能，在氧化过程中碳氢键断裂，生成 CO_2 和 H_2O 的同时释放所蕴藏的能量。1g 某种食物氧化时所释放的热量，称为该种食物的热价或卡价，如糖的热价为 17.2kJ，脂肪为 39.7kJ。食物的卡价可用于计算食物的含热量，为合理配置饮食提供科学依据。食物氧化要消耗氧，氧的消耗量和物质氧化的产热量之间有严格的定比关系。通常把某种食物氧化时每消耗 1L 氧所产生的热量，称为该食物的氧热价。食物的氧热价在能量代谢的测算方面有着重要意义。食物的产热量＝食物的氧热价×耗氧量（L）。那么，要确定出所耗

机体的能量来源：食物中的糖、脂肪和蛋白质。机体所需能量的 70% 以上由食物中的糖提供，其余由脂肪提供。

氧气是用于氧化哪一种营养物质，还需要知道呼吸商。呼吸商（RQ）指的是在一定时间内机体呼出的 CO_2 的量与吸入的 O_2 量的比值（CO_2/O_2）。糖氧化时所产生 CO_2 的量与所消耗的 O_2 量是相等的，所以糖的呼吸商等于 1，蛋白质和脂肪的呼吸商分别为 0.80 和 0.71。可以根据呼吸商的数值来推测机体利用能量的主要来源。例如呼吸商接近于 1，说明该人在该段时间内利用的能量主要来自糖的氧化。

　　机体能量代谢遵循着能量守恒定律。能量由一种形式转化为另一种形式时，即不增加也不减少。体内的糖、脂肪和蛋白质在氧化分解中释放的能量，其中约 50% 以上成为热能，用以维持体温，并且通过皮肤不断散发到体外，其余部分以化学能的形式储存在 ATP 中的高能磷酸键上。当机体需要时，ATP 分解释放能量，供机体组织利用，完成各种生理活动，如肌肉的收缩和舒张；神经纤维的兴奋传导；细胞内外物质的主动转运；合成各种物质等。其中只有骨骼肌运动时所利用的能量转化为机械外功，其余最终也都转化为热能而散发于体外。因此通过测定一定时间内机体所散发的热量与所作的外功，就可测算出整个机体在单位时间内所消耗的能量，即能量代谢率。ATP 既是机体内重要的贮能物质，又是直接的供功能物质。体内能量的释放、转移、储存、合利用之间的关系如图 7－1。

ATP 既是体内重要的贮能物质，又是体内直接的供能物质。体内产生的能量 50% 以上转化为热量，其余以化学能的形式储存在 ATP。

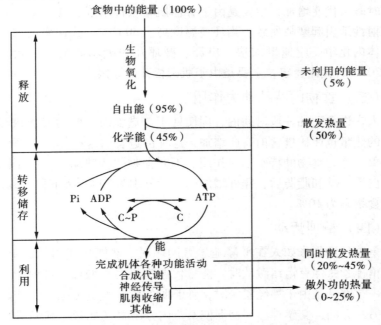

图 7－1　体内能量的释放、转移、储存和利用
C：肌酸；Pi：无机磷酸；C～P：磷酸肌酸

二、影响能量代谢的因素

　　机体在单位时间内的产热量，称为能量代谢率。人在不同环境条件下或在不同功能状态下，能量代谢率变动很大，其影响因素主要有以下

几种。

通常以单位体表面积的产热量作为能量代谢率的衡量标准。

（一）肌肉活动

肌肉活动对能量代谢的影响最为显著，机体任何轻微的活动，都可提高代谢率。例如，在安静状态下，骨骼肌的产热量约占全身总产热量的1/5；若从事轻、中等体力劳动或运动时，机体的能量代谢立即明显增高；若做剧烈运动或劳动时，机体的产热量可比平静时增加数倍至数10倍，其中骨骼肌的产热量可占总产热量的90%以上见表7-1。

表7-1　运动或劳动时的能量代谢率　　　　　　　　kJ/（m·h）

机体的状态	产热量	机体的状态	产热量
躺卧	2.73	扫地	11.37
开会	3.40	打排球	17.05
擦窗子	8.30	打篮球	24.22
洗衣	9.89	踢足球	24.98

（二）环境温度

人体在安静状态下的能量代谢，以在20~30℃时的环境中最为稳定。环境温度高于或低于此温度范围，代谢率均增高。环境温度低于20℃时能量代谢增加，主要是由于骨骼肌紧张性增强，甚至由于寒冷刺激反射性地引起寒战所致。当环境温度高于30℃时，代谢率增加主要是由于体内化学反应速度加快，出汗、循环及呼吸功能增强所致。而在20~30℃时代谢稳定，主要是由于肌肉松弛的原因。

（三）食物的特殊动力作用

人在进食后的一段时间内，即使处于与进食前一样的安静状态，所产生的热量也要比进食前有所增加，这种由进食引起机体产生额外热量的现象，称为食物的特殊动力作用。不同食物的特殊动力效应不同。进食蛋白质、糖和脂肪后，额外增加的热量分别为30%、6%和4%，进食混合食物则为10%。

（四）精神活动

影响能量代谢的因素：①肌肉活动；②环境温度；③食物的特殊动力作用；④精神活动。

单纯神经紧张如人在平静地思考问题时，对能量代谢的影响不大，但若精神紧张伴有情绪激动时，能量代谢率将明显增加。这种增加的原因，一方面，是由于神经紧张时，骨骼肌的紧张性也加强，使产热量增加；另一方面，交感神经兴奋促使某些内分泌腺（如肾上腺髓质）的激素分泌量增加，这些激素具有加速代谢的作用，使产热量增加。

三、基础代谢

（一）基础代谢的概念

基础代谢是指人体在基础状态下的能量代谢。单位时间内的基础代谢称为基础代谢率［BMR，单位为 kJ/（$m^2 \cdot h$）］。基础状态是指人体处于①清晨、清醒、静卧；②空腹（禁食 12 h 以上）；③环境温度在 20～25℃之间；④精神安宁的状态。这种状态下，人体各种生理活动和代谢比较稳定，体内能量的消耗只用于维持一些基本的生命活动（如心跳、呼吸、血压等），故基础代谢率比一般安静时的能量代谢率要低，但它不是人体最低的代谢率，因为熟睡时的代谢率更低，约比安静时低 8%～10%。

正常人基础代谢率随年龄、性别而有所不同。通常男性的基础代谢率略高于女性，幼年比成年高；年龄越大，基础代谢率越低。我国正常人基础代谢率的平均值见表 7-2。

基础状态下的能量代谢称为基础代谢。基础代谢率的单位用 $kJ/m^2 \cdot h$ 表示。

表 7-2　我国正常人基础代谢率的平均值　　　　［kJ/（$m^2 \cdot h$）］

年　龄 性　别	11～15	16～17	18～19	20～30	31～40	41～50	>51
男性	195.5	193.4	166.2	157.8	158.7	154.1	149.1
女性	172.5	181.7	154.1	149.1	146.4	142.4	138.6

（二）测定基础代谢率的临床意义

正常人的基础代谢率是比较恒定的。若是病理情况下（例甲亢、甲低），基础代谢率则偏高或偏低。一般说来，临床实际测定的 BMR 的数值，同表 7-2 所列的正常平均值比较，相差在 ±10%～±15% 以内均属正常。如果相差超过 ±20% 时，才有可能是病理情况。在各种疾病中，甲状腺功能改变对 BMR 影响最为显著。当甲状腺功能亢进时，BMR 可以比正常值增高 25%～80%；如甲状腺功能减退时，BMR 可比正常值低 20%～40%。因此，BMR 的测定是临床诊断甲状腺疾病的重要辅助方法。此外，机体发热时，BMR 升高，体温每升高 1℃，BMR 将升高 13% 左右。

基础状态包括：清醒、静卧、空腹（禁食 12h 以上）、室温在 20～25℃ 之间、精神安宁。

BMR 的正常值：基础代谢率的实测值与正常平均比较，相差 ±15% 以内都属正常；相差超过 ±20% 才有可能是病理现象。

第二节　体温及其调节

体温是指机体深部的平均温度。人和高等动物的体温是相对恒定的，它不因环境的变化而有显著变动。体温的相对恒定是机体内环境稳态的重要指标之一，是机体新陈代谢和一切生命活动正常进行的必要条件。

一、人体正常体温及其生理变动

（一）正常体温

机体内各器官的代谢水平不同，因而其温度也略有差异，其中以肝脏最高，约38℃。但由于血液不断循环，使机体深部各器官的温度能趋于一致。因此机体深部血液的温度可以代表机体深部的平均温度。由于深部温度及血液温度均不易测试，所以临床上通常用直肠、口腔和腋窝温度来代表体温。直肠温度正常值为36.9～37.9℃，比较接近机体深部的温度，口腔（舌下）温度为36.7～37.7℃，腋窝温度为36～37.4℃。体温高于正常为发热，将引起一系列功能紊乱，体温超过42～43℃就危及生命，体温低于30℃以下时，也会使人失去意识以致昏迷。

（二）体温的生理变动

在生理情况下，体温可随昼夜、年龄、性别等因素而有所变化，但这种变化的幅度一般不超过1℃。

1. 昼夜变化

在一昼夜之中，清晨2～6时体温最低，下午1～6时最高。这种昼夜周期性波动称为日节律。研究表明，体温的日节律同肌肉的活动状态以及耗氧量等没有因果关系，而是一种内在的生物节律所决定的。人类下丘脑视上核可能具有生物节律的控制中心即生物钟。

2. 性别差异

成年女性的体温平均比男性高0.3℃，而且其基础体温随月经周期发生规律性变化。月经期和排卵前期其体温较低，排卵日体温最低，排卵后体温升高，并保持较高水平，直至下次月经来潮（图7-2）。因此测定成年女性基础体温的变化可以判断其排卵的日期及有无排卵。而排卵后的体温升高，主要与孕激素水平的周期性变化有关。

在基础状态下测得的体温称为基础体温。女性的基础体温可随月经周期而波动，根据波动规律可确定成年女性的排卵时间。

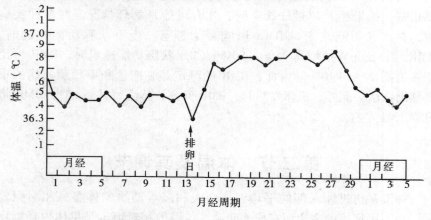

图7-2　女子基础体温的变动曲线

3. 年龄差异

不同年龄的人，能量代谢水平不同，体温也不同。一般说来，儿童体温高于成人，成人体温高于老年。新生儿特别是早产儿，由于体温调节中枢和调节机制的发育还不完善，调节体温的能力差，易受环境变化的影响。因此，对婴幼儿应加强保温护理。老年人因基础代谢率低，体温也偏低，因此也应注意保温。

4. 其他因素

剧烈的肌肉活动、精神紧张、情绪激动等，机体的代谢增强，产热增加，可导致体温升高。因此，在测量体温时，要让受试者在安静状态下进行。麻醉药物能扩张皮肤血管，增加体热散发，从而降低了机体对寒冷环境的适应能力。因此，对麻醉手术的病人，在术中与术后，要特别注意保温护理。

二、人体的产热和散热

机体在代谢过程中不断地产热，同时又不断地将热量散发到体外。正常体温的维持是产热和散热两个过程动态平衡的结果。

（一）产热过程

机体的热量是三大营养物质在各组织器官中进行分解代谢时产生的。由于各器官的代谢水平不同，它们的产热量也不同。安静时，主要产热器官是内脏，其中肝脏代谢最旺盛，产热量最多；运动或劳动时，骨骼肌代谢率显著提高，成为主要产热器官见表7-3。

> 产热器官：安静时，主要产热器官是内脏；运动或劳动时，主要产热器官是骨骼肌。

表7-3　几种组织在安静和活动时的产热量百分比

组　织	占体重百分比（%）	产热量（%）	
		安静时	劳动或运动时
脑	2	16	1
内脏器官	34	56	8
骨骼肌、皮肤	56	18	90
其　他	8	10	1

由于产热多少取决于代谢水平的高低，因此凡能提高代谢水平的因素均能使体内产热量增加。例如交感神经兴奋或肾上腺素、甲状腺素、肾上腺皮质激素分泌的增多，都能促进新陈代谢，使产热量增加。

（二）散热过程

人体散热的主要部位是皮肤，通常约90%以上的热量通过皮肤散发到体外，其于小部分热量通过肺、肾脏和消化道等途径，随呼吸、尿和粪便散发至体外。皮肤散热方式有以下几种。

1. 辐射散热

是指机体以热射线（红外线）的形式将体热传给周围较冷物体的一种散热方式。其散热量的多少主要取决于皮肤与环境之间的温度差以及机体的有效辐射面积。环境温度越低和有效辐射面积越大其散热量越多。机体安静时，辐射散热可达总散热量的60%。但当气温高于皮肤温度或附近有高于皮肤温度的热物体时，人体不仅不能通过辐射方式散热，而且会接受来自环境的辐射热。

> 皮肤散热的主要方式为：辐射、传导、对流和蒸发。

2. 传导散热

是指机体的热量直接传给同它接触的较冷物体的一种散热方式。其散热量多少除取决于皮肤与所接触物体之间的温度差及面积外，还决定于所接触物体的导热性能。脂肪的导热性能差，体内脂肪越多，体热散失越少。故肥胖者，因热量不易向外散发，炎热的天气怕热而易出汗。冰的导热性良好，故临床上常用冰袋、冰帽为高热病人降温。

3. 对流散热

是通过气体的流动来交换热量的一种散热方式。当人体皮肤温度高于周围气温时，机体的热量通过辐射和传导方式传给与皮肤接触的冷气体，这部分空气因受热膨胀变轻而上升，而周围的冷空气随之又流至身体附近。通过这种冷热空气的不断对流交换使体热不断散发。对流散热量的多少，在很大程度上取决于风速。风速越大，对流散热量也越多。羽绒服御寒效果好，其主要原因之一是羽绒间的空气不易流动的结果。

上述三种散热方式，不论辐射、传导或对流方式，都是在环境温度低与体表温度的前提下进行的，环境温度越低，通过上述方式散发热量越多。环境温度与体表温度的差距越小，则散热量越少，当环境温度等于或高于体表温度时，人体热量只有通过另一种途径即蒸发散热。

4. 蒸发散热

是指人体皮肤表面的水分汽化时，带走机体热量的一种散热方式。水从液态变为气态，需要吸收汽化热。在人的体温条件下，每蒸发1g水约吸收 2.43 kJ 的热量。因此体表水分的蒸发是一种有效的散热途径。临床上对一些高热病人用酒精擦浴，就是根据蒸发散热原理达到降温的目的。人体蒸发散热分为不感蒸发和可感蒸发两种形式。

（1）不感蒸发（不显汗）是指体液中的水直接渗出皮肤和黏膜表面，在未聚成水滴之前便被蒸发的一种散热过程。因这种水分蒸发不被觉察，故称为不感蒸发，它与汗腺的活动无关，即使在寒冷季节也依然存在。每日的不感蒸发量为1L左右，其中皮肤蒸发量约 0.6～0.8 L，通过呼吸道的约 0.2～0.4L。不感蒸发受体温和环境温度的影响较大，体温每上升1℃时，不感蒸发的量增加约15%。

（2）可感蒸发（发汗）发汗是指汗腺分泌汗液的过程。通过汗液蒸发可以带走身体的热量。发汗是可以意识到的，故又称可感蒸发。人在安静状态下，当环境温度升高到30℃以上时，或环境温度随低而肌肉活动增强，使体内温度上升时，人体汗腺便分泌汗液，通过汗液的蒸发而散发大量体热。发汗速度受环境温度和空气湿度的影响，环境温度越高，发汗速度越快，如果空气湿度大，气温达25℃时便可引起发汗。空气湿度大时，不利于汗液蒸发，在气温高而湿度大的环境中，人体散热减少，最易发生中暑。

正常情况下，汗液中水分约占99%以上，而固体成分不足1%。固

蒸发散热包括不感知蒸发和可感知蒸发两种。不感知蒸发与汗腺活动有关，持续进行，即使在寒冷的环境中依然存在，故临床补液时，应考虑到由不感知蒸发失去的体液量。

体成分中大部分是氯化钠，也有少量的尿素和乳酸等。所以，大量出汗时，在补充水的同时，还要补充适量的盐，以维持体内水和电解质的平衡。

汗腺主要受交感神经胆碱能节后纤维支配。当人体受到温热性刺激时，反射性地通过交感神经胆碱能纤维使全身大部分汗腺分泌，称为温热性出汗，对体温调节具有重要意义。此外，情绪激动或精神紧张时，可反射性引起手掌、足跖及前额等部位的一些交感神经肾上腺素能纤维支配的汗腺分泌，称为精神性出汗，在体温调节中意义不大。

三、体温调节

人体体温的相对恒定，产热与散热过程的动态平衡，都是靠机体内体温调节机构不断调节的结果。体温调节包括自主性体温调节和行为性体温调节两种方式。自主性体温调节，是指在体温调节中枢的控制下，通过增减皮肤血流量、发汗、寒战等生理反应，调节机体的产热和散热过程，使体温保持相对恒定的调节方式。这是体温调节的基础。行为性体温调节，是指机体通过一定的行为来保持体温的相对稳定。如增减衣着、使用冷暖空调、寒冷时拱肩缩背和踏步、跑步等。它是自主性体温调节的补充。下面主要讨论自主性体温调节。

（一）温度感受器

按分布部位的不同可分为外周温度感受器和中枢温度感受器两类。

1. 外周温度感受器

是分布在皮肤、黏膜和内脏中的对温度变化敏感的游离神经末梢，分为热觉感受器和冷觉感受器。当温度升高时，热觉感受器兴奋；当温度降低时，则冷觉感受器兴奋。其传入冲动到达中枢后，除产生温度感觉外，还能引起体温调节反应。

2. 中枢温度感受器

指分布在中枢神经系统内的对温度变化敏感的神经元，分为热敏神经元和冷敏神经元。前者在温度上升时冲动发放频率增加，而后者则是在温度下降时冲动发放频率增高。这两种神经元在脊髓、延髓、脑干网状结构及下丘脑都有分布，但在视前区的下丘脑前部（PO/AH）分布最多，且热敏神经元明显多于冷敏神经元。

（二）体温调节中枢

对多种恒温动物进行脑分段切除实验显示，当切除大脑皮质及部分皮质下结构，只要保留下丘脑及其以下的神经结构完整，动物仍能维持体温的相对恒定。若进一步破坏下丘脑，则动物体温不能维持相对稳定。这说明调节体温的基本中枢在下丘脑。

PO/AH 中的温度敏感神经元，不仅能感受脑组织温度的变化，还能对下丘脑以外的中枢（如中脑、延髓、脊髓）以及皮肤、内脏等处温度

汗液是低渗液体，当机体大量出汗可因失水大于失盐出现高渗透性脱水。

体温调节的基本中枢在下丘脑。视前区－下丘脑前部（PO/AH）是体温调节整合的中心。

变化的传入信息发生反应，进行整合处理，因而 PO/AH 被认为是体温调节中枢整合机构的中心部分。

来自各方面（如皮肤、内脏器官，中枢部位的脊髓、脑干网状结构等）的温度变化信息在下丘脑整合后，由下述途径发出指令调节体温：①通过交感神经系统控制皮肤血管舒缩反应和汗腺分泌，来调节机体的散热量；②通过躯体运动神经改变骨骼肌活动（如肌紧张、寒战）调节机体的产热量；③通过内分泌系统分泌激素（如甲状腺激素、肾上腺髓质激素等）来影响产热过程，最终维持体温的相对恒定。

（三）体温调定点学说

正常人的体温为何能够维持 37℃ 左右？对此可用调定点学说进行解释。调定点一词是从控温工程中引用的术语。恒温器内部的温度稳定于由其控制装置所调定的数值，这一稳定的温度值，就称为恒温器的调定点。体温调定点学说认为，人体体温的调节类似于恒温器的调节，PO/AH 的中枢温度敏感神经元起调定点的作用。调定点即 PO/AH 的温度敏神经元对温热感受的阈值，正常人一般为 37℃ 左右。调定点的高低决定着体温恒定的水平。

当机体体温高于 37℃ 时，即可刺激热敏神经元，由其发放冲动频率增多，引起散热活动增强，产热活动降低，使升高的体温回降到 37℃ 水平。当体温低于 37℃ 时，则又刺激冷敏神经元，冷敏神经元发放冲动频率增多，引起产热活动加强，散热活动降低，使体温回升到 37℃ 水平。

PO/AH 温度敏感神经元的兴奋阈值可因某些因素的作用而改变，从而使调定点水平发生变化。如由病原微生物感染所引起的发热，主要是由于致热原作用于调定点，使热敏神经元兴奋性下降，冷敏神经元兴奋性增高，调定点因而上移的结果。如果调定点由 37℃ 升至 39℃ 时，则因正常 37℃ 体温低于调定点设定值而使冷敏神经元兴奋引起产热加强，在发热开始前，首先出现畏寒、战栗等产热反应，直至体温升高到 39℃ 以上时才出现散热反应。只要致热因素不消除，产热和散热过程就在此新的体温水平上保持平衡。因此，发热时体温调节功能并无障碍，只是调定点阈值被致热原作用后上移所致。由于环境温度过高而引起机体中暑时，体温也升高，但这并不是因为体温中枢调定点的上移，而是由于体温调节中枢本身的功能障碍所致。

 小结

机体各种生理活动所需的能量主要来源于摄入体内的糖、脂肪和蛋白质所蕴藏的化学能。这些物质氧化时释放的能量，一部分转化成热能，一部分以化学能的形式储存于三磷酸腺苷。机体细胞只能利用三磷酸腺苷分解释放的能量来进行各项功能活动，而且除肌肉收缩所利用的能量转化为机械外功，其余机体所利用的能量最终也都转变为热能。所以在不做外功的条件下，只要测得机体的产热量，即可了解其能量代谢的强度。机体在单位时间的产热量，称为能量代谢率。基础状态下测得的能量代谢率，称为基础代谢率。基础代谢率的测定可用于甲状腺功能异常等疾病的辅助诊断。

体温是指机体深部的平均温度。其相对稳定是机体进行新陈代谢和生命活动的必要条件。在体表测得的温度数值随测试部位而异。口腔一般为36.7~37.7℃，腋温稍低，肛温稍高。体温恒定有赖于机体产热与散热活动的平衡。安静时的主要产热器官是内脏，特别是肝脏；劳动或运动时的主要产热器官为骨骼肌。机体主要的散热部位是皮肤，皮肤散热主要通过辐射、传导、对流、蒸发几种方式进行。人体的体温调节有行为性和自主性两种调节方式。体温调节的基本中枢位于下丘脑，而视前区－下丘脑前部是体温调节整合的中心部位。

 练习题

一、名词解释

1. 能量代谢
2. 基础代谢率
3. 食物卡价
4. 氧热价
5. 呼吸商
6. 食物的特殊动力效应
7. 体温

二、选择题

【A₁型题】

1. 基础代谢率的测定条件是（　　）。
   A. 清醒，静卧　　　　　　B. 禁食12h以上
   C. 室温在20~25℃之间　　D. 精神安宁
   E. 以上都是

2. 生理学所说的体温指（　　）。
   A. 机体表层温度　　　　　B. 机体深部的平均温度
   C. 口腔温度　　　　　　　D. 腋窝温度
   E. 直肠温度

3. 安静时最主要的产热器官是（　　）。
   A. 心　　　　　　B. 肝
   C. 肺　　　　　　D. 脑
   E. 肾

4. 剧烈运动状态，产热量最多的组织是（　　）。
   A. 脑和脊髓　　　B. 内脏
   C. 骨骼肌　　　　D. 甲状腺

E. 肾上腺

5. 在常温下，机体散热的主要方式是（　　）。

　　A. 辐射　　　　　　　　　　　B. 蒸发

　　C. 出汗　　　　　　　　　　　D. 不感知蒸发

　　E. 传导

6. 当环境温度等于或高于皮肤温度时，机体散热的主要方式是（　　）。

　　A. 辐射　　　　　　　　　　　B. 传导

　　C. 对流　　　　　　　　　　　D. 蒸发

　　E. 排泄

7. 体温调节中枢位于（　　）。

　　A. 脊髓　　　　　B. 延髓　　　　　C. 丘脑下部

　　D. 小脑　　　　　E. 大脑

8. 下列哪一种激素不增加机体产热（　　）。

　　A. 甲状腺激素　　　　　　　　B. 孕激素

　　C. 雌激素　　　　　　　　　　D. 肾上腺素

　　E. 去甲肾上腺素

【B₁ 型题】

9. 常温安静的状态下机体散热的主要方式是（　　）。

　　A. 辐射散热　　　　　　　　　B. 传导散热

　　C. 对流散热　　　　　　　　　D. 蒸发散热

　　E. 以上都是

10. 环境温度低于皮肤温度时机体的散热方式是（　　）。

　　A. 辐射散热　　　　　　　　　B. 传导散热

　　C. 对流散热　　　　　　　　　D. 蒸发散热

　　E. 以上都是

三、填空题

1. 机体内的主要贮能物质和供能物质是_____。

2. 人体的主要产热器官是_____，散热的主要部位是_____，其散热方式有_____、_____、_____和_____。

3. 体温调解的基本中枢位于_____，起调定点作用的部位是_____。

四、简答题

1. 简述影响能量代谢的主要因素。

2. 说明正常体温的生理性变化及体温维持相对恒定的重要意义。

3. 简述体温调节调定点的原理及意义。

第八章　肾脏的排泄功能

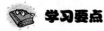 **学习要点**

1. 掌握　排泄的概念以及肾在排泄中的重要地位，尿生成的过程及其影响因素，肾小球滤过率、肾糖阈、渗透性利尿和水利尿的概念。

2. 熟悉　正常尿量、多尿、少尿、无尿的概念，尿液的输送、储存和排放。

3. 了解　尿的理化性质与临床的关系，尿潴留与尿失禁的概念。

 关键词

排泄　有效滤过压　肾小球滤过率　渗透性利尿　水利尿　肾糖阈　重吸收

第一节　概　　述

一、排泄的概念及肾脏的功能

在新陈代谢的过程中，机体通过呼吸和消化吸收来获取氧气和营养物质。营养物质分解时，一方面为生命活动提供能量，另一方面产生各种代谢终产物。机体将代谢终产物、过剩及有害的物质，经血液循环，通过排泄器官排至体外的过程称为排泄。

排泄途径主要有肾、肺、皮肤和消化器官等。

在所有的排泄器官中，肾排出的代谢产物种类最多，数量最大，并可根据机体的状况调整尿液的质和量，所以肾是人体最重要的排泄器官。

肾脏的功能：

排泄功能：通过泌尿活动，不仅可以清除代谢终产物等，还能调节体内的水、电解质和酸碱平衡，对维持内环境的稳态起着重要作用。

内分泌功能：可分泌促红细胞生成素、肾素、前列腺素等多种激素。

二、肾脏的结构和血流特点

（一）肾单位和集合管

肾单位是肾结构和功能的基本单位，它与集合管共同完成尿的生成

尿生成包括三个相连续的过程：肾小球的滤过、肾小管和集合管的重吸收、肾小管与集合管的分泌和排泄。同时肾具有浓缩和稀释尿的功能。

— 127 —

肾单位是肾脏的结构和功能单位，由肾小体及肾小管组成。

过程。人的两肾约有200万个肾单位，每个肾单位的结构分为肾小体和肾小管两部分（图8－1）。

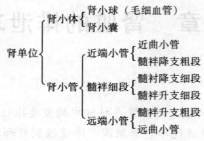

肾单位 {
  肾小体 { 肾小球（毛细血管）/ 肾小囊
  肾小管 {
    近端小管 { 近曲小管 / 髓袢降支粗段
    髓袢细段 { 髓袢降支细段 / 髓袢升支细段
    远端小管 { 髓袢升支粗段 / 远曲小管
  }
}

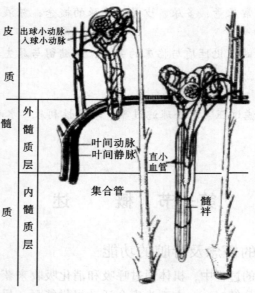

图 8－1　肾单位、皮质肾单位和近髓肾单位

肾单位按所在的部位分为皮质肾单位和近髓肾单位。其结构特点见（表8－1和图8－1）。

肾单位不包括集合管，但集合管参与尿生成。

集合管不属于肾单位，但在结构上与远曲小管，在尿的生成过程中，尤其在尿的浓缩和稀释及维持体内电解质平衡中起重要作用。每条集合管接收多条来自远曲小管的液体，最后形成终尿。

表8－1　两类肾单位的结构和特点比较

	皮质肾单位	近髓肾单位
肾小球分布	肾皮质的外层和中层	肾皮质的近髓层
肾小球体积、数目	小，多（约占85%～90%）	大，小（约占10%～15%）
入、出球小动脉口径	入球小动脉 > 出球小动脉	差异甚小
出球小动脉分支	为一支，分布于肾小管周围	分两支，一支分布于肾小管周围，另一支为U形直小血管
髓袢长度	短，只达外髓层	长，深入内髓层甚至达乳头部
球旁器	有，含肾素颗粒多	几乎无

续　表

	皮质肾单位	近髓肾单位
交感神经支配	主要分布于入球小动脉	主要分布于出球小动脉
血流量	多（＞90%）	少（＜10%）
功能特点	主要与尿生成和肾素分泌有关	主要与尿的浓缩、稀释有关

（二）球旁体

球旁体又称近球小体，主要存在于皮质肾单位，由球旁体、致密斑和球外系膜细胞组成。

1. 球旁细胞

又称近球细胞，是入球小动脉和出球小动脉中一些特殊分化的平滑肌细胞，细胞内含分泌颗粒，能合成、贮存和释放肾素。

2. 致密斑

致密斑是髓袢升支粗段的远端部行至同一肾单位入球小动脉和出球小动脉夹角处，其朝向肾小体侧的上皮细胞增、变窄而形成的椭圆形斑样隆起。致密斑能感受小管液中 NaCl 浓度的变化，并传递信息给球旁细胞，调节肾素的释放。

3. 球外系膜细胞

是位于入球小动脉和出球小动脉之间的一群细胞，具有吞噬和收缩功能。

（三）肾血液循环特点

1. 血流量大，分布不均匀

正常成人安静时两侧肾的血流量约为1200mL/min，相当于心输出量的1/5～1/4。肾流量的94%分布于肾皮质，约5%分布在肾髓质，其余不足1%供应内髓。

2. 在肾内血流通路中形成两次毛细血管网

每支入球小动脉进入肾小体后，又分成肾小球毛细血管网，后者汇集成出球小动脉而离开肾小体。出球小动脉再次分支成毛细血管网，缠绕于肾小管和集合管周围，然后才汇合成静脉。在皮质肾单位，由于入球小动脉比出球小动脉口径大，故肾小球毛细血管的血压较高，这有利于肾小球的滤过作用。由于出球小动脉的口径较小，阻力较大，血液流经该段时血压降落较大，故肾小管周围毛细血管的血压较低，这有利于肾小管的重吸收作用。

（四）肾血流量的调节

1. 肾血流量的自身调节

在离体肾灌流的实验中观察到，当肾动脉流压由 20mmHg（2.7kPa），升高到80mmHg（10.7kPa）的过程中，肾血流量随灌流压的升高而增加；当灌流压在 80～180 mmHg（10.7～24kPa）范围内变动时，肾血流量保持相对恒定；进一步升高灌流压，肾血流量又随之增加（图 8-4）。这种血流量不依赖于神经和体液因素的作用，而在一定的血压变动范围内保持相对恒定的现象，称为肾血流量的自身调节。其机制一般用肌原学说解释：血压在一定范围内升高时，入球小动脉平滑肌紧张性增大，使入球小动脉口径缩小，增大血流阻力，因而肾血流量不会明显增加；当血压在此范围内降低时，入球小动脉舒张，血流阻力减小，肾血流量不会明显减少。当血压高于 180mmHg 或低于 80mmHg 时，小动脉平滑肌的收缩和舒张能力已分别达到极限，不能维持肾血流量的自身调节。

2. 肾血流量的神经体液调节

肾血流量的神经体液调节使肾血流量与全身的血液循环相配合。调节肾血流量的神经以交感神经为主，一般情况下其作用不明显。当发生大出血、休克、低氧等病理情况时，肾交感神经的活动可反射性增强，引起肾血管收缩，肾血流量减少，以保证心、脑等重要器官的血液供应。

在体液因素中，肾上腺素、去甲肾上腺素、血管紧张素、血管升压素等对肾血管有收缩作用；前列腺对肾血管有扩张作用；内皮细胞释放的内皮素引起肾血管收缩，释放的一氧化氮可使肾血管扩张。

第二节 尿生成的过程

尿液是在肾单位和集合管中生成的。尿生成的过程包括三个相互联系的环节：① 肾小球的滤过；② 肾小管和集合管的重吸收；③ 肾小管和集合管的分泌。

一、肾小球的滤过功能

原尿是血浆的超滤液。

肾小球的滤过是指血液流经肾小球毛细血管时，血浆中除大分子血浆蛋白以外的水、无机盐、小分子有机物等，透过滤过膜进入肾小囊形成原尿的过程。肾小球的滤过是尿生成的第一个环节，原尿中除蛋白质以外，其余成分及浓度与血浆基本相同（表 8-2）。

表 8-2 血浆、原尿和终尿成分比较

成 分	血 浆（g/L）	原 尿（g/L）	终 尿（g/L）	重吸收率（%）
Na^+	3.3	3.3	3.5	99
K^+	0.2	0.2	1.5	94
Cl^-	3.7	3.7	6.0	99
磷酸根	0.04	0.04	1.5	67
尿素	0.3	0.3	20.0	45

续表

成　分	血浆（g/L）	原尿（g/L）	终尿（g/L）	重吸收率（%）
尿酸	0.02	0.02	0.5	79
肌酐	0.01	0.01	1.5	-
氨	0.001	0.001	0.4	-
葡萄糖	1.0	1.0	极微量	近100
蛋白质	60~80	0.30	微量	近100
水	900	980	960	99

（一）滤过的结构——滤过膜

1. 滤过膜的结构

滤过膜由三层结构组成：内层是毛细血管内皮细胞层，中间是基膜层，外层是肾小囊脏层上皮细胞层。三层结构上的孔道，构成了滤过膜的机械屏障。除机械屏障之外，在滤过膜的各层结构上，均覆盖有一层带负电荷的蛋白质，可阻碍带负电荷的蛋白质通过，起着电学屏障的作用。两道屏障使滤过膜对血浆成分的滤过有着严格的限制，对原尿的成分起着决定性作用。

2. 滤过膜的通透性

血浆中的物质通过滤过膜的难易主要取决于物质分子大小。一般来说，以分子量为70000的物质分子作为肾小球滤过的界限。分子量大于等于70000的物质分子完全不能通过滤过膜。此外，血浆中的物质通过滤过膜的难易还与其所带电荷有关。白蛋白是三类血浆蛋白中最小的蛋白质，分子量虽然只有69000，但由于其带有负电荷，因此不能通过电学屏障，故原尿中几乎没有蛋白质。

肾小球滤过作用的结构基础：是滤过膜，它通过机械性屏障和电学屏障进行选择性滤过。

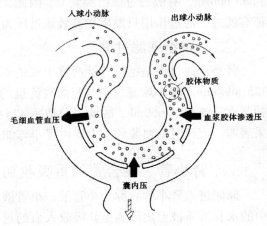

图8-2　肾小球有效滤过压

3. 滤过膜的面积

正常成人两侧肾脏200多万个肾单位都处在活动状态，滤过膜的总面积约为1.5m^2，这样的滤过面积，对于肾小球的滤过十分有利。

（二）滤过的动力　有效滤过压

有效滤过压是肾小球滤过的动力，其组成与组织液生成的有效滤过压相似（图8-2）。但由于肾小囊内的原尿几乎没有蛋白质，所以：

肾小球有效滤过压 = 肾小球毛细血管血压 -（血浆胶体渗透压 + 囊内压）

1. 肾小球毛细血管血压

肾小球毛细血管血压是肾小球有效滤过压中的唯一动力成分。由于肾动脉直接发自腹主动脉，并且入球小动脉较出球小动脉短而粗，故肾小球毛细血管血压较其他组织的毛细血管血压高，约为 45 mmHg，且入球小动脉端和出球小动脉端肾小球毛细血管血压几乎相等。

2. 血浆胶体渗透压

血浆胶体渗透压是肾小球滤过的阻力，约为 25 mmHg。在血液从入球小动脉流向出球小动脉的过程中，随着水和小分子物质的不断滤出，血浆蛋白被浓缩，血浆胶体渗透压逐渐升高。

3. 囊内压

囊内压是指肾小囊内的原尿对囊壁的压力，一般情况下变化不大，约为 10 mmHg。

正常情况下，肾小球毛细血管血压和囊内压都比较稳定，而在血液从入球小动脉流向出球小动脉的过程中，血浆胶体渗透压随着肾小球滤过逐渐升高到 35 mmHg，有效滤过压也随之发生变化。

入球小动脉端 有效滤过压 = 45 -（25 + 10）= 10（mmHg）
出球小动脉端 有效滤过压 = 45 -（35 + 10）= 0（mmHg）

实际上，血液尚未流到出球小动脉之前，血浆胶体渗透压已经升高到 35 mmHg，有效滤过压已经为 0。因此，肾小球毛细血管的全长并非都有滤过，滤过作用只发生在有效滤过压为 0 之前的那段毛细血管中。

（三）肾小球滤过率

肾小球滤过率是指每分钟两肾生成的原尿量，正常成人安静时约为 125 mL/min。肾小球滤过率与肾血浆流量的比值，称为滤过分数。每分钟肾血浆流量约 660mL，故滤过分数为 $125/660 \times 100\% \approx 19\%$。这一结果表明，流经肾的血浆约有 1/5 由肾小球滤入囊腔生成原尿。

二、肾小管、集合管的重吸收功能

原尿进入肾小管后称为小管液。小管液流经肾小管和集合管时，其中的水和溶质被上皮细胞重新吸收入血的过程，称为肾小管和集合管的重吸收。根据肾小球滤过率计算，正常成人每昼夜生成的原尿量约为 180L，而每昼夜排出的终尿量一般为 1.5L 左右。表明原尿中约有 99% 的水被重吸收，同时其他物质也被不同程度的重吸收（表 8-2）。

（一）重吸收的部位

肾小管各段和集合管都有重吸收能力，但以近端小管的重吸收能力最强。正常情况下，小管液中的葡萄糖、氨基酸等营养物质，几乎全部

肾小球滤过的动力： 是有效滤过压，它等于滤过膜两侧促进液体滤过的力量减去阻止液体滤过的力量。

在近端小管重吸收，大部分的水、无机盐、尿素等也在此重吸收，其余的水和无机盐等，分别在肾小管其他各段和集合管重吸收，少量随尿排出。

（二）重吸收的特点

1. 选择性

比较原尿和终尿的成分（表8-1）可以看出，各种物质重吸收的比例是不同的。一般情况下，凡是对机体有用的物质，如葡萄糖、氨基酸、Na^+、HCO_3^-等，肾小管和集合管上皮细胞能够全部重吸收或大部分重吸收，而有的物质重吸收较少，有的物质甚至完全不被重吸收（图8-3）。说明肾小管和集合管上皮细胞对于物质的重吸收具有一定的选择性。这既可避免营养物质的流失，又能有效地清除代谢终产物、过剩的及有害的物质，从而净化血液。

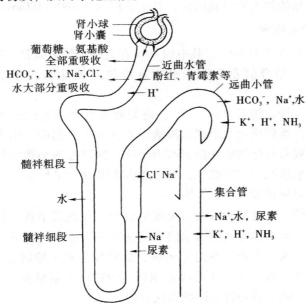

图8-3 肾小管和集合管的重吸收及分泌

2. 有限性

当小管液中某种物质的浓度过高，超过上皮细胞对其重吸收的极限时，该物质就不能被全部重吸收，终尿中将会出现该物质。这是由于肾小管和集合管的上皮细胞膜上，转运该物质的蛋白质数量有限的缘故。

（三）几种物质的重吸收

1. Na^+和Cl^-的重吸收

Na^+和Cl^-重吸收率约为99%。其中近端小管的重吸收能力最强，约占滤过量的65%~70%，其余的分别在肾小管其他各段和集合管重吸收（图8-4）。

Na$^+$的重吸收以主动重吸收为主，伴随着 Na$^+$的重吸收，小管内电位降低而上皮细胞内电位升高，造成了小管液和上皮细胞内的电位差，Cl$^-$被动进入上皮细胞。

2. 葡萄糖的重吸收

原尿中的葡萄糖与血糖浓度相等，但正常情况下，终尿中几乎不含葡萄糖，这表明葡萄糖的重吸收率接近 100%。葡萄糖的重吸收仅限于近端小管（图 8-4），肾小管其他各段对葡萄糖都没有重吸收能力。因此，近端小管如果不能将小管液中的葡萄糖全部重吸收，尿中就会出现葡萄糖。

近端小管对葡萄糖的重吸收具有一定限度，当血糖浓度升高到一定水平时，上皮细胞对葡萄糖的重吸收达到极限，血糖浓度如果再继续升高，葡萄糖不能全部被重吸收而随着尿液排出，导致糖尿。尿中刚开始出现葡萄糖的血糖浓度称为肾糖阈。肾糖阈反映了肾小管上皮细胞对葡萄糖的最大重吸收限度，其正常值约为 160～180mg/100mL。

3. 水的重吸收

水的重吸收率为 99%，其中约 70% 在近端小管重吸收，20%～30% 在远曲小管和集合管重吸收。水的重吸收是被动的，通过渗透方式进行。

在近端小管，随着 Na$^+$、Cl$^-$、葡萄糖等各种溶质的重吸收，小管液中的水借助溶质重吸收形成的渗透压差进入上皮细胞。由于此段肾小管对水的重吸收是伴随溶质的吸收而吸收，所以近端小管水的重吸收量不因机体的水状况而发生改变，属于必需重吸收（又称等渗性重吸收）。正常情况下对尿量没有明显影响。

远曲小管和集合管对水的重吸收率虽然不及近端小管，但其对水的重吸收量可根据机体对水的需求情况接受抗利尿激素的调节，属于调节重吸收。由于水的重吸收率约为 99%，即终尿量只占原尿量的 1%，所以，只要重吸收减少 1%（重吸收率降为 98%），尿量就会增加 1 倍。正常情况下，调节重吸收是影响终尿量的关键。

三、肾小管、集合管的分泌功能

肾小管和集合管的分泌是指肾小管和集合管的上皮细胞将细胞内或血浆中的物质转运至小管液的过程。肾小管和集合管主要分泌 H$^+$、NH$_3$ 和 K$^+$等。

（一）H$^+$的分泌

近端小管、远曲小管和集合管的上皮细胞都能分泌 H$^+$，但近端小管分泌 H$^+$的能力最强。

近端小管分泌 H$^+$是通过 H$^+$ - Na$^+$交换实现的。在近端小管，由上皮细胞代谢产生或由小管液进入细胞的 CO$_2$，在碳酸酐酶的催化下与 H$_2$O 结合生成 H$_2$CO$_3$，进而解离成 HCO$_3^-$ 和 H$^+$。H$^+$被主动分泌到小管

葡萄糖重吸收的部位只限于近球小管，主要在近曲小管，并与 Na$^+$的重吸收相耦联。

肾小管对葡萄糖的重吸收有一定限度。

肾糖阈：尿中不出现葡萄糖的最高血糖浓度。

水的重吸收有两种情况：①必然性重吸收：指在近端小管伴随溶质而重吸收，与体内是否缺水无关；②调节性重吸收：是发生在远曲小管和集合管对水的重吸收，受抗利尿激素的调节，重吸收量取决于体内含水量，以调节体内的水平衡。

液，HCO_3^- 则留在上皮细胞内。H^+ 的分泌导致了小管内外的电位变化，Na^+ 被动转移到小管上皮细胞中，这种 H^+ 的分泌与 Na^+ 的重吸收耦联的过程称为 $H^+ - Na^+$ 交换。进入上皮细胞的 Na^+ 很快转移到血液中，HCO_3^- 也随着 Na^+ 一起转移入血。这样，上皮细胞每分泌一个 H^+，就会重吸收一个 Na^+ 和一个 HCO_3^- 而形成 $NaHCO_3$（图 8-4）。$NaHCO_3$ 是体内重要的"碱贮备"，因此，H^+ 的分泌具有排酸保碱、维持体内酸碱平衡的重要作用。

（二）K^+ 的分泌

尿中的 K^+ 主要是远曲小管和集合管分泌的。K^+ 的分泌是一种被动过程，与 Na^+ 的主动重吸收密切相关。远曲小管和集合管上皮细胞对 Na^+ 的主动重吸收，造成了管腔内的负电位，K^+ 顺电位梯度从上皮细胞被动进入小管液。这种 K^+ 的分泌与 Na^+ 的重吸收耦联的过程，称为 $K^+ - Na^+$ 交换（图 8-5）。

由于泌 K^+ 和泌 H^+ 都是与 Na^+ 的重吸收耦联，故 $K^+ - Na^+$ 交换和 $H^+ - Na^+$ 交换具有竞争抑制作用，即当 $H^+ - Na^+$ 交换增多时，$K^+ - Na^+$ 交换减少；而 $K^+ - Na^+$ 交换增多时，$H^+ - Na^+$ 交换减少。在酸中毒情况下，$H^+ - Na^+$ 交换增多，而 $K^+ - Na^+$ 交换减少，机体排 K^+ 减少，导致高血钾；相反，在碱中毒时，$H^+ - Na^+$ 交换减少，而 $K^+ - Na^+$ 交换增多，机体排 K^+ 增多，导致低血钾。

（三）NH_3 的分泌

NH_3 主要由远曲小管和集合管上皮细胞内的谷氨酰胺脱氨基产生。NH_3 是一种脂溶性物质，能通过细胞膜向 pH 值低的方向扩散。而 H^+ 的分泌降低了小管液的 pH 值，促进 NH_3 向小管液中分泌。NH_3 分泌到小管液以后，可与 H^+ 结合生成 NH_4^+，NH_4^+ 进一步与小管液中的 Cl^- 结合，生成 NH_4Cl 随尿排出（图 8-4）。

H^+ 和 NH_3 分泌的意义：有着直接或间接的排酸保碱、维持体内酸碱平衡的重要作用。

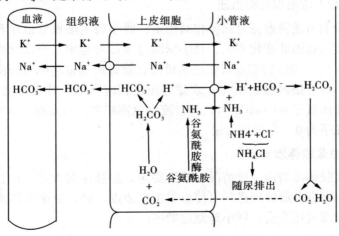

图 8-4　H^+、NH_3 和 K^+ 分泌关系

NH_3 的分泌降低小管液中的 H^+ 浓度，促进了 H^+ 的继续分泌。可见肾小管和集合管 H^+ 的分泌和 NH_3 的分泌之间可以相互促进。故 NH_3 的分泌有着间接的排酸保碱、维持酸碱平衡的作用。

第三节　影响尿生成的因素

一、影响肾小球滤过的因素

（一）肾血浆流量的改变

肾血浆流量是肾小球滤过的前提。肾血浆流量增大时，滤过增多；肾血浆流量减少时，滤过减少。在血液流经毛细血管的过程中，随着血浆中的水分不断滤出，血浆胶体渗透压逐渐升高，有效滤过压逐渐下降至零。如果肾血浆流量增大，肾小球毛细血管内血浆胶体渗透压的上升速度减慢，肾小球毛细血管生成滤液的有效长度延长，有效滤过面积增大，肾小球滤过率随之增高。相反，当肾血浆流量减小时，血浆胶体渗透压的上升速度加快，毛细血管有效滤过压下降速度加快，未到出球端已降到零。致使肾小球毛细血管生成滤液的有效长度缩短，肾小球滤过率亦随之降低。肾小球正常情况下因肾血流量存在自身调节，肾小球血浆流量能保持相对稳定，只有在人体进行剧烈运动或处于大失血、严重缺氧等病理情况下，因交感神经兴奋增强，肾血管收缩，使肾血流量和肾小球血浆流量明显减少时，才引起肾小球滤过率降低。

（二）有效滤过压的改变

有效滤过压是肾小球滤过的动力，组成有效滤过压的三个因素中，任何一个因素发生改变，都会影响肾小球的滤过。

1. 肾小球毛细血管血压

自身调节使肾血流量保持相对稳定，肾小球毛细血管血压和肾小球有效滤过压也因此变化不大，肾小球滤过也相对稳定。当动脉血压低于80 mmHg 时，由于肾血管舒张已达极限，故肾血流量将随血压降低而减少，肾小球毛细血管血压和有效滤过压也相应降低，肾小球滤过减少。当动脉血压低于40 mmHg 时，肾血流量急剧减少，有效滤过压和肾小球滤过率几乎为 0，可导致无尿。

2. 血浆胶体渗透压

血浆胶体渗透压一般情况下较为稳定。静脉注射大量生理盐水、严重的营养不良及肝肾疾患均可使血浆蛋白浓度下降，血浆胶体渗透压降低，有效滤过压升高，肾小球滤过增多。

3. 囊内压

正常情况下囊内压变化不大。如果肾盂或输尿管结石、肿瘤压迫等原因使尿路发生阻塞时，囊内压升高，有效滤过压降低，肾小球滤过减少。

（三）滤过膜的改变

1. 滤过膜的面积

某些疾病如急性肾小球肾炎时，由于肾小球毛细血管上皮细胞增生、肿胀，使得毛细血管腔狭窄甚至完全阻塞，活动的肾小球数目减少，有效滤过面积减小，肾小球滤过减少，导致少尿甚至无尿。

2. 滤过膜的通透性

病理情况下，滤过膜的通透性可因电学屏障或机械屏障作用的削弱而增大，使本来不能通过的蛋白质甚至红细胞滤出，出现蛋白尿或（和）血尿。

二、影响肾小管、集合管重吸收和分泌的因素

（一）小管液溶质浓度

小管液溶质浓度决定小管液的渗透压，而小管液的渗透压是肾小管和集合管重吸收水的阻力。若小管液溶质浓度升高，渗透压随之升高，肾小管各段和集合管对水的重吸收减少，尿量将增加，这种利尿方式称为渗透性利尿。糖尿病人的多尿，就是由于血糖浓度超过肾糖阈，小管液中的葡萄糖不能被全部吸收，引起小管液中的葡萄糖增多，小管液渗透压升高，使水的重吸收减少，导致尿量增加。临床上常采用能被肾小球滤过，但不能被肾小管和集合管重吸收的药物如甘露醇等，来提高小管液中的溶质浓度，使水的重吸收减少，达到脱水消肿的目的。

渗透性利尿： 由于小管液中溶质浓度增加，渗透压升高，使水的重吸收减少所发生的尿量增多现象，称为渗透性利尿。

（二）抗利尿激素

抗利尿激素（ADH）在下丘脑视上核和室旁核的神经元胞体合成后，沿神经元的轴突运至神经垂体贮存，并由此释放入血。抗利尿激素的主要生理作用是增加远曲小管和集合管上皮细胞对水的通透性，促进水的重吸收，导致尿量减少，故称抗利尿激素。大剂量的抗利尿激素除抗利尿作用外，还能收缩全身小动脉（包括冠状动脉），使外周阻力增大，动脉血压升高，又称血管升压素（VP）。调节抗利尿激素释放的主要因素是血浆晶体渗透压和循环血量。

抗利尿激素释放的有效刺激是血浆晶体渗透压和循环血量。

1. 血浆晶体渗透压

血浆晶体渗透压的变化是调节抗利尿激素合成和释放的重要生理因素。在下丘脑视上核和室旁核及其附近有渗透压感受器，对血浆晶体渗透压的变化非常敏感，并可调节抗利尿激素的合成和释放。在大量出汗，严重呕吐或腹泻等情况下，由于机体水分丧失过多，血浆晶体渗透压增高，引起渗透压感受器兴奋，抗利尿激素合成和释放增多，远曲小

管和集合管对水的重吸收增加，尿量减少，有利于晶体渗透压恢复至正常水平。相反，如果在短时间内大量饮水，水吸收入血后血液被稀释，血浆晶体渗透压降低，引起渗透压感受器抑制，抗利尿激素合成和释放减少，远曲小管和集合管对水的重吸收减少，尿量增多，使体内多余的水分及时排出体外。这种大量饮入清水引起的抗利尿激素释放减少，尿量明显增多的现象称为水利尿（图8-5）。血浆晶体渗透压的改变对于抗利尿激素合成和释放的调节以及体内水平衡的维持有着重要的意义。

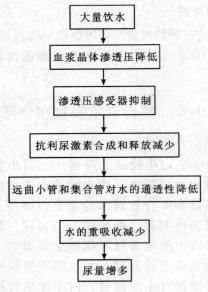

图 8 - 5　水利尿示意图

2. 循环血量

循环血量的改变可作用于左心房和胸腔大静脉管壁上的容量感受器，反射性地调节抗利尿激素释放。在急性大失血、严重呕吐和腹泻等情况下，循环血量减少，对容量感受器的刺激减弱，抗利尿激素的合成和释放增多，远曲小管和集合管对水的重吸收增加，尿量减少，有利于血容量的恢复。相反，在大量饮水、大量补液时，循环血量增加，对容量感受器的刺激增强，抗利尿激素的合成和释放减少，水的重吸收减少，尿量增加，以排出体内过剩的水分。

由此可见，血浆晶体渗透压和循环血量的改变都可以通过负反馈机制，调节抗利尿激素的释放，从而维持血浆晶体渗透压和血容量的相对稳定（图8-6）。如果下丘脑或下丘脑垂体束发生病变，可使抗利尿激素合成或释放障碍，导致尿量显著增加，每日可达10L以上，称为尿崩症。

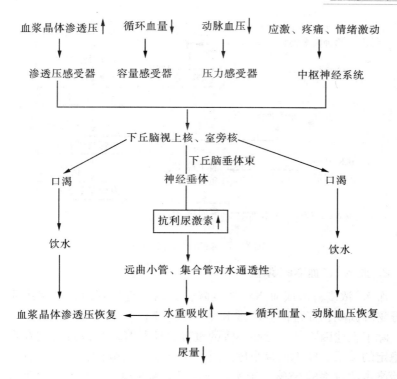

图8-6　抗利尿激素分泌和释放调节

（三）醛固酮

醛固酮是由肾上腺皮质球状带细胞分泌的一种调节水盐代谢的激素。其主要生理作用是促进远曲小管和集合管对 Na^+ 的重吸收，同时促进 K^+ 的分泌。Na^+ 重吸收增加的同时，还伴有 Cl^- 和水的重吸收增加，因此，醛固酮具有保 Na^+、排 K^+，间接保水的作用。可使血 Na^+ 增高，血 K^+ 降低，尿量减少，血容量增多。

醛固酮的分泌主要受肾素—血管紧张素—醛固酮系统和血 K^+、血 Na^+ 浓度的调节。

1. 肾素—血管紧张素—醛固酮系统

肾缺血时，近球细胞分泌肾素。肾素可将血浆中的血管紧张素原水解为血管紧张素Ⅰ，血管紧张素Ⅰ在转换酶的作用下转变为血管紧张素Ⅱ，血管紧张素Ⅱ可进一步在氨基肽酶的作用下水解为血管紧张素Ⅲ。血管紧张素Ⅰ主要刺激肾上腺髓质，使其分泌肾上腺素和去甲肾上腺素而增强心脏活动；血管紧张素Ⅱ和血管紧张素Ⅲ都具有收缩血管和刺激醛固酮分泌的双重作用，但血管紧张素Ⅱ收缩血管的作用比较强，而血管紧张素Ⅲ主要刺激肾上腺皮质分泌醛固酮。由于肾素的分泌决定了血浆中血管紧张素的浓度，进而决定了血中的醛固酮水平，因此，在肾素、血管紧张素和醛固酮之间构成了一个彼此联系的功能系统，称为肾素—血管紧张素—醛固酮系统（图8-7）。

肾素分泌增多、血 K^+ 浓度升高或血 Na^+ 浓度降低，均可使醛固酮分泌增多。

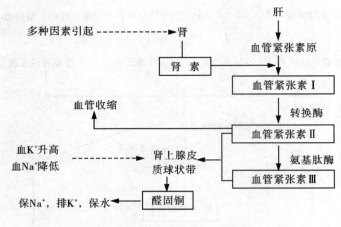

图 8-7 醛固酮分泌调节

2. 血 K^+、血 Na^+ 浓度

血 K^+ 浓度升高或血 Na^+ 浓度降低，均可直接刺激肾上腺皮质球状带分泌醛固酮，促进保 Na^+ 排 K^+（图 8-7）。

除了上述因素外，近端小管的重吸收还与肾小球滤过之间存在着比较稳定的关系。即无论肾小球滤过率是增加还是减少，近端小管重吸收量始终占滤过率的 65%～70%，这种现象称为球—管平衡。其生理意义在于使尿中排出的 Na^+ 和水不会随肾小球滤过率的增减而发生大幅度变动，维持体内的水钠平衡。球—管平衡在某些情况下可被打破。如渗透性利尿时，小管液溶质渗透压升高，妨碍了水的重吸收，虽然肾小球滤过率不变，近端小管重吸收率可小于 65%～70%，尿量和尿 Na^+ 排出明显增多。

三、尿液的浓缩和稀释

肾小管和集合管还具有稀释和浓缩尿液的功能，对维持机体水平衡具有重要意义。当机体缺水时，肾排除高渗尿，以保留体内水分；机体多水时，肾排除低渗尿，以排出体内多余水分。

肾髓质高渗的形成：外髓部高渗梯度是由髓袢升支粗段主动重吸收 NaCl 形成的；内髓部高渗梯度的形成与尿素再循环和 NaCl 的重吸收有关。肾髓质高渗梯度的保持有赖于直小血管的作用。

尿液浓缩和稀释的条件有 2 个：①肾髓质高渗状态的存在，是尿液浓缩的基础；②ADH 的分泌，是尿浓缩的关键。当机体缺水时，ADH 释放增加，远曲小管和集合管对水的通透性升高，小管液在流经高渗透压的肾髓质的途中，因水不断向髓质间隙扩散而被浓缩，形成高渗尿。当体内水过多时，ADH 释放减少，该段小管对水不通透，尽管小管液中的 Na^+ 仍被主动重吸收，水却不能向肾髓质间隙扩散，导致小管液渗透压下降，即尿液被稀释形成低渗尿。

第四节　尿液及其排放

一、尿　液

（一）尿　量

正常成年人每昼夜尿量为 1 ~ 2L，平均为 1.5L。尿量的多少取决于机体的摄水量和其他途径的排水量。每昼夜尿量长期保持在 2.5L 以上，称为多尿；一昼夜尿量介于 0.1 ~ 0.5L 之间，称为少尿；一昼夜尿量不足 0.1L，称为无尿。正常人每天代谢产生的固体代谢终产物至少要溶解在 0.5L 尿液中才能排出。少尿和无尿会使代谢终产物因排出不畅而在体内积蓄，严重时可导致尿毒症；多尿则可使机体水分大量丧失，导致脱水。这些病理情况都会破坏内环境稳态，严重时危及生命。

尿量和尿的颜色异常变化，可作为临床评价肾功能一客观指标。

（二）尿液的理化性质

1. 颜色

正常新鲜尿液为淡黄色透明液体。尿液颜色主要来自胆色素的代谢产物。大量饮水后，尿液被稀释，颜色变淡；机体缺水时，尿量减少，尿液浓缩，颜色变深。

2. 渗透压

正常尿液的渗透压一般高于血浆渗透压。若尿液的渗透压低于血浆渗透压时称为低渗尿，尿液渗透压高于血浆渗透压时称为高渗尿。一般情况下，机体排出的都是不同程度的高渗尿。

3. 酸碱度

尿液通常为酸性，pH 在 5.0 ~ 7.0 之间。素食者因植物酸（酒石酸、苹果酸等）可在体内氧化，酸性产物较少，故尿液呈碱性。

（三）尿液的化学成分

尿液的主要成分是水，占 95% ~ 97%，溶质占 3% ~ 5%，正常尿液中的溶质主要是电解质和非蛋白含氮化合物。电解质中以 Na^+、Cl^- 含量最多，非蛋白含氮化合物中则以尿素为主。此外，正常尿中还含有微量的糖、蛋白质、酮体等，但一般不易检出。

病理情况下，尿液的成分可以发生明显的变化。如肾小球肾炎患者，尿中蛋白质含量可明显增加，糖尿病患者尿中可出现葡萄糖，有时还可出现酮体。因此，测定尿的化学成分，有助于对某些疾病的诊断。

二、尿液的排放

原尿经肾小管和集合管的重吸收和分泌后形成终尿，由集合管汇入乳头管，再经肾盏进入肾盂，最后通过输尿管输送到膀胱贮存。

正常人尿液中不应检测出红细胞和蛋白质。

尿的生成是一个连续的过程，而膀胱的排尿是间歇的。正常人膀胱内贮存的尿量达 100～150mL 时，开始有膀胱充盈感；尿量达 200mL 及以上时，则产生尿意；当膀胱内尿量达 400～500mL 时，膀胱内压会明显上升，引起排尿活动。

排尿反射属于正反馈。

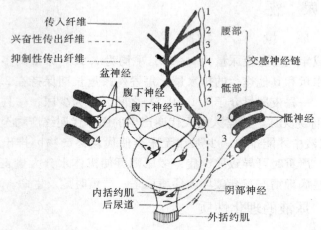

图 8-8　膀胱和尿道的神经支配

（一）排尿反射

当膀胱内尿量达 400～500mL 时，由于膀胱内的压力明显升高，膀胱壁上的牵张感受器兴奋，冲动沿盆神经传入纤维到达脊髓骶段的初级排尿中枢，进而上行到达大脑皮质高级排尿中枢，引起尿意。如果环境条件不许可，大脑皮质高级排尿中枢将发出抑制性冲动到达脊髓，使初级排尿中枢活动减弱，排尿反射则暂时中断。如环境条件许可，大脑皮质高级排尿中枢则发出兴奋性冲动达到脊髓，加强初级排尿中枢的活动，使盆神经兴奋，引起膀胱逼尿肌收缩，尿道内括约肌舒张；阴部神经抑制，使尿道外括约肌舒张，尿液排出。尿液流经后尿道时，刺激后尿道壁上的感受器，进一步反射性的加强脊髓初级排尿中枢的活动（图8-9）。这种正反馈调节使排尿反射不断加强，直至膀胱内尿液排完。

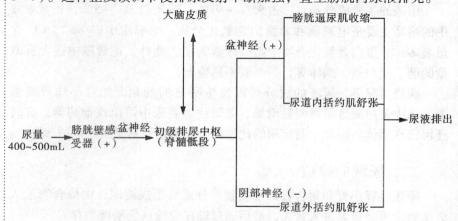

图 8-9　排尿反射过程

第四节　尿液及其排放

一、尿　液

（一）尿　量

正常成年人每昼夜尿量为 1~2L，平均为 1.5L。尿量的多少取决于机体的摄水量和其他途径的排水量。每昼夜尿量长期保持在 2.5L 以上，称为多尿；一昼夜尿量介于 0.1~0.5L 之间，称为少尿；一昼夜尿量不足 0.1L，称为无尿。正常人每天代谢产生的固体代谢终产物至少要溶解在 0.5L 尿液中才能排出。少尿和无尿会使代谢终产物因排出不畅而在体内积蓄，严重时可导致尿毒症；多尿则可使机体水分大量丧失，导致脱水。这些病理情况都会破坏内环境稳态，严重时危及生命。

尿量和尿的颜色异常变化，可作为临床评价肾功能一客观指标。

（二）尿液的理化性质

1. 颜色

正常新鲜尿液为淡黄色透明液体。尿液颜色主要来自胆色素的代谢产物。大量饮水后，尿液被稀释，颜色变淡；机体缺水时，尿量减少，尿液浓缩，颜色变深。

2. 渗透压

正常尿液的渗透压一般高于血浆渗透压。若尿液的渗透压低于血浆渗透压时称为低渗尿，尿液渗透压高于血浆渗透压时称为高渗尿。一般情况下，机体排出的都是不同程度的高渗尿。

3. 酸碱度

尿液通常为酸性，pH 在 5.0~7.0 之间。素食者因植物酸（酒石酸、苹果酸等）可在体内氧化，酸性产物较少，故尿液呈碱性。

（三）尿液的化学成分

尿液的主要成分是水，占 95%~97%，溶质占 3%~5%，正常尿液中的溶质主要是电解质和非蛋白含氮化合物。电解质中以 Na^+、Cl^- 含量最多，非蛋白含氮化合物中则以尿素为主。此外，正常尿中还含有微量的糖、蛋白质、酮体等，但一般不易检出。

病理情况下，尿液的成分可以发生明显的变化。如肾小球肾炎患者，尿中蛋白质含量可明显增加，糖尿病患者尿中可出现葡萄糖，有时还可出现酮体。因此，测定尿的化学成分，有助于对某些疾病的诊断。

二、尿液的排放

原尿经肾小管和集合管的重吸收和分泌后形成终尿，由集合管汇入乳头管，再经肾盏进入肾盂，最后通过输尿管输送到膀胱贮存。

正常人尿液中不应检测出红细胞和蛋白质。

尿的生成是一个连续的过程，而膀胱的排尿是间歇的。正常人膀胱内贮存的尿量达 100～150mL 时，开始有膀胱充盈感；尿量达 200mL 及以上时，则产生尿意；当膀胱内尿量达 400～500mL 时，膀胱内压会明显上升，引起排尿活动。

排尿反射属于正反馈。

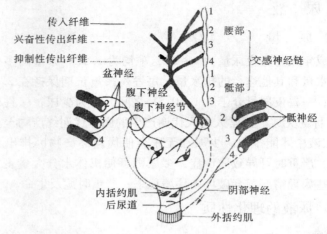

图 8 – 8　膀胱和尿道的神经支配

（一）排尿反射

当膀胱内尿量达 400～500mL 时，由于膀胱内的压力明显升高，膀胱壁上的牵张感受器兴奋，冲动沿盆神经传入纤维到达脊髓骶段的初级排尿中枢，进而上行到达大脑皮质高级排尿中枢，引起尿意。如果环境条件不许可，大脑皮质高级排尿中枢将发出抑制性冲动到达脊髓，使初级排尿中枢活动减弱，排尿反射则暂时中断。如环境条件许可，大脑皮质高级排尿中枢则发出兴奋性冲动达到脊髓，加强初级排尿中枢的活动，使盆神经兴奋，引起膀胱逼尿肌收缩，尿道内括约肌舒张；阴部神经抑制，使尿道外括约肌舒张，尿液排出。尿液流经后尿道时，刺激后尿道壁上的感受器，进一步反射性的加强脊髓初级排尿中枢的活动（图 8 – 9）。这种正反馈调节使排尿反射不断加强，直至膀胱内尿液排完。

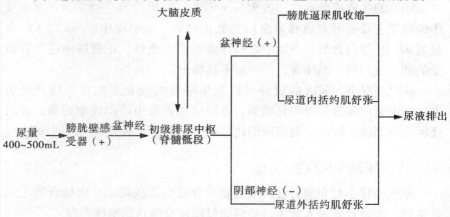

图 8 – 9　排尿反射过程

　　婴幼儿的大脑皮质发育不够完善，对脊髓初级排尿中枢的控制能力较弱，因此排尿次数较多，且易发生夜间遗尿。

（二）排尿异常

1. 尿频

　　尿意频繁、排尿次数多称为尿频。多为膀胱内炎症或机械刺激如膀胱炎、膀胱结石等引起。上述病因在引起尿频的同时，还可引起尿急和尿痛，称尿路刺激征。

2. 尿潴留

　　膀胱内充满尿液但不能自行排出，称为尿潴留。多为脊髓初级排尿中枢功能障碍所致。

3. 尿失禁

　　排尿失去意识控制称为尿失禁。多见于脊髓损伤，导致排尿反射的初级中枢与高级中枢联系中断而引起。

 小结

　　肾脏的主要功能是生成尿液。它以尿液的形式将机体代谢终产物、进入体内的异物和过剩的物质以及水分排出体外，从而维持内环境的稳态。尿液的形成首先通过肾小球的过滤作用形成原尿，然后通过肾小管、集合管选择性重吸形成终尿。肾小球滤过作用的结构基础是滤过膜；滤过的动力是有效滤过压，它等于肾小球毛细血管压减去肾小球毛细血管血浆渗透压和肾小囊内压。凡能影响肾小球有效滤过压、改变肾血浆流量及滤过膜面积和通透性的因素均可影响肾小球的滤过作用。小管液溶质浓度、肾小球滤过率和肾小管上皮细胞功能的变化是影响肾小管、集合管重吸收的重要因素。肾脏有较高的浓缩和稀释尿液的能力。肾髓质高渗梯度的存在是尿液被浓缩的前提，而抗利尿激素的有无是决定尿液是否被浓缩或稀释的关键因素。尿液的生成主要受抗利尿激素和醛固酮的调节。抗利尿激素可以提高远曲小管、集合管对水的通透性，促进水的重吸收，从而调控尿液浓缩和稀释的程度，维持机体的水平衡。醛固酮通过保 Na^+、保水、排 k^+，从而维持体液的容量。影响抗利尿激素分泌的因素主要有血浆晶体渗透压和循环血量的改变。醛固酮的分泌受肾素—血管紧张素系统和血 k^+，血 Na^+ 浓度的调节。尿的排放是一种反射性活动，其初级中枢在骶髓，大脑皮层等排尿反射的高级中枢对初级排尿中枢有易化和抑制性影响，从而控制排尿反射活动。

练习题

一、名词解释

1. 排泄
2. 肾小球有效滤过压
3. 肾小球滤过率
4. 重吸收
5. 肾糖阈
6. 渗透性利尿
7. 水利尿

二、填空题

1. 尿生成分三个基本环节_____、_____和_____。

2. 有效滤过压 = _____ － (_____ + _____)。

3. 影响肾小球滤过的主要因素有_____、_____和_____等。

4. 影响重吸收的主要因素有_____、_____和_____等。

5. 抗利尿激素的释放受_____和_____的调节，_____升高或_____减少时，抗利尿激素释放增加，水的重吸收增强，尿量减少。

6. 肾小管和集合管主要分泌_____、_____和_____。

7. 酸中毒时，肾小管泌 H^+ 活动_____，而泌 K^+ 活动_____，可使血 K^+ _____。

8. 当血中_____浓度降低或_____浓度升高时，醛固酮分泌增多。

三、选择题

【A_1 型题】

1. 肾的基本功能单位是 (　　)。
   A. 肾小体　　　　　　　　　B. 肾小球
   C. 肾小管　　　　　　　　　D. 集合管
   E. 肾单位

2. 最易通过肾小球过滤膜的物质是 (　　)。
   A. 带负电的小分子　　　　　B. 带正电的小分子
   C. 带中性的小分子　　　　　D. 带负电的大分子
   E. 带正电的大分子

3. 正常终尿约占肾小球超滤液量的 (　　)。
   A. 1%　　　　　　　　　　　B. 5%
   C. 10%　　　　　　　　　　 D. 15%
   E. 20%

4. 下列情况中，能引起肾小球滤过率减少的是（　　　）。

    A. 血浆胶体渗透减低　　　　　　B. 血浆胶体渗透升高

    C. 血浆晶体渗透降低　　　　　　D. 血浆晶体渗透升高

    E. 肾小球毛细血管血压升高

5. 原尿的成分（　　　）。

    A. 和终尿近似　　　　　　　　　B. 比终尿多葡萄糖

    C. 比终尿多 Na^+，K^+　　　　　D. 比血浆少葡萄糖

    E. 比血浆少蛋白质

6. 滤过分数指（　　　）。

    A. 肾小球滤过率/肾血浆流量

    B. 肾血浆流量/肾血流量

    C. 肾血流量/肾血浆流量

    D. 肾小球滤过率/肾血流量

    E. 肾血流量/心输出量

7. 肾小球滤过率指（　　　）。

    A. 每侧肾脏每分钟生成的原尿量

    B. 每分钟两肾生成的超滤液量

    C. 每分钟两肾生成的总量

    D. 每分钟两侧肾脏通过的血浆量

    E. 每分钟两侧肾脏的血浆滤过量

8. 形成肾小囊超滤液的有效滤过压等于（　　　）。

    A. 肾小球毛细血管压 + 血浆胶体渗透压 + 囊内压

    B. 肾小球毛细血管压 - 血浆胶体渗透压 - 囊内压

    C. 肾小球毛细血管压 + 血浆胶体渗透压 + 囊内压

    D. 肾小球毛细血管压 - 血浆胶体渗透压 + 囊内压

    E. 肾小球毛细血管压 -（血浆胶体渗透压 - 囊内压）

9. 正常成年人的肾小球滤过率约为（　　　）。

    A. 100mL/min　　　　　　　　　B. 125 mL/min

    C. 250 mL/min　　　　　　　　　D. 1L/min

    E. 180L/min

10. 各段肾小管比较，重吸收量居首位的是（　　　）。

    A. 近球小管　　　　　　　　　　B. 髓袢降支细段

    C. 髓袢升细段　　　　　　　　　D. 远曲小管

    E. 集合管

11. 葡萄糖重吸收的部位主要在（　　　）。

    A. 近小球管

    B. 髓袢细段

    C. 远曲小管和集合管

    D. 髓袢降支粗段

E. 髓袢升支粗段

12. 水重吸收的重量最多的部位是（　　　）。
    A. 肾小囊　　　　　　　　　　　　　B. 近球小管
    C. 髓袢　　　　　　　　　　　　　　D. 远曲小管
    E. 集合管

13. 决定尿量多少最关键的部位是（　　　）。
    A. 肾小囊　　　　　　　　　　　　　B. 近曲小管
    C. 髓袢升支　　　　　　　　　　　　D. 髓袢降支
    E. 远曲小管和集合管

14. 大量饮水引起尿量增多，主要是由于（　　　）。
    A. ADH 分泌减少　　　　　　　　　　B. 滤过率增加
    C. 醛固酮分泌减少　　　　　　　　　D. 肾素分泌减少
    E. 肾血流量下降

15. ADH 主要由何处合成（　　　）。
    A. 腺垂体　　　　　　　　　　　　　B. 神经垂体
    C. 上丘脑视上核　　　　　　　　　　D. 下丘脑室旁核
    E. 肾脏

16. ADH 释放的有效刺激主要是（　　　）。
    A. 血浆晶体渗透压降低　　　　　　　B. 血浆晶体渗透压升高
    C. 血浆胶体渗透压升高　　　　　　　D. 血浆胶体渗透压降低
    E. 循环血量增加

17. ADH 可以调节（　　　）。
    A. 近曲小管对水的重吸收
    B. 髓袢降支粗段对水的重吸收
    C. 髓袢细段对水的重吸收
    D. 髓袢升支粗段对水的重吸收
    E. 远曲小管和集合管对水的重吸收

18. 静脉注射20%葡萄糖50mL，尿量明显增加。尿量增多的主要原因是（　　　）。
    A. 肾小球滤过率增加　　　　　　　　B. 血容量增加
    C. 肾小管对水的通透性降低　　　　　D. 肾小管溶质浓度增加
    E. 肾小管为 Na^+ 重吸收减少

19. 与肾小球滤过作用无关的因素是（　　　）。
    A. 肾血浆流量　　　　　　　　　　　B. 有效滤过压
    C. 滤过膜面积　　　　　　　　　　　D. 滤过通透性
    E. 肾髓质渗透压梯度

20. 下列哪一项与尿的生成过程无关（　　　）。
    A. 肾小球的滤过
    B. 肾小管与集合管的重吸收

C. 肾小管与集合管的排泄

D. 肾小管与集合管的分泌

E. 输尿管的蠕动

21. 动脉血压在多大范围内变动时，肾小球毛细血管压和肾血流量保持相对恒定（　　）。

A. 5.3 ~ 13.3kPa（40 ~ 100mmHg）

B. 6.7 ~ 18.6 kPa（50 ~ 140mmHg）

C. 8.0 ~ 16.0kPa（60 ~ 120mmHg）

D. 10.7 ~ 24.0 kPa（80 ~ 180mmHg）

E. 24.0 ~ 29.3kPa（180 ~ 220mmHg）

【B₁ 型题】

22. 正常人尿量为（　　）。

A. 100mL 以下/24h　　　　　　B. 100 ~ 500mL/24h

C. 1 000 ~ 2 000mL/24h　　　　D. 2 000 ~ 2 500mL/24h

E. 2 500mL 以上/24h

23. 多尿指尿量长期保持在（　　）。

A. 100mL 以下/24h　　　　　　B. 100 ~ 500mL/24h

C. 1 000 ~ 2 000mL/24h　　　　D. 2 000 ~ 2 500mL/24h

E. 2 500mL 以上/24h

24. 少尿指尿量为（　　）。

A. 100mL 以下/24h　　　　　　B. 100 ~ 500mL/24h

C. 1 000 ~ 2 000mL/24h　　　　D. 2 000 ~ 2 500mL/24h

E. 2 500mL 以上/24h

25. 无尿指尿量为（　　）。

A. 100mL 以下/24h　　　　　　B. 100 ~ 500mL/24h

C. 1 000 ~ 2 000ml/24h　　　　D. 2 000 ~ 2 500mL/24h

E. 2 500mL 以上/24h

26. 一次性饮大量清水导致尿量增多称（　　）。

A. 水利尿　　　　　　　　　　B. 渗透性利尿

C. 尿崩溃　　　　　　　　　　D. 尿失禁

E. 尿潴留

27. 静脉地主甘露醇引起（　　）。

A. 水利尿　　　　　　　　　　B. 渗透性利尿

C. 尿崩溃　　　　　　　　　　D. 尿失禁

E. 尿潴留

28. 糖尿病病人多尿（　　）。

A. 水利尿　　　　　　　　　　B. 渗透性利尿

C. 尿崩溃　　　　　　　　　　D. 尿失禁

E. 尿潴留

29. 小管液重吸收率与肾小球过滤具有等比关系的部位是（　　　）。

    A. 近端小管　　　　　　　　　　　　B 髓袢降支细段

    C. 髓袢升支细段　　　　　　　　　　D 髓袢升支粗段

    E. 远曲小管和集合管

30. 水的重吸收量不多但可被调节的部位是（　　　）。

    A. 近端小管　　　　　　　　　　　　B 髓袢降支细段

    C. 髓袢升支细段　　　　　　　　　　D 髓袢升支粗段

    E. 远曲小管和集合管

四、简答题

1. 简述尿生成的过程。影响肾小球滤过和肾小管重吸收的因素有哪些？

2. 简述抗利尿激素、醛固酮的分泌调节。

3. 大量饮用清水后，尿量有何变化？为什么？

4. 糖尿病患者为什么会出现糖尿和尿量增多？

5. 机体发生酸中毒时，血K^+浓度有何变化？为什么？

第九章　感觉器官的功能

学习要点

1. 掌握　眼的调节功能；视敏度的概念；声波传导途径。
2. 熟悉　眼的折光异常；视锥细胞与视杆细胞的功能；暗适应与明适应；色觉和色觉障碍。
3. 了解　感受器的一般生理特性；眼的折光与成像；视网膜的光化学反应。

关键词

感受器　视觉器官　视力　听觉器官

感觉是客观事物在人脑中的主观反映。人体内外环境变化的刺激首先作用于感受器，经感受器的换能作用，以动作电位的形式传入中枢，后经中枢的分析综合而产生主观感觉。人类重要的感觉器官有眼、耳、前庭、嗅等感觉器官，称为特殊感官。本章只讨论眼和耳的感觉生理。

第一节　概　　述

一、感受器与感觉器官

1. 感受器

感受器是指位于体表和组织内部的一些感受机体内外环境变化的结构或装置。感受器根据部位不同可分为：内感受器和外感受器；内感受器位于身体的内部血管、内脏、肌肉和关节等之中，外感受器位于身体的表层；根据接受的刺激的性质不同分为：机械感受器、化学感受器、温度感受器、光感受器等。

> 感受器是指位于体表和组织内部的一些感受机体内外环境变化的结构或装置

2. 感觉器官

感受器细胞连同它们的非神经性附属结构，共同构成了各种复杂的结构，称为感觉器官，又称感官。感觉细胞感受特殊的刺激；附属结构可使感觉细胞感受功能更加灵敏和完善，并且起到支持、营养和保护作用。感觉器官如眼、耳、鼻、舌等器官。

> 感觉器官是感受器细胞连同它们的非神经性附属结构，共同构成了各种复杂的结构。

二、感受器的生理特性

感受器的种类很多，分布部位不同，接受的刺激也有所不同，但它们具有下列共同的生理特性。

（一）适宜刺激

每种感受器只对一种特定形式的刺激最敏感，具有很低的阈值。这种特定的刺激称为该感受器的适宜刺激。如：光波是视网膜感光细胞的适宜刺激，声波是耳蜗毛细胞的适宜刺激；感受器对其他刺激也可引起反应，但很不敏感。

（二）换能作用

感受器受到刺激后，都能将刺激的能量转换成生物电能，称为感受器的换能作用。其换能过程是感受器细胞受刺激后，先产生一个小幅度的电位变化，称为感受器电位。这一电位是局部电位，当其总和达阈值时便可爆发动作电位，沿着传入神经向中枢扩布。

（三）编码作用

感受器在感受刺激的过程中，除发生换能作用外，还能将刺激所包含的各种信息变化编排到神经冲动的序列之中，称为感受器的编码作用。如对外界刺激强弱变化的编码，可能是通过传入神经纤维上神经冲动的频率和参与传导这一信息的神经纤维的数量多少来进行的。

（四）适应现象

当同一强度刺激持续作用于感受器时，常可见到沿着传入神经纤维传向中枢的冲动频率逐渐降低，感觉也随之减弱甚至消失，这一现象称为感受器的适应现象。触觉、嗅觉易适应，听觉、痛觉适应较慢。

> 感受器的生理特性：适宜刺激、换能作用、编码作用和适宜现象。

第二节　视觉器官

人的视觉器官是眼。眼是由视网膜和具有折光功能的附属物等构成。视觉细胞的适应刺激是波长为 370 ~ 740nm 的可见光。视觉功能是通过视觉器官、视神经和视觉中枢共同来完成的。它可以使人对外界事物产生形态与色觉等方面的感觉。大约有 95% 以上的视觉信息是人脑的信息来源，可见眼是人体最重要的感觉器官。

一、眼的折光功能及其调节

（一）眼的折光与成像

眼的成像原理与凸透镜成像原理基本相似。按光学原理，6m 以外的物体发射来的光线近于平行光线，通过正常眼的折光系统（包括角膜、晶状体、房水等）的折射，聚焦于视网膜上形成清晰的倒立的物像。当然如果距离太远或光线太暗等，感光细胞不能感受刺激，则不引起视觉；若 6m 以内的物体发射来的光线，需要眼的调节，才能清晰的成像于视网膜（图 9-1）。

> 折光能力与折射面的曲率半径有关，曲率半径越大，其折光力越小，反之亦然。

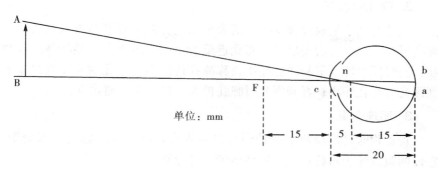

图 9-1　简化眼及其成像图解
AB. 物体；ab. 物像；n. 节点；F. 前主焦点；c. 角膜表面

简化眼是一种人工模型，用它来计算眼的折光成像情况较简便，结构和实际情况接近等效。

（二）眼的调节

当物体从 6m 以外移向 6m 以内时，如果晶状体仍处于静息状态，则物像成于视网膜之后。实际上，随着近物的移近，眼发生了一系列的调节活动，使物像仍然能成在视网膜上，称眼的调节。眼的调节包括晶状体的调节、瞳孔的调节和眼球会聚，这三种方式同时进行，其中以晶状体调节最为重要。

眼的调节包括晶状体的调节、瞳孔的调节和眼球会聚，其中以晶状体调节最为重要。

1. 晶状体的调节

晶状体呈双凸形，富有弹性，周边部位由睫状小带（悬韧带）与睫状体相连（内含平滑肌），注视 6m 以外的物体时，睫状肌舒张，睫状小带拉紧，晶状体变扁，这时如果射入的光线是平行光线，经折射后正好成像于视网膜上，所以视 6m 以外物体时，正常眼不需要调节。注视 6m 以内物体时，光线呈辐射状，如果不进行调节，物像成于视网膜之后，形成模糊物像，可反射性地引起副交感神经的兴奋，使睫状肌收缩，睫状小带松弛，晶状体变凸，折光力增加，辐散光线前移聚焦于视网膜上，使物像清晰（图 10-2）。可见，长时间看近物，睫状肌收缩，眼睛会感到疲劳，眼看近物的调节能力是有限的。眼在尽最大能力调节时所能看清物体的最近距离，称为近点。如 10 岁、20 岁和 60 岁时，近点分别为 8.8cm、10.4cm 和 83.3cm。

晶状体的调节能力取决于晶状体的弹性。

长时间看近物，睫状肌收缩，眼睛会感到疲劳。

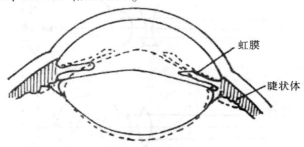

图 9-2　视近物时晶状体和瞳孔的调节作用
虚线表示眼调节时晶状体和虹膜的位置

瞳孔对光反射中枢在中脑。临床检查瞳孔对光反射，以判断中枢神经系统病变的部位、全身麻醉的深度及病情的危重程度等。

2. 瞳孔的调节

瞳孔的调节是通过改变瞳孔的大小而进行的一种调节方式，它包括瞳孔近反射和瞳孔对光反射。瞳孔近反射是指视近物时，晶状体凸度增加，同时反射性地引起瞳孔缩小，称瞳孔近反射。瞳孔对光反射是指看到强光时瞳孔缩小，看到弱光时瞳孔扩大。且具有双测效应。

3. 眼球会聚

视近物时，出现两眼视轴同时向鼻侧聚拢的现象，称为眼球会聚。它使两眼成像于对称点上，物像清晰，避免复视。

（三）眼的折光异常

眼的折光功能异常或眼球的形态异常，使平行光线不能在视网膜上聚焦成像，称为曲光不正。

1. 近视

多数由于眼球前后径过长或少数的折光系统折光力过强，致使平行光线聚焦在视网膜的前面，因此，在视网膜上不能形成清晰的像，称近视。近视眼不能看清远物，但看近物时，近物发出的辐射状光线，眼只需作较小的调节或无需调节即可在视网膜上形成清晰的像，故近视眼能够看清楚近物。近视眼的近点近移，可用凹透镜矫正（图9-3）。

正确的用眼习惯是预防近视的主要手段。看书学习的姿势、灯光照明的亮度等。

2. 远视

远视往往是由于眼球前后径过短，使平行光线聚焦在视网膜之后，造成视物模糊，称为远视。远视看远物清晰；看近物时物像更靠后，需加强调节，有时也难看清。远视眼近点远移，需佩戴凸透镜矫正（图9-3）。

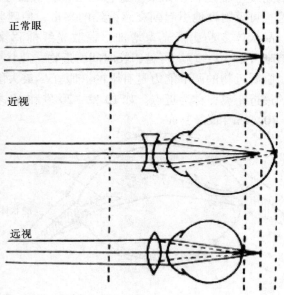

正常眼

近视

远视

图9-3 眼折光异常及其矫正

3. 散光

正常眼的折光系统的折光面（角膜、晶状体）呈球形，每一个方向的曲度都是相等的，有共同的焦点。散光常见于角膜不是正球面，是卵圆形，即其经纬线的曲度不一致，光线不能在同一平面上聚焦。因此，视网膜上不能形成清晰的像，称为散光。可适当佩戴圆柱镜矫正。

4. 老视

由于年老的原因造成晶状体的弹性下降，看近物时不清楚，称为老视即老花眼。老花眼近点远移；佩戴凸透镜，以弥补晶状体凸起能力的不足。

二、眼的感光功能及换能机制

视网膜是眼的感光系统，其功能是感光和换能，即感受光的刺激，并把光的刺激转为传入神经冲动。

（一）视网膜感光细胞

有视锥细胞和视杆细胞。视锥细胞高度密集于黄斑中央凹，愈向视网膜周边部密度愈稀疏；对光敏感度较低，强光时起作用，司昼光觉和色觉，对物体的细微结构和颜色分辨力高，因此中央凹处有最高视敏度和色觉。

表 9-1 视杆细胞和视锥细胞的比较

	外段形状	感光物质	分 布	功 能
视锥细胞	短锥形	视紫蓝质	中央凹	明视觉、色觉
视杆细胞	长杆形	视质红质	周边部	暗视觉

视杆细胞分布于视网膜周缘部，中央凹处不存在；对光敏感度较高，司暗光觉而无色觉。对物体的细微结构分辨力差，只有粗略的轮廓。视锥细胞和视杆细胞在视网膜上的分布及其功能如表 9-1 所示。视乳头处无感光细胞，聚焦此处的光线不能被感受，形成生理性盲点。利用图 9-4 可检测生理盲点，既闭左眼，右眼视十字处，移动图，距眼约 18cm 时，白圆突然消失。平时双眼视物盲点并不影响视野的完整性。

图 9-4 右眼盲点实验图

（二）视杆细胞的光化学反应与换能

视杆细胞的感光物质是视紫红质，视紫红质浓度越高，视网膜对光

近视眼可用凹透镜矫正；远视眼需佩戴凸透镜矫正；散光可适当佩戴圆柱镜矫正；老花眼佩戴凸透镜。

视紫红质是视杆细胞的感光色素。

视锥细胞对光敏感度较低，强光时起作用，司昼光觉和色觉；视杆细胞司暗光觉而无色觉。

维生素 A 缺乏，影响视紫红质的光化学过程，影响暗光觉，导致眼盲症。

的敏感度就提高。在光照时它被分解成视黄醛和视蛋白，酶的作用下又合成视紫红质。在暗处视紫红质既有合成又有分解，光线愈暗，合成就愈大于分解，这是人在暗处视物的基础；光线愈强，视紫红质的分解大于合成，浓度降低，视网膜对光的敏感度下降。在亮光下，实际上视觉是由视锥细胞来完成的。视紫红质在合成和分解的过程中，部分视黄醛被消耗，需血液中的维生素 A 来补充。

$$\text{视紫红质} \underset{\text{暗}}{\overset{\text{光}}{\rightleftharpoons}} \text{视黄醛+视蛋白}$$
$$\downarrow$$
$$\text{维生素A}$$

光刺激时，视紫红质分解，视杆细胞出现超极化型的感受器电位，它以电紧张形式扩布，将光刺激的信息传给双极细胞和水平细胞，最后在神经节诱发动作电位，传向视觉中枢。

（三）视锥细胞与色觉

视锥细胞可感受色光刺激。

辨别颜色是视锥细胞的功能。视锥细胞有三种，分别含有对红、绿、蓝三种光敏感的感光色素。三种感光色素均由视黄醛和视蛋白构成，其中视黄醛基本相同，主要不同在于视蛋白微小差异，因而它们对色光的敏感性各有差别。三原色学说认为：不同的色光作用于视网膜时，三种视锥细胞按不同比例受到刺激，然后由不同组合的神经冲动传入大脑皮层，产生不同的色觉。人的视网膜可以分辨波长在 370～740nm 之间约 150 种不同的颜色。例如：红、绿、蓝三种视锥细胞兴奋的程度比例为 4:1:0 时，产生红色的感觉；比例为 2:8:1 时产生绿色的感觉，如三者的比例等同时产生白色觉。若缺乏相应的视锥细胞，则不能辨别某些颜色，称为色盲。缺乏感受红光或绿光的视锥细胞，不能辨认红色和绿色，统称红绿色盲。若辨别颜色的能力较差，称为色弱。

常见的色盲有红绿色盲：不能辨认红绿色。

三、与视觉有关的几个现象

（一）暗适应与明适应

暗适应是视紫红质再次合成，蓄积增多，恢复感光细胞敏感性的过程。

人从亮处进入暗室时，最初任何物体都看不清，经过一段时间后，对光的敏感度逐渐提高，恢复了暗处的视力，称为暗适应。原因是在明处视紫红质被大量分解，剩余量不足，感光细胞的敏感性降低，待感光物质再合成增多，暗视觉才恢复。人从暗处进入强光下，起初感到耀眼光亮，不能清楚视物，片刻后方可恢复视觉，称为明适应。主要是在暗处蓄积较多的视质红质迅速分解产生耀眼光感，待浓度下降后，视觉恢复。

（二）视野

视野大小依次为：白色＞黄蓝＞红＞绿，表明不同的感光细胞视网膜上分布不同。

单眼注视前方一点不动，该眼能看到的范围称为视野（图 9-5）。视野大小依次为：白色＞黄蓝＞红＞绿，表明不同的感光细胞视网膜上分布不同。视野还因鼻和额对光线阻挡，使正常人的视野鼻侧与上侧小于颞侧与下侧。特殊的视野缺失，有助于临床上诊断某些视网膜、视路的病变。

（三）视敏度

视敏度又称视力，是指眼对物体细微结构的分辨能力，即分辨物体上两点间最小距离的能力。通常以眼能分辨的最小视角（两点与眼折光系统的最小夹角）为衡量标准。正常眼能分辨的最小视角为 1 分，在 5m 远处两点辨别的最小距离为 1.5mm，临床上把 1 分角的视力定为 1.0。视力 = 1/视角（分）。1 分视角的视网膜像大致相当于一个视锥细胞的平均直径，只要夹在中间的视锥细

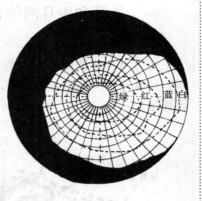

图 9-5 人右眼视野图

安放在 5m 处的视力表，其中字形的缺口为 1.5 时，所形成的视角为 1 分。能看清楚者，其视力按国际标准视力表表示为 1.0，按对数视力表为 5.0，其视力是正常的。

胞和相邻的视锥细胞所受光照刺激有一定程度的差别，即可分辨两点。如图 9-6 所示，A、B 两点光源（如 5m 处环的开口），成像 a、b，兴奋了被隔开的两个视锥细胞，能分辨两点，此时视角 AnB 为 1 分；A'、B' 为远移了的两点光源，成像 a'、b' 兴奋了相邻的两个视锥细胞，不能分辨两点。

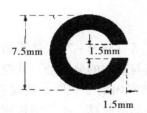
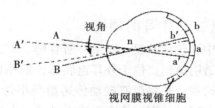

图 9-6 视敏度与 landolt 环

（四）双眼视觉与立体视觉

两眼在视同一物体时的视觉，称为双眼视觉。双眼在视网膜上各自形成一个彼此对称，但略有差别的像，视物时视野的大部分重叠，经中枢整合后，产生一个"物"的立体视觉。双眼视觉可扩大视野，增强判断物体大小、距离的准确性。单眼视觉有时因光线反射、物体阴影等原因，可产生立体感，但不够明确。

第三节 听觉器官

听觉是由耳、听神经和听觉中枢的共同活动来完成的。耳分为外耳、中耳和内耳。外耳、中耳和内耳中的耳蜗部分组成听觉器官，能传导和感受 16 ~ 20 000Hz 声波，并转换成神经冲动，传入中枢，产生听觉。内耳中的前庭和半规管合称前庭器官，它们是位置觉与运动觉的感受器，引起前庭感觉和反应，对维持身体的平衡起重要作用。

一、外耳和中耳的传音功能

（一）外耳

外耳由耳郭和外耳道组成。耳郭的形状有利于收集声波，即集音作用；外耳道是声波传入的通道，同时兼作共鸣腔，与声波共振，提高声音强度。

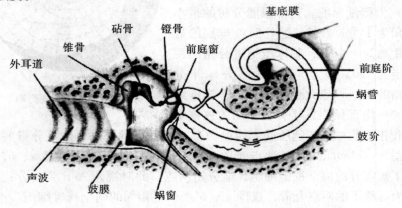

图9-7　中耳和耳蜗关系图

（二）中耳的功能

中耳包括鼓膜、鼓室、听骨链、咽鼓管等（图9-7）。鼓膜为椭圆形半透明薄膜，位于外耳道底部，是外耳道与鼓室的分界处，其振动与声波同步，并将声波振动传递给听小骨。鼓室内的三块听小骨是锤骨、砧骨和镫骨，它们依次组成听骨链。声波振动由鼓膜、听骨链传到镫骨底时，振幅减小而压力增大，起到放大作用，可补偿通路中不同介质的声波阻抗造成的大量声波能量的消耗。

咽鼓管是鼓室和咽腔相通的管道，平时闭锁着。当吞咽时或哈欠时，才能开放并与外界相通，使鼓室内压和外界平衡，以维持鼓膜的正常位置和形状及振动性能。

正常情况下，声波经外耳、鼓膜和听小骨传入内耳，刺激螺旋器上的毛细胞后才引起听觉。声波传入的途径有。

1. 气导

声波经外耳、鼓膜、听小骨和卵圆窗传入耳蜗，称为气导。这是声波传导的主要途径。此外鼓膜的振动也可引起鼓室内空气的振动，再经蜗窗传入内耳，但正常情况下作用较小，只有当听骨链损坏时，可起到一定的传音作用。

2. 骨导

声波直接引起颅骨的振动，从而引起耳蜗内淋巴的振动，称为骨导。骨导敏感性在正常时要比气导低得多。当鼓膜或中耳病变引起的传

气导是声波传导的主要途径。外耳→鼓膜→听骨链→圆窗→内耳。

音性耳聋时，气导严重受损，骨导相对增强；耳蜗病变出现的感音性耳聋或各级中枢及其通路上病变导致的中枢性耳聋时，气导和骨导都受损。

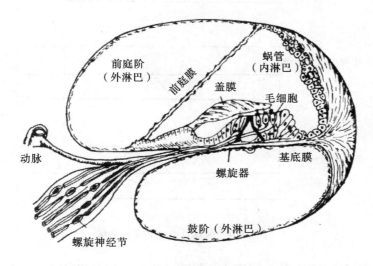

图9-8　耳蜗纵断面模式图

二、内耳的感音及换能功能

耳蜗的作用是把传到耳蜗的机械振动转变成听神经上的动作电位。这一过程中，耳蜗基底膜的振动是一个关键因素。声音感受器（螺旋器又称柯蒂器）位于耳蜗蜗管的基底膜上，由毛细胞和支持细胞等组成（图9-8）。毛细胞的底部有丰富的听神经末梢，其顶端表面有听毛，听毛埋在盖膜中，盖膜内缘固定与骨螺旋板，外缘游离并悬浮于内淋巴液中。

（一）耳蜗的感音换能作用

声波从卵圆窗或窝窗传入耳蜗，通过外淋巴、内淋巴的振动引起基底膜的振动，再引起螺旋器的振动，于是毛细胞顶端与盖膜之间发生相切运动，使听毛受力而弯曲。听毛的来回弯曲引起毛细胞微音器电位。这种电位在一定的刺激强度范围内，它的频率和幅度与声波振动完全一致，不具有"全或无"的现象。该电位触发毛细胞底部的耳蜗神经末梢产生动作电位，神经冲动传入大脑颞叶，引起听觉。

（二）耳蜗对声音的分析

音调的分析，主要取决于基底膜产生最大振幅的部位。声波引起的基底膜振动都从蜗底部开始，以波行方式沿着基底膜向蜗顶部传播。声波频率愈高，基底膜最大振幅的部位愈靠近蜗底；反之，愈靠近蜗顶（图9-9）。最大振幅部位的毛细胞受到相应频率声波最大刺激后，兴奋并激发相应的耳蜗神经发放冲动，传至听中枢的相应部位，引起相应音调的感觉。

耳蜗毛细胞最敏感的声波频率为 1 000Hz ~ 3 000Hz。

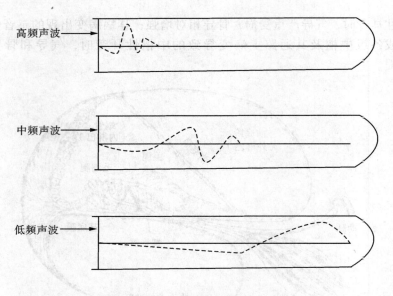

高频声波 →

中频声波 →

低频声波 →

图 9 - 9　内耳对声音频率的分析

　　声波强度的分析，取决于耳蜗神经冲动的频率和受刺激兴奋的神经元数量。声音愈强，受刺激兴奋的神经元数量也愈多，神经元发放的神经冲动频率愈高，传至中枢后，引起主观感觉声音愈强。

第四节　前庭器官

　　前庭器官是机体对自身运动状态和头在空间位置的感受器。前庭器官的感受细胞为毛细胞。

　　前庭器官包括椭圆囊、球囊和三个半规管，是头部位置觉与运动觉的感觉器官。其感受性都是毛细胞，毛细胞顶部的纤毛中有一根最长的，称为动毛，位于一侧边缘部，其余的称为静毛。静毛倒向动毛时，毛细胞底部的神经纤维发放冲动频率增加；当动毛倒向静毛时，发放的冲动频率减少。神经冲动频率的增减信息传至中枢，产生位置觉和运动觉，并出现其他的反应（图 9 - 10）。

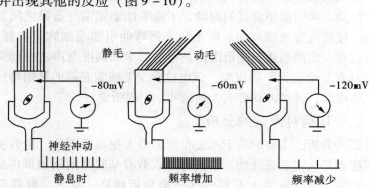

静毛 —— —动毛

−80mV　　　−60mV　　　−120mV

神经冲动

静息时　　　频率增加　　　频率减少

图 9 - 10　毛细胞纤毛状态与神经冲动发放关系

一、椭圆囊和球囊的功能

椭圆囊和球囊中各有一囊斑，平面上有许多毛细胞，毛细胞顶部的纤毛埋在耳石膜的胶质中（图9-11）。椭圆囊和球囊的功能是感受头在空间的位置和直线变速运动。当头部在空间位置改变或身体作变速直线运动时，由于重力与耳石膜的惯性作用，毛细胞与耳石的相对位置发生改变，引起毛细胞顶部膜上纤毛的弯曲，静毛向动毛作最大弯曲，倒向一侧，由此产生的传入神经冲动频率增加，沿着前庭神经传入中枢，引起头部位置觉和变速运动，并引发身体的姿势反射，维持身体平衡。

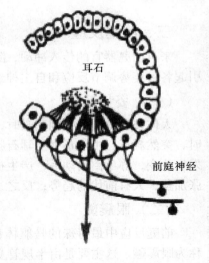

耳石

前庭神经

图9-11　囊斑模式图

椭圆囊、球囊感受空间位置和变速直线运动。

上、下垂直方向的直线运动可刺激球囊中的感受细胞。

毛细胞微音器电位在一定的刺激强度范围内，它的频率和幅度与声波振动完全一致，不具有"全或无"的现象。

二、半规管的功能

两侧内耳各有三条相互垂直的半规管。每管有一端略膨大，称壶腹，内有壶腹嵴。壶腹嵴毛细胞顶端的纤毛植于终帽内。半规管的功能是感受旋转变速运动。例如身体直立，沿水平方向旋转时，水平半规管感受器受刺激最大。在旋转开始时，由于内淋巴液的惯性作用，它的起动晚于管壁的运动，于是一侧水平半规管的内淋巴液冲向壶腹，使壶腹毛细胞的静毛倒向动毛，出现该壶腹向中枢发放大量神经冲动；而对侧内淋巴液背离壶腹，效应相反（图9-12）。两侧不同频率的神经冲动传入中枢，引起旋转感觉，同时还会引起眼球震颤和姿势反射，以维持身体平衡。

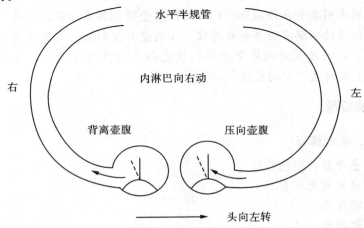

水平半规管

右

内淋巴向右动

左

背离壶腹

压向壶腹

头向左转

图9-12　壶嵴毛细胞受刺激情况

半规管感受旋转运动。

三、前庭反应

来自前庭器官的传入冲动，除与运动觉和位置觉的引起有关外，还引起各种姿势调节反应和自主神经反应，统称前庭反应。

（一）姿势反应

人体在前庭器官受到刺激时，出现的一些姿势调节反应。如：乘车时，突然刹车，由于重力与耳石膜的惯性作用，毛细胞与耳石相对位置发生改变，静毛倒向动毛，产生神经冲动，引起四肢和躯干前测的肌紧张加强，人有前伏的趋势；反之，则后仰。

（二）眼震颤

前庭反应中最特殊的是躯体作旋转运动时出现的眼球不随意震颤，称为眼震颤。这主要是由半规管受刺激而引起的，而且眼震颤的方向也是由于受刺激半规管的不同而不同。如：人体头部前倾30°而围绕人体水平方向垂直轴旋转时，主要是刺激了两侧水平半规管的壶腹崤内的毛细胞，出现水平方向的眼震颤。特殊从业人员常进行眼震颤试验以判断前庭功能是否正常。

（三）自主神经反应

前庭器官受到过强或长时间的刺激，或前庭功能过敏时，常引起恶心、呕吐、眩晕等现象，称为前庭自主神经反应。如：乘车时，突然刹车除引起躯体的姿势反应外，还引起自主神经功能加强的内脏反应。锻炼身体，加强体质，减少自主神经反应带来的不适。

 小结

感觉器官是人体获取信息，对事物做出主观的反应。眼是人体最重要的感觉器官，晶状体的调节是眼对光线调节的主要方式。视锥细胞可以感受强光刺激和分辨颜色，视杆细胞感受弱光刺激；暗适应是感光物质视紫红质的分解后的再合成过程。耳感受声波刺激，气导是重要的传导形式。前庭器官可以感受空间位置觉和变速直线运动，以及旋转运动，并引起自主神经的反应。

 练习题

一、名词解释

1. 感受器的换能作用
2. 瞳孔对光反射
3. 暗适应
4. 视敏度
5. 视野

二、填空题

1. 感受器的一般生理特性，除了有适宜刺激外，尚有_____和_____。

2. 视近物时，眼的调节活动主要包括_____、_____和双眼会聚三个方面。

3. 色盲是指缺乏_____的能力。绝大多数是由于_____的结果。

4. 骨传导是指声波通过_____的振动而传入_____的途径。

5. 在正常情况下，声波作用于鼓膜，再经_____、_____传到内耳。

三、选择题

【A₁型题】

1. 眼作最大调节所能看清眼前物体的最近距离，称为（　　）。

　　A. 节点　　　　　　　　　　B. 焦点

　　C. 近点　　　　　　　　　　D. 远点

　　E. 主点

2. 关于视野的描述错误的是（　　）。

　　A. 颞侧视野较大

　　B. 红色视野最小

　　C. 白色视野最大

　　D. 红色视野大于绿色视野

　　E. 上侧小于下侧

3. 视近物时使之聚焦成像在视网膜上的主要调节活动是（　　）。

　　A. 角膜半径变大

　　B. 晶状体前面曲度半径变小

　　C. 房水折光指数增高

　　D. 眼球前后径增大

　　E. 眼球前后径减小

4. 关于感受器的生理特性错误的是（　　）。

　　A. 对适宜刺激敏感　　　　　B. 换能作用

　　C. 适应现象　　　　　　　　D. 编码作用

　　E. 易疲劳性

5. 在声频范围内，人耳最敏感的振动频率为（　　）。

　　A. 16～20 000Hz　　　　　　B. 100～10 000Hz

　　C. 10～10 000Hz　　　　　　D. 1 000～3 000Hz

　　E. 4 000～60 000Hz

6. 声音传向内耳的主要途径是（　　）。

　　A. 外耳→鼓膜→听骨链→圆窗→内耳

  B. 颅骨→耳蜗内淋巴

  C. 外耳→鼓膜→听骨链→内耳

  D. 外耳→鼓膜→鼓室→内耳

  E. 颅骨→听觉中枢

7. 感受旋转运动的感受器是（ ）。

  A. 柯蒂器   B. 椭圆囊

  C. 半规管   D. 球囊

  E. 听神经

8. 视网膜上无视杆细胞而全是视锥细胞的区域是（ ）。

  A. 视盘   B. 视网膜周边部

  C. 中央凹   D. 中央凹周边部

  E. 生理盲点处

【B₁ 型题】

9. 感受位置觉和变速直线运动的感受器是（ ）。

  A. 视杆细胞   B. 半规管

  C. 椭圆囊、球囊   D. 听神经

  E. 视锥细胞

10. 感受强光刺激和色光的感受器是（ ）。

  A. 视杆细胞   B. 半规管

  C. 椭圆囊、球囊   D. 听神经

  E. 视锥细胞

四、简答题

1. 试叙述眼视近物时的调节。

2. 区别近视和远视。如何预防近视？

3. 说出声波传入耳内的途径。

第十章　神经系统

 学习要点

1. 掌握　突触及突触传递的过程，中枢兴奋传递的特征，丘脑感觉投射系统的功能，牵张反射的分类和意义，自主神经的递质、受体和功能。

2. 熟悉　神经纤维兴奋传导的特征，大脑皮质的感觉功能，痛觉的形成、分类和特征，条件反射的形成和意义，神经递质的概念。

3. 了解　脑干、大脑皮质对躯体运动的调节，大脑皮质的语言中枢、睡眠时项。

 关键词

神经纤维　突触　感觉神经　运动神经　自主神经　大脑的高级功能

第一节　概　　述

神经系统是人体内结构和功能最复杂的系统，它包括中枢神经和周

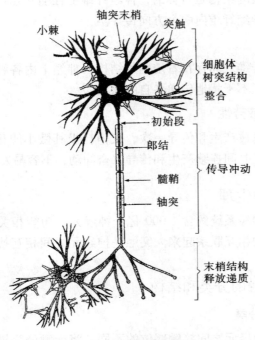

图 10 – 1　神经元结构

神经元是神经系统的基本结构和功能单位。

围神经两个部分。神经系统的功能有两个：一是调节和控制全身其他各器官、组织和细胞的活动，使人体成为一个有机的整体，共同适应环境变化；二是实现思维意识、语言等高级神经活动。

一、神经元和神经纤维

（一）神经元的结构和神经纤维的分类

神经元是神经系统的基本结构和功能单位，神经元在形态结构上包括胞体和突起两部分，突起又分为树突和轴突两种。（图 10 - 1）神经元胞体位于脑、脊髓和神经节处。神经元的长树突和轴突外包神经膜或髓鞘就构成神经纤维，许多神经纤维聚集在一起组成神经，由外面有髓鞘的神经纤维组成的神经称为有髓纤维。而由外面无髓鞘的神经纤维组成的神经称为无髓纤维。

（二）神经纤维传导兴奋的特征

神经纤维的主要功能是传导神经冲动，神经冲动是指沿着神经纤维传导的动作电位。神经纤维兴奋传导有以下特征。

1. 生理完整性

神经纤维只有保持结构和功能上的完整，才能传导兴奋冲动。神经纤维受到损伤、压迫、冷冻和麻醉时，就会发生兴奋传导阻滞。

2. 双向性

神经纤维膜的结构是对称的，神经纤维上任何一点产生兴奋，其动作电位可沿着神经纤维向两个方向传导。

3. 绝缘性

由于神经纤维之间存在着髓鞘等结构，神经干内各种神经纤维能够分别独立地和互不干扰地传递各自的信息。

4. 相对不疲劳性

由于动作电位产生和传导一次，仅消耗极其微小的化学势能，所以神经纤维能够长时间连续产生和传导兴奋冲动，不容易发生疲劳。

神经纤维传导兴奋的特征：①生理完整性，②双向性，③绝缘性，④相对不疲劳性。

二、突触生理

人类中枢神经系统约含 1 000 亿个神经元，功能相关的神经元之间通过突触等结构相互联系起来。突触是神经元之间相互接触并传递信息的部位。

（一）突触的分类和结构

1. 突触的分类

（1）根据神经元之间接触部位的不同，将突触分为轴 - 体突触、轴 - 树突触和轴 - 轴突触（图 10 - 2）；

（2）根据神经元之间作用性质的不同，将突触分为兴奋性突触和抑制性突触；

（3）根据神经元之间信息传递的不同，将突触分为化学突触和电突触；

（4）按突触作用性质可将突触分为兴奋性突触和抑制性突触。前者的突触前神经末梢释放兴奋性递质，可使突触后膜产生兴奋性突触后电位；后者的突触前神经末梢释放抑制性递质，可使突触后膜产生抑制性突触后电位。

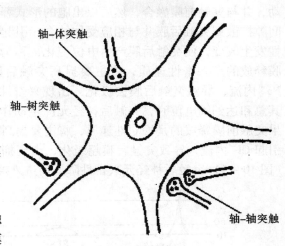

图 10 - 2　突触类型

2. 突触的结构

经典的化学突触由突触前膜、突触间隙和突触后膜三部分构成（图 10 - 3）。突触前神经元的轴突末梢分成许多小支，每个小支末端形成球形膨大，称为突触小体，其轴浆内有较多的线粒体和大量的突触小泡，突触小泡内含有神经递质，突触后膜上分布着能与神经递质结合的受体。

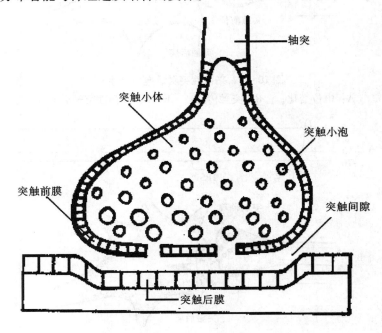

图 10 - 3　突触结构

（二）突触传递过程

兴奋冲动从一个神经元经突触传到另一个神经元的过程，称为突触传递。突触传递的基本过程是：兴奋冲动传到轴突末梢时，突触前膜的 Ca^{2+} 通道开放，Ca^{2+} 内流进入突触小体，促使突触小泡向突触前膜移动，并与突触前膜融合，然后以出胞的形式释放神经递质，递质经突触间隙扩散到突触后膜并与相应受体结合，引起突触后膜对某些离子通透性发生改变，使突触后膜产生电位变化，称为突触后电位。如果突触前膜释放的是兴奋性递质，将主要提高突触后膜对 Na^+ 的通透性，引起 Na^+ 内流，导致突触后膜去极化，出现兴奋性突触后电位（EPSP），当其总和达到阈电位时，突触后神经元产生动作电位，进入兴奋状态。如果突触前膜释放的是抑制性递质，将主要提高突触后膜对 Cl^- 的通透性，引起 Cl^- 内流，导致突触后膜超极化，出现抑制性突触后电位（IPSP），（图 10 - 5）突触后神经元兴奋性降低而进入抑制状态。

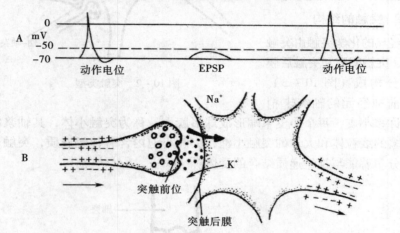

图 10 - 4 兴奋性突触后电位产生
A：电位变化； B：突触传递； EPSP：兴奋性突触后电位

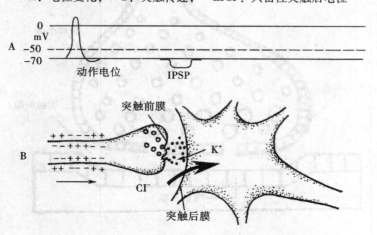

图 10 - 5 抑制性突触后电位产生
A：电位变化； B：突触传递； IPSP：抑制性突触后电位

突触前神经元兴奋→末梢释放兴奋性递质→EPSP→突触后神经元兴奋

突触前神经元兴奋→末梢释放抑制性递质→IPSP→突触后神经元抑制

（三）突触兴奋传递的特征

兴奋冲动在中枢神经内传递时要经过突触，兴奋冲动在突触的传递过程比在神经纤维上的传导过程复杂，具有以下特征：

1. 单向传递

冲动在神经纤维上的传递是双向的，但通过突触时，只能由突触前神经元向突触后神经元传递。

2. 突触延搁

兴奋冲动经过每个突触时，消耗时间较长，约需 $0.3 \sim 0.5$ms。反射中枢内的突触数目越多，产生某一反射所需要的时间越长。

3. 总和

单根传入纤维的单一神经冲动进入中枢后，一般不会引起反射效应，但单根传入纤维连续传入兴奋冲动或多根传入纤维同时传入兴奋冲动到达同一个神经元，则每个兴奋冲动引起的兴奋性突触后电位发生叠加达到阈电位，使突触后神经元产生动作电位，称为总和。

4. 兴奋节律的改变

在反射活动过程中，传入纤维和传出纤维的兴奋冲动频率可以不同。因为传出纤维的兴奋冲动节律，既与自身功能状态和传入纤维兴奋冲动频率有关，又与反射中枢内中间神经元的功能状态和联系形式有关。

5. 对内环境变化的敏感性和易疲劳性

突触对内环境条件的变化非常敏感，比如，血液 pH 改变，血氧分压降低，血二氧化碳分压升高，麻醉药物等都能影响突触传递。当连续刺激突触前神经元轴突末梢时，突触后神经元最初产生兴奋冲动的频率较高，几秒钟后产生兴奋冲动的频率降低。这是因为突触前神经末梢递质耗竭，突触传递发生了功能上的疲劳。

三、神经递质

由神经元释放的参与信息传递的化学物质称为神经递质。根据其存在部位分为中枢递质和外周递质。中枢递质包括乙酰胆碱、单胺类、氨基酸类和肽类等；外周递质主要有乙酰胆碱、去甲肾上腺素和肽类等。

EPSP、IPSP 均具有局部电位的性质，可以总和。前者的产生使突触后神经元兴奋或兴奋性提高；后者的产生，使突触后神经元呈现抑制状态。

兴奋经突触传递的特征：①单向传递，②突触延搁，③总和，④兴奋节律的改变，⑤对内环境变化的敏感性和易疲劳性。

兴奋和抑制的协调活动是中枢整合的基础。

四、反射活动的一般规律

（一）反射中枢

神经系统主要通过反射来实现其调节功能，完成反射的结构基础是反射弧，它由感受器、传入神经、反射中枢、传出神经和效应器五个部分组成。反射中枢是指神经系统调节某种特定生理功能的神经元群，位于中枢神经系统内，在反射活动中起重要的整合作用。

（二）神经元的联系方式

在反射中枢或中枢神经内，功能相关的众多神经元通过突触或其他方式相互联系，主要形成以下几种联系方式（图10-6）。

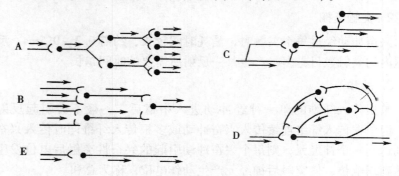

图10-6　中枢神经元的联系方式

A. 辐散式；B. 聚合式；C. 链锁式；D. 环路式；E. 直线式

1. 辐散式

一个神经元的轴突末梢分支与多个神经元建立突触联系。通过这种方式，可使一个神经元的活动引起多个突触后神经元的兴奋或抑制。

2. 聚合式

多个神经元的轴突末梢分支与一个神经元建立突触联系。通过这种方式，使多个神经元可发挥对一个神经元的总和作用。

3. 环路式

一个神经元的轴突侧支与中间神经元相联系，中间神经元的轴突末梢反过来与该神经元接触，构成闭合环状神经联系。通过这种方式，使突触后神经元的兴奋效应得到增强、延长或者及时终止，产生后放等现象。

4. 链锁式联系

神经元之间通过侧支依次连接，形成信息传递的链锁。通过这种联系，可以在空间上扩大作用的范围。

（三）中枢抑制

中枢神经内神经元和神经元之间既有兴奋活动，也有抑制活动。抑制效应既可发生在突触后膜，也可发生在突触前膜。

1. 突触后抑制

是指突触后膜产生抑制性突触后电位而发生的抑制现象。当抑制性中间神经元兴奋时，末梢释放抑制性递质，使突触后膜主要对 Cl^- 通透性增加，导致突触后膜超级化，引起突触后神经元抑制。

2. 突触前抑制

是指突触前膜先发生局部去极化，导致兴奋性递质释放减少而发生的抑制现象。它是通过轴突—轴突突触的活动实现的。某些神经元通过轴突—轴突突触的传递，作用于兴奋性神经元的突触前膜，使之先发生局部去极化，当来源与胞体的兴奋冲动到达突触前膜时，突触前膜的动作电位幅值减小，兴奋性递质释放减少，突触后膜的兴奋性突触后电位减小，不能达到阈电位，突触后神经元兴奋性降低，而呈现抑制效应（图 10 - 7）。

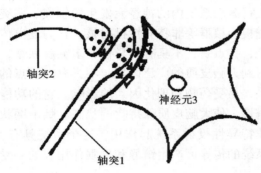

图 10 - 7 突触前抑制

第二节 神经系统的感觉功能

感觉是客观事物在人脑主观上的反映，人体感受器接受内外环境的刺激后，产生神经冲动，这些神经冲动沿特定的传入途径上传至大脑皮质感觉区，经大脑皮质神经元分析综合产生相应的感觉。

一、脊髓的感觉传导功能

人体躯干、四肢和一些内脏器官发出的感觉传入纤维，由后根进入脊髓后，组成浅感觉传导通路和深感觉传导通路，两类感觉传导通路的第一级神经元位于脊神经节或脑神经节内，第二级神经元位于脊髓后角或脑干内，第三级神经元位于丘脑内。脊髓内有重要的感觉传导通路，向上传导起始于感受器的动作电位。当脊髓不同部位损伤时，将出现比较复杂的感觉障碍。

二、丘脑感觉投射系统

根据丘脑各部向大脑皮层投射特征的不同可将丘脑分为两大投射系统，即特异性投射系统和非特异性投射系统。

（一）特异性投射系统

是指那些通过经典的感觉传导束在大脑皮层特定区域产生特定感觉的投入系统而言的。特点是：每一种感觉的传导投射系统都具有特异性；除嗅觉外感觉传导通路，一般要经过三次交换神经元；投射到大脑皮质的特定区域；各种感觉的传入纤维与大脑皮质有点对点的关系。其功能是在大脑皮质引起特定的感觉，激发大脑皮质产生传出神经冲动。

（二）非特异性投射系统

感觉传入途径的第二级神经元的传入纤维通过脑干时，发出侧支与脑干网状结构上行激动系统内的神经元发生短轴突、多突触联系，并上行抵达丘脑的髓板内核群等非特异性投射核。它们发出传入纤维构成非特异性投射系统，特点是：不具有特异性；多突触联系，一般经多次换元；弥散地投射到大脑皮质的广泛区域；不具有点对点的投射关系；由于是多突触联系，易受药物和理化因素的影响。它的功能是维持或改变大脑皮质的兴奋性，使大脑皮质保持觉醒状态。脑干网状结构上行激动系统主要通过非特异性投射系统起作用，这个系统具有上行唤醒作用，如果阻断这个系统的传导可产生镇静和催眠作用。如果受到损伤，可导致昏睡不醒。

正常情况下，感觉传入途径的两个投射系统互相协调、互相配合，使人体在觉醒状态下产生各种特定的感觉。

三 、大脑皮质的感觉分析功能

大脑皮质是形成各种感觉的最高中枢。来自身体不同部位的感觉传入冲动到达大脑皮质后，产生特定的感觉。由于不同感觉投射纤维终止于大脑皮质的不同区域，所以，各种感觉是在大脑皮质不同的功能区域内形成的。

1. 体表感觉区

全身体表感觉的主要投射区在中央后回，定位精确和清晰，又称为第一体表感觉区。其感觉投射的特点是：①交叉投射，一侧体表感觉投射到对侧大脑皮质的中央后回，但头面部的体表感觉投射是双侧性的；②投射区的空间定位是上下倒置，但头面部投射区的内部空间定位是正立的；③投射区的大小与不同体表部位的感觉灵敏度成正相关（图10 - 8）。

特异性投射系统具有特异性，与大脑皮层有点对点的关系，产生特定的感觉。

非特异性投射系统投射到大脑皮层广泛区域，保持觉醒状态，是产生特定感觉的基础。

感觉冲动由感受器传至大脑皮质的路径，称为感觉投射系统，分为特异性投射系统和非特异性投射系统。前者的功能是在大脑皮质引起特定的感觉，并激发大脑皮质产生传出神经冲动；后者的功能是维持或改变大脑皮质的兴奋性，使大脑皮质保持觉醒状态。

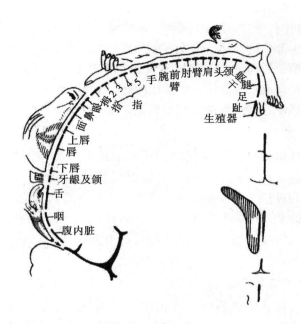

图 10 – 8　人类大脑皮层感觉区

在中央前回和岛叶之间还存在第二体表感觉区，面积较小，双侧性投射，可能与痛觉有关。大脑皮质是感觉分析的最高级中枢，通过大脑皮质的分析和综合，可以在人的主观意识中形成各种各样的感觉。

中央后回是全身体表感觉的主要投射区，其特定是上下倒置；左右交叉；分布的面积与感觉的灵敏度成正比。

2. 视觉区

视觉的投射区在枕叶距状沟的上、下缘。左眼颞侧和右眼鼻侧的视觉传入纤维投射到左侧枕叶，右眼颞侧和左眼鼻侧的视觉传入纤维投射到右侧枕叶。

3. 听觉区

听觉的投射区在颞叶的颞横回和颞上回。听觉传入纤维的投射是双侧性的。

4. 嗅觉区

嗅觉的投射区在边缘叶的前底部。

5. 味觉区

味觉的投射区在中央后回的底部。

6. 内脏感觉区

内脏感觉的投射区主要在第二体表感觉区和皮质边缘叶。

四、痛　觉

痛觉是机体受到伤害性刺激时产生的不愉快的复杂感觉。痛觉发生时常伴有一定的生理反应和情绪反应。痛觉是肌体受损或患病时的报警信号，对机体具有保护作用。痛觉是许多疾病共有的一种症状，了解痛觉的部位、时间、性质等发生规律，对诊断、治疗疾病有非常重要的意义。根据产生部位的不同，痛觉可分为皮肤痛和内脏痛。痛觉感受器是游离神经末梢，任何形式的刺激只要达到一定程度和造成组织损伤时，组织细胞就可释放致痛物质：包括缓激肽、组胺、5－羟色胺、K^+、H^+等，使痛觉感受器兴奋而最终引起痛觉。

1. 皮肤痛

当伤害性刺激作用于皮肤时，首先出现的是尖锐而定位清楚的刺痛，称为快痛，持续时间较短；稍后出现的是烧灼性的钝痛，称为慢痛，持续时间较长，定位不明确，常伴有强烈的情绪反应、心血管和呼吸器官活动改变。皮肤损伤或炎症引起的皮肤痛，常以慢痛为主。其特点是：①疼痛定位清楚，对刺激的分辨能力强；②对切割、烧灼等刺激敏感。

2. 内脏痛与牵涉痛

内脏器官损伤或患病时产生内脏痛。内脏痛是临床常见的一种症状，具有下列显著的特点：①疼痛缓慢、持续、定位不清楚，对刺激的分辨能力差；②对牵拉、痉挛、缺血、炎症等刺激敏感，对切割、烧灼等刺激不敏感；③常伴有牵涉痛。

内脏疾病常引起体表部位发生疼痛或痛觉过敏，称为牵涉痛。不同的内脏疾病，常导致不同体表部位的牵涉痛，正确认识牵涉痛对诊断某些内脏疾病具有重要的意义。例如，阑尾炎早期脐周或上腹部疼痛；心肌缺血或梗塞时，可出现心前区和左臂尺侧疼痛。疼痛发生时常伴有心率加快、血压升高、呼吸加快等生理变化和烦躁、焦虑、痛苦等情绪变化。疼痛的主观体验和所伴随的各种反应及人体对痛觉的耐受程度与肌体的功能状态、心理活动和所处环境密切相关。作为医务工作者，应帮助患者提高和端正对疾病疼痛的认识，消除恐惧心理，锤炼坚强意志，积极配合治疗，增强战胜疾病的信心。常见内脏疾病引起牵涉痛的部位见表 10－1。

> 内脏疾病常引起体表部位发生疼痛或痛觉过敏，称为牵涉痛。

表 10－1　常见内脏疾病引起牵涉痛的部位

内脏疾病	心绞痛	胃溃疡和胰腺炎	肝病和胆囊炎	肾结石	阑尾炎
牵涉痛部位	心前区 左臂尺侧	左上腹 肩胛间	右肩胛	腹股 沟区	上腹部 脐周

第三节　神经系统对躯体运动的调节

人类学习、工作、劳动和生活的许多过程是通过躯体运动来实现的，躯体运动是通过骨骼肌的收缩和舒张来完成的，它表现为反射性运动和随意性运动。躯体运动受神经系统的调节和控制，是复杂的反射活动。从脊髓到大脑皮质的中枢神经系统内，存在着调节躯体运动的反射中枢。

一、脊髓对躯体运动的调节

脊髓是中枢神经系统的低级部位，是躯体运动最基本的反射中枢，可完成一些比较简单的反射活动。

（一）牵张反射

人体骨骼肌受外力牵拉而伸长时，反射性地引起受牵拉肌肉收缩，称为牵张反射。可分为肌紧张和腱反射两种类型。

缓慢而持续地牵拉骨骼肌时所产生的牵张反射，称为肌紧张，其表现是被牵拉的肌肉出现持久和微弱的收缩。人体骨骼肌紧张的产生主要是因为重力的作用和高位脑中枢的作用。快速牵拉骨骼肌时所产生地牵张反射，称为腱反射。其表现是被牵拉的骨骼肌出现一次快速地收缩。

1. 牵张反射的过程

牵张反射需要通过完整的反射弧才能产生，其反射弧的结构特点是感受器和效应器在同一块骨骼肌中。感受器是肌梭中央的螺旋神经末梢，传入神经是肌梭传入纤维，反射中枢位于脊髓，传出神经是 α 传出纤维，效应器是梭外肌（图 10－9）。

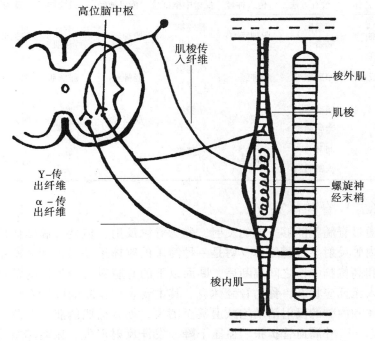

图 10－9 牵张反射弧

脊髓是完成躯体运动最基本的反射中枢，它可以完成简单的躯体运动反射，如牵张反射。

当骨骼肌受到外力牵拉伸长时，肌梭内螺旋神经末梢兴奋，产生的神经冲动沿肌梭传入纤维进入脊髓，通过突触传递，使支配梭外肌的α运动神经元兴奋，引起其支配的梭外肌收缩，产生牵张反射。

脊髓前角的γ运动神经元支配梭内肌。高位脑中枢经常发放神经冲动至γ运动神经元，其兴奋后产生的神经冲动沿γ传出纤维至梭内肌，使其两端轻度收缩，肌梭中央螺旋神经末梢敏感性和兴奋性增强，肌梭传入纤维传入脊髓的神经冲动增多，牵张反射加强。神经冲动的这种传导径路，称为γ-环路。

2. 牵张反射的意义

肌紧张是维持躯体正常姿势的最基本反射，是其他各种姿势反射的基础。肌紧张是由同一块肌肉中的不同运动单位交替性收缩产生的，不容易发生疲劳。肌紧张反射弧的任何环节发生障碍，肌紧张将减弱或消失，导致肌肉松弛，人体无法维持正常姿势。

腱反射是单突触反射，其反射中枢常只涉及1~2个脊髓节段，传入和传出神经往往行走于同一条神经干内。腱反射的减弱或消失，常提示反射弧的某个部分损伤，腱反射的亢进常提示高位脑中枢的病变。因此，临床上通过检查腱反射来了解神经系统的功能状态。临床上常检查的腱反射如表10-2。

表10-2 临床上常检查的腱反射

反射名称	检查方法	传入神经	反射中枢部位	传出神经	效应器	反射效应
膝反射	叩肌髌韧带	股神经	腰髓第2~4节	股神经	股四头肌	膝关节伸直
跟腱反射	叩肌跟腱	胫神经	骶髓第1~2节	胫神经	腓肠肌	踝关节跖屈
肱二头肌反射	叩击肱二头肌肌腱	肌皮神经	颈髓第5~6节	肌皮神经	肱二头肌	肘关节屈曲
肱三头肌反射	叩击肱三头肌肌腱	桡神经	颈髓第6~7节	桡神经	肱三头肌	肘关节伸直

（二）脊髓休克

通过脊髓就能够完成的反射，称为脊髓反射，包括脊髓躯体反射和脊髓内脏反射。脊髓躯体反射是一种简单的躯体运动。人和某些动物在脊髓和高位脑中枢之间离断后，断面以下的脊髓暂时丧失反射活动能力而进入无反应状态，称为脊髓休克。其主要表现是断面以下脊髓所支配的躯体和内脏的反射活动均减退甚至消失，如骨骼肌的肌紧张降低、腱反射消失、外周血管扩张、血压下降、发汗反射消失、尿粪潴留等。脊髓休克是暂时现象，所有通过脊髓就能完成的反射活动可逐渐恢复，恢复的速度与不同动物脊髓反射对高位脑中枢的依赖程度有关。动物进化程度越高，恢复速度越慢。恢复的反射活动往往不能完全地适应机体生

牵张反射分为肌紧张和腱反射，肌紧张是维持躯体正常姿势的最基本反射，是其他各种姿势反射的基础。腱反射是单突触反射，其反射中枢常只涉及1~2个脊髓节段，因此，临床上通过检查腱反射，来了解神经系统的功能状态。

理功能的需要。

　　脊髓休克的产生和恢复过程，说明脊髓作为反射中枢能够完成某些简单的反射，但脊髓的功能活动平时受高位脑中枢的控制。脊髓休克不是由切断损伤脊髓的刺激本身引起，而是脊髓突然失去了高位脑中枢的经常性控制，自身兴奋性太低，功能不能表现出来而进入无反应状态。

二、脑干对肌紧张的调节

　　脑干网状结构中央区域的背外侧部，称为易化区，其产生的传出神经冲动，沿着下行传导束主要到达脊髓前角的γ运动神经元并使其兴奋，通过γ-环路加强肌紧张，称为下行易化作用。延髓网状结构的腹内侧部，称为抑制区，它产生的传出神经冲动沿着下行传导束主要到达脊髓前角的γ运动神经元并使其抑制，通过γ-环路抑制肌紧张，称为下行抑制作用。易化区范围较大，包含下丘脑和丘脑中线核群，功能活动较强。抑制区范围较小，功能活动较弱。大脑皮质运动区、纹状体、小脑前叶蚓部等也能产生抑制肌紧张的作用，可能是通过加强脑干网状结构抑制区的活动来实现的。正常情况下，两种下行作用保持动态平衡，共同调节机体的肌紧张。

　　在动物中脑的上、下丘之间切断脑干，动物出现四肢伸直、头尾昂起、脊柱挺硬的角弓反张状态，称为去大脑僵直，（图10－10和图10－11）是一种伸肌收缩亢进的牵张反射。其产生的原因是，脑干网状结构抑制区与大脑皮质运动区、纹状体等高位中枢联系的神经纤维被切断，抑制区的自身功能活动减弱，而易化区的功能活动增强，从而主要导致全身伸肌肌紧张亢进。人类患某些脑部疾病时，也可出现类似去大脑僵直的病理现象。

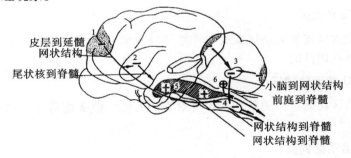

皮层到延髓
网状结构

尾状核到脊髓

小脑到网状结构
前庭到脊髓

网状结构到脊髓
网状结构到脊髓

图10－10　抑制区（－）及易化区
1.大脑皮层；2.尾核；3.小脑；4.网状结构抑制区；5.网状结构易化区；6.前庭神经核

三、小脑对躯体运动的调节

　　根据功能的不同，将小脑划分为三个部分，即前庭小脑，脊髓小脑和皮质小脑。根据种系发生的不同小脑分为古小脑、旧小脑

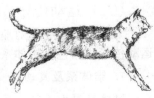

图10－11　猫去大脑僵直

脊休克是脊髓和高位脑中枢之间离断后，断面以下的脊髓暂时丧失反射活动能力而进入无反应状态，是突然失去高位中枢调节所致。

脑干在肌紧张的调节中起重要作用，它通过网状结构易化区和抑制区的活动调控脊髓躯体运动中枢的活动。

和新小脑。它们在调节躯体运动时发挥不同的作用。

小脑具有维持身体平衡、调节肌紧张和协调随意运动等功能。

1. 维持身体平衡

古小脑主要由绒球小结叶构成，其主要功能是维持身体平衡。它与前庭神经核之间有密切而复杂的纤维联系。当古小脑损伤时，不同肌群之间的协调性发生障碍，患者将出现平衡失调现象，如身体倾斜、站立困难等。

2. 调节肌紧张

旧小脑包括小脑前叶和后叶中间带，其主要功能是易化和抑制肌紧张。它可能是通过与脑干网状结构易化区和抑制区建立联系而发挥作用的。在长期的进化过程中，小脑抑制肌紧张的作用减弱，易化肌紧张的作用加强。人类脊髓小脑损伤后，主要表现为肌紧张减弱。

3. 协调随意运动

新小脑主要由小脑半球构成。其主要功能是协调随意运动。它与大脑半球、丘脑、脑干等中枢神经内的众多神经核有密切而复杂的纤维联系，形成许多反馈环路，参与运动计划的形成和运动程序的编制，控制随意运动的力量、方向、速度和稳定性。皮质小脑损伤的患者，可出现行走摇晃、步态蹒跚等共济运动失调的症状。

四、大脑皮质对躯体运动的调节

（一）大脑皮质运动区

大脑皮质是躯体运动的最高中枢，随意运动是形式高级的躯体运动。调节躯体运动的大脑皮质运动区主要位于中央前回，其具有以下功能特点。

1. 交叉支配

一侧大脑皮质运动区支配对侧躯体的骨骼肌，但对头面部多数肌肉的支配是双侧性的。

2. 功能定位精细

运动区功能定位的空间分布呈倒置的人体，但头面部运动区内部为正立的。

3. 运动区的大小

与运动的精细复杂程度呈正相关，肌肉运动越精细、越复杂，支配肌肉的运动区就越大。

（二）运动传导系统及其功能

大脑皮质运动区对躯体运动的调节是通过运动传导通路来实现的。运动传导通路包括锥体系和锥体外系。

1. 锥体系及其功能

锥体系是由大脑皮质运动区发出经内囊和脑干下行的皮质脊髓束和

由大脑皮质运动区发出到达脑神经运动核的皮质脑干束组成。

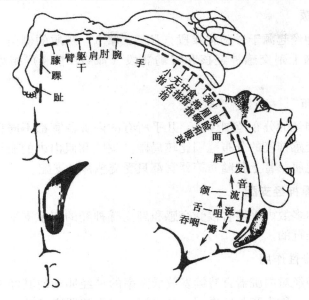

图 10 – 12　人类大脑皮层运动区

2. 皮质脊髓束和皮质脑干束

皮质脊髓束和皮质脑干束发出的侧支和一些直接起源于皮质运动区的传出纤维，经脑干某些核团接替后，形成结构复杂的其他运动传导通路，最终到达脊髓，对躯体运动也具有重要的调节作用（如顶盖脊髓束、红核脊髓束、网状脊髓束和前庭脊髓束等）。皮质脊髓束主要调节躯干和四肢骨骼肌的随意运动，完成精细动作；皮质脑干束主要调节头面部骨骼肌随意运动，产生各种表情动作，完成咀嚼、吞咽和发声等活动。

人体各种精细、复杂的随意运动的产生，是各种运动传导通路相互协调、共同配合的结果，大脑皮质运动区和运动传导通路的任何部位发生损伤和病变，都会影响人体骨骼肌的正常活动，出现随意运动障碍和骨骼肌麻痹。

第四节　神经系统对内脏活动的调节

内脏是人体最重要的器官，其活动主要受自主神经调节。

一、自主神经系统的结构和功能特征

1. 组成

自主神经可分为交感神经和副交感神经。自主神经的传出部分可分为节前纤维和节后纤维。交感神经节前纤维长，节后纤维短，副交感神

大脑皮质是调节躯体运动的最高级中枢，它对躯体运动的调节是通过其下行的运动传导通路实现的。

交感神经系统是一个应急装置，以连续不断的紧张性活动为其特征。

经节前纤维长,节后纤维短(图9-13)。

2. 起源

交感神经起源于脊髓胸腰段(胸1~腰3)灰质的侧角,副交感神经起源于脑干副交感神经核和脊髓骶段(骶2~骶4)相当于侧角的部位。

3. 分布

交感神经的分布范围广泛,几乎所有的内脏器官都不同程度的受其支配,副交感神经的分布范围比较局限。皮肤和肌肉内的血管、一般的汗腺、竖毛肌、肾上腺髓质等器官都只受交感神经支配。

4. 双重神经支配

人体内多数内脏器官接受交感和副交感神经的双重支配,其作用往往是相互拮抗的。

5. 紧张性作用

自主神经对内脏器官持续发放低频率的神经冲动使其经常保持一定的活动状态,称为紧张性作用。自主神经对内脏器官的功能调节都是在紧张性作用的基础上进行的。

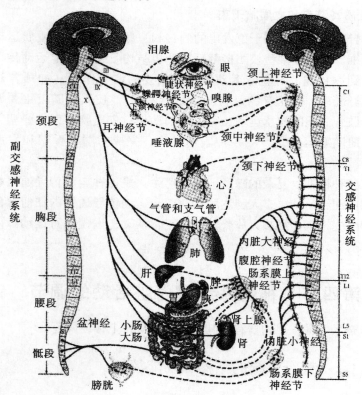

图10-13 交感神经和副交感神经分布

二、自主神经的递质及其受体

自主神经对内脏器官的调节作用是通过其末梢释放的神经递质来实现的，主要包括乙酰胆碱和去甲肾上腺素。

（一）自主神经递质

1. 乙酰胆碱

凡以乙酰胆碱作为递质的神经纤维，称为胆碱能纤维。包括交感和副交感神经的节前纤维，副交感神经的节后纤维和支配汗腺、骨骼肌血管的部分交感神经节后纤维。

2. 去甲肾上腺素

凡以去甲肾上腺素作为递质的神经纤维，称为肾上腺素能纤维。包括大部分交感神经节后纤维。

（二）自主神经受体

能与自主神经递质结合而发挥生理作用的受体，称为自主神经受体，包括胆碱能受体和肾上腺素能受体。

1. 胆碱能受体

能与乙酰胆碱结合的受体，称为胆碱能受体，可分为两种类型：

（1）毒蕈碱受体：这类受体主要分布于副交感神经节后纤维及部分交感神经节后纤维支配的效应器细胞膜上，因为能与毒蕈碱结合，故称为毒蕈碱受体（M型受体）。乙酰胆碱与M型受体结合后产生的生理效应，称为M样作用，如心脏活动抑制，支气管和消化道平滑肌及膀胱逼尿肌收缩，消化腺分泌增多，瞳孔缩小等。阿托品能与M型受体结合，阻断乙酰胆碱的M样作用，故属于M受体阻断剂。临床上使用阿托品类药物，可解除胃肠平滑肌痉挛，缓解疼痛。

（2）烟碱受体：这类受体主要分布于自主神经节细胞膜上和骨骼肌终板膜上，因为能与烟碱结合，故称为烟碱受体（N型受体），分为N_1和N_2两种类型。乙酰胆碱与N型受体结合后产生的生理效应，称为N样作用，如自主神经节细胞兴奋，骨骼肌终板膜兴奋等。筒箭毒能与N_1和N_2受体结合，阻断乙酰胆碱的N样作用，故属于N受体阻断剂。筒箭毒能使骨骼肌松弛，临床上常作为肌肉松弛剂在手术时使用。

2. 肾上腺素能受体

能与去甲肾上腺素结合的受体，称为肾上腺素能受体，可分为两种类型：

（1）α受体：去甲肾上腺素与α受体结合后产生的平滑肌效应主要是兴奋，如血管收缩、子宫收缩、瞳孔扩大等，但对小肠平滑肌的效应是抑制，使小肠平滑肌舒张。酚妥拉明可阻断去甲肾上腺素对α受体的

内脏活动受自主神经系统的交感神经和副交感神经双重控制，它们对内脏器官的调节作用是通过其末梢释放的神经递质来实现的，主要包括乙酰胆碱和去甲肾上腺素。

自主神经纤维的分类：根据所释放的递质的不同分为两类，即胆碱能纤维和肾上腺素能纤维。

作用，属于 α 受体阻断剂，可消除去甲肾上腺素引起的血管收缩和血压升高等现象。

（2）β 受体：可分为 β_1 和 β_2 两种类型。β_1 受体主要分布于心脏，去甲肾上腺素与其结合后产生的效应是兴奋，如心率加快、心肌收缩力加强等。β_2 受体主要分布于支气管、胃、子宫和部分血管平滑肌上，去甲肾上腺素与其结合后，产生的效应是抑制，如支气管平滑肌舒张、冠状血管和骨骼肌血管舒张等。心得安可阻断去甲肾上腺素对 β 受体的作用，属于 β 受体阻断剂。临床上可用来治疗因交感神经过度兴奋而导致的心动过速等。

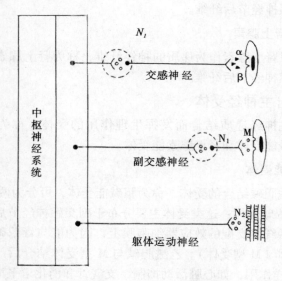

图 10-14　外周神经纤维的分类及末梢释放的递质

三、自主神经的主要功能

自主神经调节着各种内脏的功能活动。交感神经与受其支配的肾上腺髓质构成交感——肾上腺髓质系统，当人体处于剧烈运动、疼痛、失血、寒冷、神经紧张等环境急骤变化的情况下，交感神经兴奋，肾上腺髓质激素分泌增多，心跳加强加快，血液循环加快，动脉血压升高，骨骼肌血管舒张，血流重新分配，呼吸运动加深加快，肺通气量增加，分解代谢加强，为肌肉提供充足能量等，通常称为应急反应。交感——肾上腺髓质系统通过应急反应来动员机体释放储备的能量，适应环境的急骤变化，维持内环境的相对稳定。副交感神经在人体处于安静或睡眠状态时活动较强。副交感神经兴奋时，心脏活动减弱，血压降低，呼吸运动减弱，胃肠运动加强，消化液分泌增多，肾血流量增多，尿液生成增多，合成代谢加强，从而发挥保护机体、促进消化吸收、积蓄能量、加强排泄和生殖的功能（见表 10-3）。

副交感神经系统的活动相对比较局限，主要完成保护机体、休整恢复、促进消化、积蓄能量、加强排泄以及生殖等功能。

表 10 - 3　自主神经递质、受体及作用

效应器官		交感神经			副交感神经		
		递质	受体	作用	递质	受体	作用
心脏	窦房结	NA	β_1	心率加快	Ach	M	心率减慢
	房室传导系统	NA	β_1	传导加快	Ach	M	传导减慢
	心肌	NA	β_1	收缩加强	Ach	M	收缩减慢
循环器官	血管　脑血管	NA	α	轻度收缩			
	冠状血管	NA	α	收缩			
			β_2	舒张（为主）			
	皮肤黏膜血管	NA	α	收缩			
	胃肠道血管	NA	α	收缩（为主）			
		NA	β_2	舒张			
	骨骼肌血管	NA	α	收缩			
		NA	β_2	舒张			
		Ach	M	舒张			
	外生殖器血管	NA	α	收缩	Ach	M	舒张
呼吸器官	支气管平滑肌	NA	β_2	舒张	Ach	M	收缩
	支气管腺体				Ach	M	分泌增多
消化器官	胃平滑肌	NA	β_2	舒张	Ach	M	收缩
	小肠平滑肌	NA	α	舒张	Ach	M	收缩
	括约肌	NA	α	收缩	Ach	M	舒张
	唾液腺	NA	α	分泌增加	Ach	M	分泌增加
	胃腺				Ach	M	分泌增加
泌尿生殖器官	膀胱逼尿肌	NA	β_2	舒张	Ach	M	收缩
	内括约肌	NA	α	收缩	Ach	M	舒张
	妊娠子宫	NA	α	收缩			
	未孕子宫	NA	β_2	舒张			
眼	瞳孔开大肌	NA	α	收缩（瞳孔开大）			收缩（瞳孔缩小）
	瞳孔括约肌				Ach	M	
皮肤	竖毛肌	NA	α	收缩（竖毛）			
	汗腺	Ach	M	分泌			
代谢	胰岛	NA	α	分泌胰岛素减少	Ach	M	分泌增加
		NA	β_2	分泌胰高血糖素增加			
	肝	NA	α	肝糖原分解增加			

四、内脏活动的中枢调节

（一）脊髓

脊髓是排尿、排便、发汗和血管张力等内脏反射活动的初级中枢，虽然它对这些内脏功能的调节是不完善的，但作用非常重要。

（二）脑干

延髓、脑桥、中脑合称为脑干。延髓是心血管运动、呼吸运动和唾液分泌等内脏反射活动的基本中枢，当延髓损伤时，往往导致人体死亡，故延髓被称为生命中枢。脑桥内有呼吸调整中枢和角膜反射中枢，中脑内有瞳孔对光反射中枢，它们分别调节相应器官的功能活动。

（三）下丘脑

下丘脑是调节内脏活动的较高级中枢。视前区—下丘脑前部是体温调节基本中枢，下丘脑视上核和室旁核分泌的抗利尿激素和催产素，可分别影响肾脏的排泄、血管的收缩、子宫的收缩和乳汁的排放。下丘脑的相关区域还参与调节机体的摄食行为、情绪反应和生物节律。

（四）大脑皮质

大脑皮质的边缘系统和新皮质是调节机体内脏活动的重要中枢。刺激其不同区域，可引起呼吸器官、胃肠、瞳孔、膀胱、血管、汗腺等内脏功能的变化。其中，边缘系统还与机体情绪、记忆、食欲、生殖和防御等功能活动有关。详细机理有待进一步研究。

> 下丘脑对内脏活动的调节功能：①调节腺垂体的内分泌功能；②调节体温；③调节摄食活动；④调节水平衡；⑤调节情绪反应；⑥控制生物节律。

第五节　脑的高级功能

脑是结构和功能最复杂的中枢神经器官，可以产生感觉，也可调节躯体运动和内脏活动。人类在长期的进化过程中，大脑皮质逐渐建立了记忆、思维、语言、文字、学习、意识等高级活动，而条件反射是其形成的基础，也是大脑皮质活动的基本形式。

一、条件反射

条件反射是机体在生活、劳动、工作等实践过程中，也可在专门实验训练下，在非条件反射基础上形成的。俄国生理学家巴甫洛夫的研究方法是：给狗喂食引起唾液分泌，脑皮质才能完成。

条件反射的数量是无限的，是后天获得的，既可以在一定条件下建立和消退，又可以及时重新建立。各种条件反射的形成使机体对环境的千变万化具有一定的预见性，增强了机体活动的灵活性和精确性，提高了机体适应环境的能力。

二、大脑皮质的语言中枢

语言和文字是人类大脑皮质高度进化和发展的产物，是人脑的重要功能之一。大脑皮质中存在着与语言功能有关的中枢，专司听、说、读、写等语言活动。当这些中枢损伤时，将出现不同的语言障碍。

1. 语言运动区

位于中央前回底部前方。该区损伤时，病人可看懂文字、听懂别人的讲话，但自己不会说话，称为运动性失语症。

2. 语言听觉区

位于颞上回后部。该区损伤时，病人可以讲话与书写，也能看懂文字，但听不懂别人的讲话，称为感觉性失语症。

3. 语言视觉区

位于角回。该区损伤时，病人可以说话和书写，也能听懂别人讲话，能看清文字而读不懂文字的含义，称为失读症。

4. 语言书写区

位于额中回后部。该区损伤时，病人可以听懂别人说话，也可以看懂文字，也会讲话，但不会书写，称为失写症。

语言中枢往往集中在一侧大脑半球，称为语言优势半球。习惯用右手者，其语言优势半球在左侧大脑，形成与遗传有一定的关系，但主要是在后天生活实践中逐步形成的。语言优势半球于 12 岁之前，还未完全建立和巩固，如果此时损伤，在对侧大脑半球还可能重新形成。成年之后，惯用右手者，语言中枢在左侧大脑半球已完全形成，如果左侧大脑半球损伤，则很难在右侧大脑半球重新建立新的语言中枢，从而出现严重的语言障碍。习惯用左手者，左、右两侧大脑半球都有可能成为语言中枢。人类大脑皮质活动的特征：是具有两个信号系统和语言功能。第二信号系统为人类特有的，人类通过第二信号系统进行语言交流及抽象思维。

人类区别于动物的主要特征是既有第一信号系统，也有第二信号系统。

三、觉醒与睡眠

觉醒与睡眠是人类和哺乳动物的正常生理活动，是一种昼夜交替的生物节律。人体在觉醒时可从事各种脑力和体力活动，睡眠时精力和体力得到恢复。正常人每天需要的睡眠时间有年龄和个体差异，一般成年人每天需要 7~9 个小时，儿童需要 12~14 个小时，老年人需要 5~7 个小时。当发生睡眠障碍时，常常导致中枢神经系统特别是大脑皮质活动失常，出现记忆能力、思维能力和工作能力等下降的现象。觉醒状态的维持与脑干网状结构上行激动系统的活动有关。觉醒状态包括脑电觉醒和行为觉醒。睡眠是机体为恢复体能、调整状态的主动生理过程，可能与脑干内的睡眠中枢及某些核团活动有关。

睡眠分为两种时项，一是慢波睡眠。脑电呈现同步化慢波；二是快波睡眠或称异相睡眠，又称为快速眼球运动睡眠。

（一）睡眠期间一般生理变化

机体进入睡眠状态时，生理功能活动将发生下列变化：意识暂时丧失，感觉功能减退，腱反射和肌紧张减弱，心率减慢，血压降低，体温下降，呼吸减慢，消化液分泌增多，代谢减慢等，清醒后可完全恢复。

（二）睡眠的时项

根据睡眠过程中脑电、肌电和眼电的表现和特征，将睡眠分为两个时项。

1. 慢波睡眠

又称同步睡眠，慢波睡眠期间，生长素分泌明显高于觉醒状态。慢波睡眠是消除机体疲劳，恢复体力的主要方式。

2. 快波睡眠

又称异相睡眠，快波睡眠期间各种感觉功能进一步减退，骨骼肌的反射运动和肌紧张进一步减退，肌肉几乎完全松弛。例如，部分肢体抽动，心率加快，血压升高或降低，呼吸尽快而不规则。这种植物性神经系统的活动出现明显而不规则的短时变化，可能与某些疾病在夜间发作有关，如心绞痛，哮喘病的发作。此期常常伴有眼球的快速运动，故又称快速眼球运动睡眠。

在整个睡眠过程中，慢波睡眠和快波睡眠交替进行。正常成人睡眠一开始先进入慢波睡眠，持续大约 80～120 分钟，然后转入快波睡眠，持续约 20～30 分钟后又转入慢波睡眠。整个睡眠期间，这种转化反复 4～5 次，越接近睡眠后期，快慢睡眠时间持续时间越长。在成人慢波睡眠和快波睡眠均可直接转为觉醒状态，但在觉醒状态下只能进入慢波睡眠而不能进入快波睡眠。在快波睡眠期间被唤醒，80% 左右的人诉说正在做梦。快波睡眠期间，脑内蛋白质合成加快，因此认为，快波睡眠与幼儿神经系统的成熟、记忆和促进精力的恢复都有关系。

 小结

神经系统的基本结构和功能单位是神经元，神经纤维的主要功能是传导兴奋冲动，神经元之间主要通过突触实现功能联系。感觉冲动沿特异性投射系统传至大脑皮质感觉区后，引起特定的感觉，沿非特异性投射系统传至大脑皮质广泛区域后，可维持大脑皮质的觉醒状态。各种感觉是在大脑皮质不同感觉区内形成的。内脏痛发生时往往伴有牵涉痛。牵张反射是最基本的躯体运动，分为腱反射和肌紧张，脑干网状结构对肌紧张有易化和抑制双重作用。大脑皮质是调节随意运动的高级中枢，其兴奋冲动沿下行传导束到达骨骼肌。自主神经可调节内脏器官的活动，分为交感神经和副交感神经。中枢神经的不同部位，存在着调节内脏器官活动的自主神经中枢。条件反射是大脑皮质活动的基本形式，其形成需要强化。大脑皮质内存在着与语言活动有关的中枢，语言中枢集中于一侧优势半球。

 练习题

一、名词解释

1. 突触
2. 神经递质
3. 突触后电位
4. 牵涉痛
5. 牵张反射
6. 肌紧张

二、填空题

1. 兴奋性突触后电位主要是突触后膜对_____通透增加所致。

2. 中枢抑制分为_____和_____两种。

3. 非特异投射系统的作用是_____。

4. 脑干网状结构中加强肌紧张的区域称为_____，抑制肌紧张的区域称为_____。

5、胆碱能受体分为_____和_____两种。

6. 神经元与神经元接触和传递信息的部位，称为_____。神经元与肌细胞接触和传递信息的部位，称为_____。

7. IPSP 的产生是由于突触后膜对 K^+、Cl^- 尤其是_____的通透性增加，出现_____形成 IPSP。

8. 兴奋在中枢传布有如下特征_____、_____总和、后放、易疲劳性、易受内环境变化和药物的影响。

9. 特异投射系统是以_____的形式投射到大脑皮层特定区域，其主要功能是_____。

10. 与皮肤痛相比，内脏痛有如下特征：_____对机械牵拉、缺血、痉挛和炎症等刺激较敏感；_____。有的内脏痛伴有牵涉痛。

11. 脊髓对躯体运动调节的主要形式是_____，其反射的感受器是_____。

12. 交感神经兴奋时，支气管平滑肌_____，副交感神经兴奋时，支气管平滑肌_____。

13. 交感神经兴奋时，膀胱逼尿肌_____，尿道括约肌_____。

14. α 受体的阻断剂是_____，β 受体的阻断剂是_____。

15. 人类和动物共有的是_____信号系统，人类所特有的是_____信号系统。

三、选择题

【A₁ 型题】

1. 神经纤维传导兴奋的特征是 (　　)。
    A. 生理完整性　　　　　　　　　B. 双向性
    C. 绝缘性　　　　　　　　　　　D. 相对不疲劳性
    E. 以上都是

2. 神经元与神经元接触和传递信息的部位，称为 (　　)。
    A. 润盘　　　　　　　　　　　　B. 缝隙连接
    C. 紧密连接　　　　　　　　　　D. 突触
    E. 曲张体

3. 突触后膜对哪些离子通透性提高，导致 EPSP 的产生 (　　)。
    A. K^+、Cl^- 尤其 Cl^-:
    B. Na^+、K^+、Cl^- 尤其是 Na^+
    C. K^+、Cl^- 尤其 K^+
    D. Na^+、K^+、Ca^{2+} 尤其是 Ca^{2+}
    E. K^+、Ca^{2+} 尤其是 K^+

4. 冲动传到轴突末梢，由于哪种离子内流，导致递质释放？(　　)
    A. Na^+　　　　　　　　　　　B. K^+
    C. Ca^{2+}　　　　　　　　　　D. Mg^{2+}
    E. Cl^-

5. 有利于兴奋总和的中枢神经元联系的方式是 (　　)。
    A. 辐散联系　　　　　　　　　　B. 聚合联系
    C. 链锁状联系　　　　　　　　　D. 环状联系
    E. 单线联系

6. 突触后电位与终板电位均属于 (　　)。
    A. 静息电位　　　　　　　　　　B. 局部电位
    C. 阈电位　　　　　　　　　　　D. 动作电位
    E. 后电位

7. 用普鲁卡因局麻镇痛，影响了神经纤维传导兴奋的哪项特征？
    (　　)
    A. 生理完整性　　　　　　　　　B. 双向性传导
    C. 绝缘性　　　　　　　　　　　D. 相对不疲劳性
    E. 以上都不是

8. 突触传递过程中递质与突触后膜受体结合，由于离子移动使突触后膜产生的电位变化称 (　　)。
    A. 静息电位　　　　　　　　　　B. 动作电位
    C. 阈电位　　　　　　　　　　　D. 突触后电位
    E. 发生器电位

9. IPSP 在突触后膜电位变化呈现（　　）。

　　A. 极化　　　　　　　　　B. 去极化

　　C. 反极化　　　　　　　　D. 复极化

　　E. 超极化

10. 神经纤维的主要功能是（　　）。

　　A. 接受体内外刺激　　　　B. 换能作用

　　C. 分析综合　　　　　　　D. 传导兴奋（冲动）

　　E. 释放化学递质

11. 脊髓的感觉功能表现为（　　）。

　　A. 主要起传导的作用

　　B. 对感觉作精细的分析和综合

　　C. 是感觉传导的换元接替站

　　D. 对感觉作粗略的分析、综合

　　E. 是感觉分析的最高级中枢

12. 指出下列哪项是丘脑特异投射系统的特点（　　）。

　　A. 弥散性一投射到大脑皮层的广泛区域

　　B. 点对点的投射到大脑皮层特定区域

　　C. 上行激活系统是通过特异投射系统发挥作用

　　D. 主要功能是改变大脑皮层的兴奋状态

　　E. 对催眠药和麻醉药较敏感

13. 切断动物的非特异投射系统，将出现（　　）。

　　A. 昏睡　　　　　　　　　B. 脊休克

　　C. 去大脑僵直　　　　　　D. 偏瘫

　　E. 以上都不是

14. 致痛物质是指（　　）。

　　A. K^+　　　　　　　　　B. H^+

　　C. 组织胺　　　　　　　　D. 5 - 羟色胺

　　E. 以上都是

15. 锥体系的主要功能是（　　）。

　　A. 调节肌紧张　　　　　　B. 发动肌肉运动

　　C. 维持姿势平衡　　　　　D. 协调随意运动

　　E. A + C

16. 牵张反射的感受器是（　　）。

　　A. 腱梭　　　　　　　　　B. 肌肉

　　C. 肌梭　　　　　　　　　D. 游离神经末梢

　　E. 以上都不是

17. 维持躯体姿势反射的基础是（　　）。

　　A. 屈肌反射　　　　　　　B. 对侧伸肌反射

　　C. 腱反射　　　　　　　　D. 肌紧张

E. 迷走反射

18. 自主神经的功能特点（   ）。
    A. 一般器官受交感、副交感神经双重支配
    B. 作用的对立统一
    C. 具有紧张性作用
    D. 与效应器本身的功能状态有关
    E. 以上都是

19. 交感神经兴奋时（   ）。
    A. 心跳加快加强   B. 支气管平滑肌舒张
    C. 抑制胃肠运动   D. 瞳孔扩大，竖毛肌收缩
    E. 以上都是

20. 副交感兴奋时，可引起（   ）。
    A. 心活动加强
    B. 支气管平滑肌舒张
    C. 胃肠活动受抑制，消化液分泌减少
    D. 逼尿肌收缩，尿道内括约肌舒张
    E. 瞳孔扩大

21. 参与应急反应的是（   ）。
    A. 上行激活系统   B. 旁中央上行系统
    C. 交感－肾上腺髓质系统   D. 迷走－胰岛素系统
    E. 特异性投射系统

22. 属于肾上腺素能纤维的是（   ）。
    A. 交感神经节前纤维   B. 副交感神经节前纤维
    C. 支配汗腺的交感神经节后纤维   D. 副交感神经节后纤维
    E. 大部分交感神经节后纤维

23. 抑制性突触主要是通过提高突触后膜对哪种离子的通透性起作用的？（   ）
    A. Na^+ B. K^+
    C. Cl^- D. Ca^{2+}
    E. Mg^{2+}

24. 副交感神经节前、节后纤维释放的递质是（   ）。
    A. 乙酰胆碱   B. 去甲肾上腺素
    C. 乙酰胆碱或去甲肾上腺素   D. 多巴胺
    E. 5－羟色胺

25. 属于 M 受体阻断剂的是（   ）。
    A. 筒箭毒   B. 酚妥拉明
    C. 心得安   D. 育亨宾
    E. 阿托品

26. β受体的阻断剂是（　　　）。
    A. 阿托品　　　　　　　　　　B. 心得安
    C. 心得宁　　　　　　　　　　D. 心得乐
    E. 酚妥拉明

27. 儿茶酚胺与α受体结合后产生的效应正确的是（　　　）。
    A. 小肠平滑肌收缩　　　　　　B. 血管收缩
    C. 瞳孔缩小　　　　　　　　　D. 心活动加强
    E. 冠状血

28. 基本生命中枢位于（　　　）。
    A. 脊髓　　　　　　　　　　　B. 延髓
    C. 中脑　　　　　　　　　　　D. 下丘脑
    E. 大脑皮层

29. 瞳孔对光反射中枢位于（　　　）。
    A. 脊髓　　　　　　　　　　　B. 延髓
    C. 中脑　　　　　　　　　　　D. 下丘脑
    E. 大脑皮层

30. 能把内脏活动和其他躯体神经系统、内分泌系统等生理活动有
    机的联系起来的较高级调节内脏活动中枢是（　　　）。
    A. 脊髓　　　　　　　　　　　B. 延髓
    C. 中脑　　　　　　　　　　　D. 下丘脑
    E. 大脑皮层

31. 人类与动物的重要区别在于（　　　）。
    A. 具有较强的适应能力　　　　B. 具有非条件反射
    C. 具有非条件反射和条件反射　D. 具有第γ信号系统
    E. 具有第二信号系统

32. 属于非条件反射的是（　　　）。
    A. "吃梅止渴"　　　　　　　　B. "望梅止渴"
    C. "谈梅止渴"　　　　　　　　D. 以上都是
    E. A＋B＋C都不是

33. 属于第一信号条件反射的是（　　　）。
    A. "吃梅止渴"　　　　　　　　B. "望梅止渴"
    C. "谈梅止渴"　　　　　　　　D. 以上都是
    E. A＋B＋C都不是

34. 慢波睡眠的生理意义是（　　　）。
    A. 有利于生长发育，有利于体力的恢复
    B. 有利于蛋白质的合成
    C. 有利于建立新突触联系
    D. 促进眼肌运动
    E. 促进记忆和精力恢复

【B₁型题】

35. 副交感神经节细胞膜上的受体为（　　　）。
    A. α 受体   B. β 受体
    C. β_2 受体   D. M 受体
    E. N_1 受体

36. 导致内脏血管收缩的肾上腺素能受体为（　　　）。
    A. α 受体   B. β 受体
    C. β_2 受体   D. M 受体
    E. N_1 受体

37. 导致特异点对点投射的物质基础是（　　　）。
    A. 单线联系   B. 辐散式联系
    C. 聚合式联系   D. 环状联系
    E. 链锁状联系

38. 有利于兴奋或抑制扩散的中枢神经元联系方式是（　　　）。
    A. 单线联系   B. 辐散式联系
    C. 聚合式联系   D. 环状联系
    E. 链锁状联系

39. 有利于引起兴奋总和的中枢神经元联系方式是（　　　）。
    A. 单线联系   B. 辐散式联系
    C. 聚合式联系   D. 环状联系
    E. 链锁状联系

40. 实现神经反馈调节的中枢神经元的联系方式是（　　　）。
    A. 单线联系   B. 辐散式联系
    C. 聚合式联系   D. 环状联系
    E. 链锁状联系

41. 痛觉感受器属于（　　　）。
    A. 牵张感受器   B. 触觉感受器
    C. 温度感受器   D. 化学感受器
    E. 机械感受器

42. 血中氧分压下降，二氧化碳分压上升引起呼吸加深加快的感受器属于（　　　）。
    A. 牵张感受器   B. 触觉感受器
    C. 温度感受器   D. 化学感受器
    E. 机械感受器

43. 体温调节反射的感受器属于（　　　）。
    A. 牵张感受器   B. 触觉感受器
    C. 温度感受器   D. 化学感受器
    E. 机械感受器

44. 肺迷走反射的感受器属于（　　　）。
    A. 牵张感受器　　　　　　　　　B. 触觉感受器
    C. 温度感受器　　　　　　　　　D. 化学感受器
    E. 机械感受器

45. 交感神经节前纤维的递质是（　　　）。
    A. 乙酰胆碱　　　　　　　　　　B. 去甲肾上腺素
    C. 乙酰胆碱或去甲肾上腺素　　　D. 多巴胺
    E. 嘌呤

46. 副交感神经节前纤维的递质是（　　　）。
    A. 乙酰胆碱　　　　　　　　　　B. 去甲肾上腺素
    C. 乙酰胆碱或去甲肾上腺素　　　D. 多巴胺
    E. 嘌呤

47. 交感神经节后纤维的递质是（　　　）。
    A. 乙酰胆碱　　　　　　　　　　B. 去甲肾上腺素
    C. 乙酰胆碱或去甲肾上腺素　　　D. 多巴胺
    E. 嘌呤

48. 副交感神经节后纤维的递质是（　　　）。
    A. 乙酰胆碱　　　　　　　　　　B. 去甲肾上腺素
    C. 乙酰胆碱或去甲肾上腺素　　　D. 多巴胺
    E. 嘌呤

49. "吃梅子"引起唾液分泌属于（　　　）。
    A. 非条件反射　　　　　　　　　B. 第一信号系统
    C. 第二信号系统　　　　　　　　D. 交感神经兴奋
    E. 副交感神经兴奋

50. "望梅止渴"属于（　　　）。
    A. 非条件反射　　　　　　　　　B. 第一信号系统
    C. 第二信号系统　　　　　　　　D. 交感神经兴奋
    E. 副交感神经兴奋

51. 谈论梅子引起唾液分泌属于（　　　）。
    A. 非条件反射　　　　　　　　　B. 第一信号系统
    C. 第二信号系统　　　　　　　　D. 交感神经兴奋
    E. 副交感神经兴奋

四、简答题

1. 神经纤维兴奋传导的特征是什么？
2. 简述突触传递的过程。
3. 内脏痛的特点是什么？
4. 牵张反射的分类和意义是什么？
5. 自主神经递质和受体有哪些？
6. 何谓受体阻断剂？M 受体和 N 受体阻断剂是什么？

7. 简述副交感神经系统功能活动的意义。

8. 简述小脑对躯体运动的调节功能。

9. 写出牵张反射的反射弧。

10. 简述牵张反射的分类及其特点。

11. 兴奋在中枢传布有哪些特征？

12. 神经纤维传导兴奋有哪些特征？

第十一章　内　分　泌

📖 **学习要点**

1. 掌握　内分泌系统的组成和功能，垂体和甲状腺分泌的激素及其作用，肾上腺皮质分泌的糖皮质激素和髓质分泌的激素及其作用，垂体和肾上腺皮质分泌活动的调节。

2. 熟悉　激素作用的一般特征和作用机制，下丘脑调节肽和胰岛素的生理作用。

3. 了解　激素的信息传递方式，胰高血糖素、甲状旁腺素、降钙素、1，25－二羟维生素 D_3 的生理作用与分泌调节。

🎓 **关键词**

激素　生长素　促性腺激素　甲状腺激素　肾上腺激素　胰岛素

第一节　概　　述

内分泌系统由内分泌腺和分散存在于某些器官组织中的内分泌细胞组成。人体内主要的内分泌腺有垂体、甲状腺、甲状旁腺、肾上腺、胰岛和性腺等；散在的内分泌细胞分布非常广泛，如消化道黏膜、心、肺、肾、下丘脑和胎盘等器官组织的某些细胞均具有内分泌功能。由内分泌腺或内分泌细胞分泌的生物活性物质，称为激素，它们是通过体液传递信息的化学信使。内分泌系统的所有调节功能都是通过激素实现的。

内分泌系统也是体内的一个重要功能调节系统，对机体的基本生命活动，如新陈代谢、生长发育、生殖、内环境稳态的维持等发挥重要的调节作用。在整体情况下，许多内分泌腺都直接或间接地接受神经系统的控制，同时激素也能影响中枢神经系统的功能。因此，内分泌系统与神经系统之间存在着密切的联系和相互作用，它们相互配合，共同调节机体的各种功能活动，使机体更好地适应内外环境的变化。

一、激素的分类及作用机制

人体内的激素按其化学性质可分为含氮激素和类固醇类激素两类。

（一）激素的分类

1. 含氮激素

主要包括蛋白质、肽类和胺类激素。体内多数内分泌腺分泌的激素

> 内分泌系统由内分泌腺和散在的内分泌细胞组成。

> 激素是指由内分泌腺和内分泌细胞分泌的高效能的生物活性物质。

> 含氮类激素易被消化酶破坏（甲状腺激素例外），作为药物使用时不宜口服；类固醇类激素不易被消化酶破坏，可口服应用。

属于此类，如胰岛素、肾上腺素、神经垂体激素、腺垂体激素、甲状腺激素、胃肠激素等。这类激素易被消化酶破坏（甲状腺激素例外），作为药物使用时不宜口服。

2. 类固醇激素（甾体激素）

主要包括肾上腺皮质激素（如皮质醇、醛固酮）和性激素（如雌激素、孕激素、雄激素），这类激素不易被消化酶破坏，可口服应用。

（二）激素的作用机制

1. 含氮激素作用机制——第二信使学说

该学说认为，含氮激素是第一信使，与靶细胞膜上特异性受体结合后，先激活鸟苷酸调节蛋白，后激活腺苷酸环化酶，在 Mg^{2+} 的参与下，激活的腺苷酸环化酶促使细胞内的 ATP 转化为环腺苷一磷酸（cAMP），cAMP 作为第二信使激活蛋白激酶，此酶激化细胞内多种蛋白质发生磷酸化反映，引起靶细胞的各种生理化效应，如激细胞收缩，腺细胞分泌、细胞内各种酶促反应等。cAMP 发生作用后被磷酸二酯酶（PDE）水解成 5^+AMP 而失活（图 11-1）。

近来，研究表明，作为第二信使的化学物质还有环鸟苷磷酸（cAMP）、肌醇三磷酸、二酰甘油和 Ca^{2+} 等。

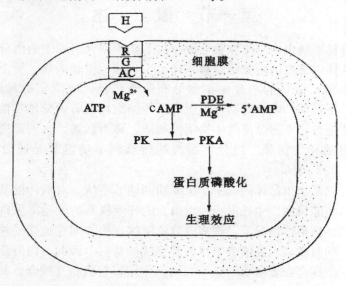

图 11-1　含氮激素作用机制

2. 类固醇激素的作用机制——基因表达学说

该学说认为，类固醇激素分子小，呈脂溶性，可透过细胞膜进入细胞，先与胞浆受体结合，形成激素—胞浆受体复合物；通过受体变构进入细胞核，再与核受体结合，形成激素—核受体复合物；从而调节控制 DNA 转录过程，生成或抑制 mRNA 合成，诱导或减少某种蛋白质的合成，引发相应的生理效应（图 11 - 2）。

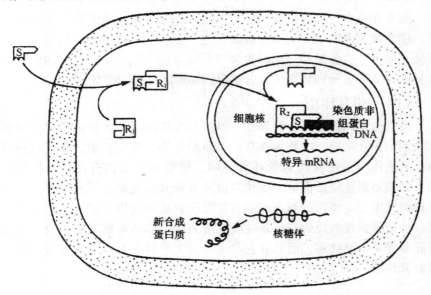

图 11 - 2　类固醇激素的作用机制

另外，有的激素（如性激素）进入细胞后可直接进入细胞核与核受体结合，调节基因表达。甲状腺激素属于含氮激素，但作用机制与类固醇激素相似，进入细胞内，直接与核受体结合，调节 DNA 的转录过程。

二、激素作用的一般特征

尽管激素的种类很多，化学结构各异，但它们在发挥调节作用的过程中，表现出如下共同的特征。

（一）特异性

某些激素只选择性地作用于某些靶器官或靶细胞，这种特性称为激素作用的特异性。这一特性与靶器官或靶细胞上存在的特异性受体有关。大多数激素都有固定的靶器官或靶细胞，如腺垂体分泌的促甲状腺素只作用于甲状腺，促肾上腺皮质激素只作用于肾上腺皮质，互不干扰；有的激素所作用的靶器官、靶细胞数量较多，这并非没有特异性，而是由于能与该激素发生特异性结合的受体分布广泛的缘故，如生长激素、甲状腺激素等。

被激素选择作用的器官、组织和细胞为该激素的靶器官、靶组织和靶细胞。

（二）信息传递作用

激素在发挥调节作用过程中，作为一种传递信息的化学物质，只是调节靶细胞原有的生理、生化过程，增强或减弱其反应和功能活动，而不能使靶细胞添加新的功能，也不能提供额外能量。激素在完成信息传递后便被分解失活。

（三）高效性

激素在血中的浓度很低，但其作用十分强大。因为激素与受体结合后，能在细胞内发生一系列的酶促反应，形成一个效能极高的生物放大系统。如果某内分泌腺分泌的激素稍有过量或不足，便可引起相应的功能异常，临床上分别称为该内分泌腺的功能亢进或功能减退。

（四）相互作用

虽然激素的作用具有特异性，但在发挥作用时，各种激素之间却相互联系，相互影响，主要表现在：①协同作用：如生长素、胰高血糖素等，虽然作用于物质代谢的环节不同，但都可使血糖升高；②拮抗作用：如胰岛素能降低血糖，而胰高血糖素能升高血糖；③允许作用：指某种激素本身对特定的器官或细胞并没有直接的作用，但它的存在却是另一种激素发挥效应的必要条件或支持因素。如糖皮质激素本身并不能引起血管平滑肌收缩，但只有它存在时，去甲肾上腺素才能充分发挥其缩血管作用。

第二节　下丘脑与垂体

一、下丘脑与垂体的功能联系

下丘脑中许多核团的神经元兼有内分泌细胞的作用。垂体按其结构和功能分为腺垂体和神经垂体两部分。下丘脑与这两部分有密切的联系，分别构成下丘脑－腺垂体系统和下丘脑－神经垂体系统。

（一）下丘脑－腺垂体系统

下丘脑与腺垂体之间没有直接的神经联系，但有一套特殊的血管系统，即垂体－门脉系统，始于下丘脑正中隆起的初级毛细血管网，然后汇集成几条小血管下行，经垂体柄进入腺垂体，再形成次级毛细血管网（图11－3）。下丘脑的神经元能合成多种神经激素，即下丘脑调节肽，经垂体－门脉系统运至腺垂体，调节腺垂体的活动，构成了下丘脑－腺垂体系统。目前已知的下丘脑调节肽有9种　详见表11－1。

（二）下丘脑－神经垂体系统

下丘脑与神经垂体有着直接的神经联系。下丘脑视上核和室旁核神经元的轴突下行到神经垂体，构成下丘脑－垂体束（图11－1）。视上核和室旁核神经元合成的抗利尿激素和催产素，通过下丘脑—垂体束的轴浆运输到神经垂体贮存，当机体需要时，这两种激素由神经垂体释放入血，构成了下丘脑－神经垂体系统。

下丘脑起着换能器的作用，把神经调节和体液调节紧密的联系在一起。

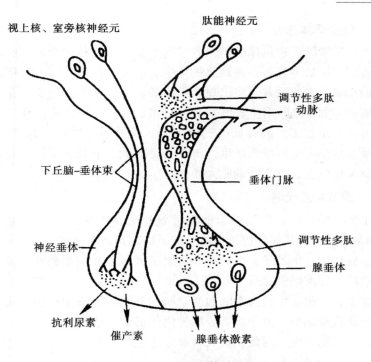

图 11 - 3 下丘脑与垂体功能联系

表 11 - 1 下丘脑调节肽的种类和主要作用

种 类	缩 写	主要作用
促甲状腺激素释放激素	TRH	促进促甲状腺激素的分泌
促性腺激素释放激素	GnRH	促进黄体生成素、卵泡刺激素的分泌
生长激素释放激素	GHRH	促进生长激素的分泌
生长抑素	GHRIH	抑制生长激素的分泌
促肾上腺皮质激素释放激素	CRH	促进促肾上腺皮质激素的分泌
催乳素释放因子	PRF	促进催乳素的分泌
催乳素释放抑制激素	PIF	抑制催乳素的分泌
促黑激素释放因子	MRF	促进促黑激素的分泌
促黑激素释放抑制因子	MIF	抑制促黑激素的分泌

二、腺垂体

腺垂体是体内十分重要的内分泌腺，共分泌 7 种激素，其中有 4 种是促激素。

（一）生长激素

生长激素具有种属特异性，除猴的生长激素外，从其他动物垂体提取的生长激素对人类均无效。近年来，利用 DNA 重组技术已能大量生产，供临床使用。其主要生理作用有。

生长激素对骨骼、肌肉和内脏器官的促生长作用是通过刺激肝和肾等组织产生生长激素介质而发挥作用的。

1. 促进机体生长

生长激素能促进机体各组织器官的生长，尤其是对骨骼、肌肉及内脏器官的作用最为显著，是调节机体生长的关键激素。实验证明，人幼年时期如缺乏生长激素，将出现生长停滞，身材矮小，但智力正常，称为侏儒症；如果幼年时生长激素分泌过多，则导致巨人症。成年后如果生长激素分泌过多，因骨骺已钙化闭合，长骨不再增长，而肢端短骨、面骨及软组织可受刺激而增生，出现手足粗大、下颌突出，内脏器官如肝、肾等也增大，称为肢端肥大症。

2. 调节物质代谢

①蛋白质代谢：生长激素能促进氨基酸进入细胞，并可加速 DNA 和 RNA 的合成，从而促进蛋白质合成，抑制蛋白质分解。

②糖代谢：生长激素可抑制外周组织摄取和利用葡萄糖，减少葡萄糖的消耗，使血糖升高。

③脂肪代谢：生长激素能加速脂肪的分解，增强脂肪酸氧化，使组织的脂肪含量减少。由于脂肪分解为机体提供了能量，所以减少了糖的利用，使血糖升高。因此，生长激素分泌过量可导致"垂体性糖尿病"。

（二）催乳素

催乳素的作用十分广泛，主要有：

①对乳腺的作用：催乳素可促进乳腺发育，引起并维持泌乳。

②对性腺的作用：催乳素可促进排卵，促进黄体生成并分泌孕激素与雌激素。

（三）促黑激素

促黑激素可促进皮肤、虹膜及毛发等处色素层的黑素细胞合成黑色素，使皮肤、虹膜和毛发等颜色变深。

（四）促激素

腺垂体分泌促甲状腺激素（TSH）促肾上腺皮质激素（ACTH）和促性腺激素。促性腺激素包括卵泡刺激素（FSH）和黄体生成素（LH）。这些激

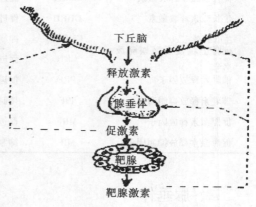

图 11-4　促激素分泌的调节轴

素对各自的靶腺均有促分泌和促增生双重作用，故统称为促激素。这些促激素分别与下丘脑及靶腺形成了下丘脑－腺垂体－甲状腺轴、下丘脑－腺垂体－肾上腺皮质轴、下丘脑－腺垂体－性腺轴，构成激素分泌调节的轴心。靶腺激素还可通过反馈联系分别对腺垂体和下丘脑起调节作用，从而使血中各相关激素的浓度保持相对稳定（图11-4）。

三、神经垂体

神经垂体本身不能合成激素，只是贮存和释放激素的部位。神经垂体贮存并释放的激素有抗利尿激素和催产素。

（一）抗利尿激素

抗利尿激素（ADH）主要能促进远曲小管和集合管对水的重吸收而发挥抗利尿作用。大剂量的抗利尿激素，可引起皮肤、肌肉和内脏的血管收缩，使血压升高，故又称血管升压素（VP）。生理情况下，血浆中的 ADH 浓度很低，抗利尿作用十分明显，几乎没有升压作用。在失血时，ADH 释放量明显增多，才具有缩血管作用，对提升和维持动脉血压起重要作用。临床上主要将大剂量 ADH 作为内脏出血时的紧急止血剂来使用。

（二）催产素

催产素又称缩宫素（OXT），催产素的主要靶器官是子宫和乳腺，其基本作用是刺激子宫平滑肌和乳腺肌上皮细胞收缩。催产素对非孕子宫的作用较弱，而对妊娠子宫的作用较强。在分娩过程中，胎儿刺激子宫颈可反射性地引起催产素分泌增加，促使子宫收缩增强，有助于分娩。临床上可将催产素用于引产及减少产后出血。催产素能使哺乳期的乳腺肌上皮细胞收缩，促使乳汁排出。

第三节　甲状腺

甲状腺是人体最大的内分泌腺，主要由甲状腺腺泡构成。甲状腺腺泡上皮细胞能合成并释放甲状腺激素。甲状腺激素主要有两种，一种是四碘甲腺原氨酸（T_4），又称甲状腺素；另一种是三碘甲腺原氨酸（T_3）。T_4 的含量较 T_3 多，约占总量的 90%，但 T_3 的生物学活性较 T_4 强约 5 倍。合成甲状腺激素的基本原料是酪氨酸和碘。机体所需要的碘主要来源于食物。碘对甲状腺的正常功能至关重要，过多或过少都将抑制甲状腺的功能。因此，各种原因的碘缺乏，都可导致甲状腺激素合成减少，从而影响甲状腺的功能。

一、甲状腺激素的生理作用

甲状腺激素的作用十分广泛，其主要作用是促进物质代谢与能量代谢，促进生长、发育过程。

1. 对代谢的影响

（1）能量代谢：甲状腺激素可提高大多数组织的耗氧量，具有显著的生热效应，使基础代谢率（BMR）增高。因此，甲状腺激素分泌过多的病人，因产热量增多而喜凉怕热，多汗，BMR 升高；甲状腺功能减退

神经垂体是神经组织，不含腺细胞，不能合成激素，只能贮存和释放下丘脑视上核和室旁核合成的抗利尿和催产素。

生理剂量的 ADH 具有促进肾脏远曲小管和集合管重吸收水的作用。大剂量时，可收缩血管、升高血压。

的病人，因产热量减少而喜热畏寒，BMR 降低。

（2）物质代谢：甲状腺激素对三大营养物质的合成与分解均有影响。

1）蛋白质代谢：生理剂量的甲状腺激素能促进蛋白质合成，有利于机体的生长发育。如果分泌过多，则加速蛋白质分解，特别是骨和骨骼肌的蛋白质分解，导致肌肉消瘦和乏力，血钙升高和骨质疏松。如果分泌过少，则蛋白质合成减少，这时，组织间的黏蛋白增多，结合大量的正离子和水分子，引起一种特殊的、指压不凹陷的水肿，称为黏液性水肿。

2）糖代谢：甲状腺激素能促进小肠黏膜对葡萄糖的吸收，增强肝糖原分解，抑制肝糖原合成，并能增强肾上腺素、胰高血糖素、生长激素等激素的升糖作用，使血糖升高；同时也促进外周组织对葡萄糖的利用而使血糖降低。但升高血糖的作用较强。因此，甲状腺功能亢进时常有血糖升高，甚至出现糖尿。

3）脂肪代谢：甲状腺激素既能促进脂肪和胆固醇的合成，又能加速脂肪的动员、分解，促进肝将胆固醇降解，但总的效应是分解大于合成。因此，甲状腺功能亢进患者血中胆固醇含量低于正常；反之，甲状腺功能减退者血中胆固醇含量升高。

2. 对生长发育的影响

甲状腺激素是人体正常生长、发育不可缺少的激素，特别是对脑和长骨的发育尤为重要。胚胎时期甲状腺激素合成不足或出生后甲状腺功能低下，可导致脑和长骨的发育明显障碍，表现为智力低下、身材矮小，称为呆小症（克汀病）。

3. 其他作用

（1）甲状腺激素能提高中枢神经系统的兴奋性。因此，甲状腺功能亢进的病人，常有烦躁不安、多言多动、喜怒无常、失眠多梦等症状。甲状腺功能减退的病人则有言行迟缓、记忆减退、表情淡漠、少动嗜睡等表现。

（2）甲状腺激素还可直接作用于心肌，使心脏活动增强。甲状腺功能亢进的病人，心肌收缩力增强，心率加快，心输出量增加。同时由于组织耗氧量增多，致使小血管扩张，外周阻力下降，故血压特点是收缩压升高，舒张压正常或稍低，脉压增大。

二、甲状腺激素分泌的调节

甲状腺功能主要受下丘脑-腺垂体-甲状腺轴的调节，此外，还可根据碘的供应进行一定程度的自身调节。

1. 下丘脑-腺垂体-甲状腺轴的调节

下丘脑分泌的 TRH 通过垂体门脉系统，作用于腺垂体，促进 TSH

甲状腺激素具有促进物质代谢与能量代谢，促进骨骼和神经系统的生长、发育，提高神经系统兴奋性和兴奋心脏作用。

甲状腺素是影响中枢神经系统生长发育的最重要的因素之一。

的合成和释放。TSH 作用于甲状腺，刺激甲状腺合成和分泌甲状腺激素并促进腺体增生。当血中甲状腺激素浓度升高时，可反馈性地抑制 TSH 和 TRH 的分泌，继而使甲状腺激素的释放减少。这种负反馈作用是体内甲状腺激素浓度维持生理水平的重要机制（图11－5）。

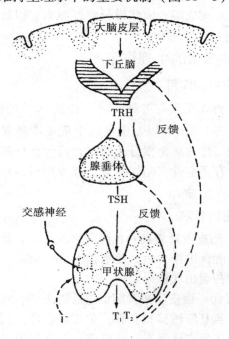

图 11－5 甲状腺的调节

2. 甲状腺的自身调节

这是甲状腺本身对饮食中碘供应量增减的一种适应。当饮食中缺碘时，甲状腺摄取碘的能力增强，使甲状腺激素的合成与释放不致因碘供应不足而减少。相反，当饮食中碘过多时，甲状腺对碘的摄取减少，甲状腺激素的合成也不致过多。这是一种有限度的、缓慢的自身调节机制。

地方性甲状腺肿——"大脖子病"

地方性甲状腺肿，俗称"大脖子病"，是因为某些地区饮食中长期缺碘，造成甲状腺激素合成及分泌减少，甲状腺激素对腺垂体的负反馈作用减弱，致使腺垂体促甲状腺激素分泌量增多，促甲状腺激素刺激甲状腺细胞增生，导致甲状腺肿大，临床上称为地方性甲状腺肿或单纯性甲状腺肿。

第四节 肾 上 腺

肾上腺由皮质和髓质两部分组成。两者合成、分泌的激素种类不同，实际上是两个独立的内分泌腺。

一、肾上腺皮质

肾上腺皮质由三层不同的细胞组成，从外向内分别为球状带、束状带和网状带。其中球状带分泌盐皮质激素，主要为醛固酮；束状带分泌糖皮质激素，主要是皮质醇；网状带分泌性激素，以雄激素为主，也有少量雌激素。

（一）糖皮质激素的生理作用

1. 在应激反应中的作用

应激反应是指机体受到有害刺激时（如缺 O_2，创伤、寒冷、饥饿、疼痛、紧张、恐惧等），出现以血中促肾上腺皮质激素和糖皮质激素分泌增加为主的反应。糖皮质激素分泌增多，可大大增强机体对有害刺激的耐受力，提高生存适应性。当切除肾上腺皮质时，则机体的应激反应减弱，严重时可危及生命。

2. 对物质代谢的影响

（1）糖代谢：糖皮质激素具有抗胰岛素的作用，能抑制外周组织对葡萄糖的利用，还能促进糖异生，使血糖升高。因此，糖皮质激素过多时，则血糖升高，甚至出现糖尿。

（2）蛋白质代谢：糖皮质激素能促进肝外组织，特别是肌肉组织的蛋白质分解，促使氨基酸转移到肝脏，生成肝糖原。因此，糖皮质激素分泌过多或长期使用糖皮质激素，可出现肌肉和淋巴组织萎缩，骨质疏松，皮肤菲薄。

（3）脂肪代谢：糖皮质激素能促进脂肪的分解，增强脂肪酸在肝内的氧化过程，有利于糖异生。糖皮质激素过多时，可导致脂肪组织由四肢向躯干重新分布，形成所谓的"向心性肥胖"。

3. 对其他组织器官的作用

（1）血细胞：糖皮质激素能增强骨髓造血功能，使血中红细胞和血小板数目增多；能促进附着在血管壁的中性粒细胞进入血液循环，使中性粒细胞增多；能抑制淋巴细胞分裂和促进淋巴细胞凋亡，使血中淋巴细胞减少；能增加肺和脾脏对嗜酸性粒细胞的滞留，使血中嗜酸性粒细胞减少。因此，常用糖皮质激素治疗贫血、血小板减少性紫癜、嗜中性粒细胞减少症、淋巴肉瘤或淋巴性白血病等。

（2）消化系统：糖皮质激素能增加胃酸和胃蛋白酶的分泌，若长期大量使用糖皮质激素，可诱发胃溃疡。

（3）允许作用：糖皮质激素对血管无直接作用，但能提高血管平滑肌对儿茶酚胺的敏感性，从而提高儿茶酚胺的缩血管效应，有利于维持正常的动脉血压。

大剂量的糖皮质激素还具有抗炎、抗过敏、抗免疫排斥反应和抗休克等药理作用。

肾上腺盐皮质激素的作用主要是保钠、保水和排钾，也可增强血管平滑肌对儿茶酚胺的敏感性。当机体受到各种有害刺激时，血中糖皮质激素急剧升高，有助于提高机体对应激刺激的耐受力和生存能力。

（二）糖皮质激素分泌的调节

糖皮质激素的分泌主要受下丘脑－腺垂体－肾上腺皮质轴的调节（图11 –6）。

下丘脑分泌的促肾上腺皮质激素释放激素（CRH）通过垂体门脉系统作用于腺垂体，促进促肾上腺皮质激素（ACTH）的合成与释放。ACTH不但能刺激肾上腺皮质束状带分泌糖皮质激素，也能刺激束状带与网状带细胞的增生。血液中的糖皮质激素还可以反馈作用于下丘脑和腺垂体，抑制下丘脑CRH和腺垂体ACTH的分泌，从而维持体内糖皮质激素水平的稳态（图11 –3）。此外，ACTH对CRH的分泌也有负反馈调节作用。由于存在上述负反馈机制，因此，长期大量使用糖皮质激素的病人，会引起肾上腺皮质萎缩，分泌功能降低。如果突然停药，可出现急性肾上腺皮质功能减退的情况，甚至危及生命。因此，停药时应逐步减量，缓慢停药。或在用药期间间断给予ACTH，以防止肾上腺皮质发生萎缩。

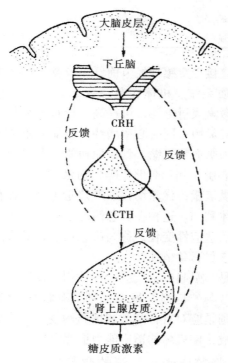

图11 –6　糖皮质激素分泌的调节

临床上长期大量使用糖皮质激素的病人，其自身的肾上腺皮质可能发生萎缩，分泌功能降低，故不能突然停药，否则会出现糖皮质激素分泌不足的症状，重者可危及生命。如要停药，应逐渐减量，千万不可突然停药。

二、肾上腺髓质

肾上腺髓质可分泌肾上腺素（E）和去甲肾上腺素（NE），两者都属于儿茶酚胺。

（一）肾上腺髓质激素的生理作用

肾上腺髓质激素的作用广泛，几乎对全身各系统均有作用。现将其主要作用列表 11 - 2 比较如下：

表 11 -2　肾上腺素与去甲肾上腺素的生理作用比较表

	肾上腺素	去甲肾上腺素
心脏	心率加快，心肌收缩力增强，心输出量增加	心率减慢（减压反射的作用）
血管	皮肤、胃肠、肾血管收缩；冠状动脉、骨骼肌血管舒张，总外周阻力降低	冠状动脉舒张，其他血管均收缩，总外周阻力明显升高
血压	升高（心输出量增加）	明显升高（外周阻力增大）
支气管平滑肌	舒张	稍舒张
代谢	增强	稍增强

肾上腺髓质直接受交感神经节前纤维支配，两者关系密切，组成了交感 - 肾上腺髓质系统。机体在紧急状态时，这一系统的活动显著增强，肾上腺髓质激素大量分泌，可提高中枢神经系统兴奋性，使中枢处于警觉状态，反应灵敏；同时心率增快，心肌收缩力增强，心输出量增多，血压升高；内脏血管收缩，骨骼肌血管舒张，血液重新分配，以保证重要器官（如心脏、脑和骨骼肌等）血液供应；呼吸深快，肺通气量加大以增加组织供氧量；代谢增强、产热量增多，血糖升高等，以提供更多的能源供机体利用。这和在紧急情况下通过交感 - 肾上腺髓质系统活动增强所发生的适应性变化，称为应急反应，其意义在于充分调动机体的潜在能力，应付紧急情况。

需要注意的是：引起应急反应的各种刺激实际上也是引起应激反应的刺激。"应急"与"应激"既有区别又有联系，前者重在动员潜能，适应聚变；后者则是应对有害刺激或增强耐受。在完整机体内，二者相互联系，相辅相成，使机体的适应能力更加完善。

（二）肾上腺髓质激素分泌的调节

1. 交感神经的作用

交感神经兴奋时，其节前纤维末梢释放乙酰胆碱，使肾上腺髓质激素分泌增加。

2. ACTH 的作用

有直接和间接两种作用方式，即 ACTH 可直接刺激肾上腺髓质激素的合成，或通过糖皮质激素促进肾上腺髓质激素的分泌。

动物切除双侧肾上腺后，如不适当护理，一两周内即可死亡；如仅切除肾上腺髓质，动物可存活较长时间，说明肾上腺皮质是维持生命所必需的。

第五节 胰 岛

胰腺兼有外分泌和内分泌双重功能。胰腺的内分泌功能主要由胰岛来完成。胰岛是散在于胰腺腺泡之间的一些如同岛屿一样的内分泌细胞群。根据形态和染色特点，人类胰岛细胞可分为 A 细胞和 B 细胞等。其中，B 细胞最多，占胰岛细胞总数的 60% ~ 70%，分泌胰岛素；A 细胞约占 20%，分泌胰高血糖素。

一、胰岛素

胰岛素是由 51 个氨基酸组成的小分子蛋白质。1965 年，我国科学家首先运用化学方法，人工合成了具有高度生物活性的结晶胰岛素。正常人空腹状态下血清胰岛素的浓度为 35 ~ 145pmol/L。胰岛素的半衰期只有 5 ~ 8 分钟，主要在肝内灭活。

（一）胰岛素的生理作用

胰岛素是促进机体合成代谢的激素。

1. 对糖代谢

胰岛素是生理状态下唯一能降低血糖的激素，也是调节血糖浓度的关键激素。胰岛素一方面促进全身组织对葡萄糖的摄取和利用，加速葡萄糖合成为肝糖原，并促进葡萄糖转变为脂肪酸，即增加血糖的去路；另一方面抑制糖原分解和糖异生，即减少血糖的来源，因而使血糖浓度降低。

2. 对脂肪代谢

胰岛素能促进脂肪的合成与贮存，同时抑制脂肪的分解，使血中游离脂肪酸减少。

3. 对蛋白质代谢

胰岛素能加速细胞对氨基酸的摄取，促进蛋白质的合成，并抑制蛋白质的分解，因而，能促进机体的生长。对机体的生长来说，胰岛素与生长激素发生协同作用，只有两者共同作用时才能发挥明显的促生长效应。

（二）胰岛素分泌的调节

1. 血糖浓度

血糖浓度是调节胰岛素分泌的基本因素。胰岛 B 细胞对血糖水平的变化十分敏感，血糖浓度升高时，可直接刺激胰岛 B 细胞，使胰岛素分泌增多；相反，血糖降低时则抑制胰岛素的分泌，从而维持血糖水平的相对稳定。

> 胰岛分泌两种激素：胰岛素和胰高血糖素，而胰岛素是机体唯一降血糖激素。

2. 激素作用

（1）胃肠激素均有促进胰岛素分泌的作用。

（2）胰高血糖素、生长激素、甲状腺激素、糖皮质激素等都可通过升高血糖间接地刺激胰岛素分泌。

（3）肾上腺素可抑制胰岛素的分泌。

3. 神经调节

胰岛素受交感神经和迷走神经双重支配。迷走神经兴奋可促进胰岛素分泌，交感神经兴奋则抑制胰岛素分泌。

二、胰高血糖素

胰高血糖素是促进机体分解代谢的激素。

（一）胰高血糖素的主要作用

胰高血糖素的靶器官主要是肝，它能促进糖原分解、糖异生，使血糖明显升高。胰高血糖素还能促进脂肪分解，并促进脂肪酸氧化，使酮体生成增多。药理剂量的胰高血糖素可增强心肌收缩力。

（二）胰高血糖素分泌的调节

血糖浓度也是调节胰高血糖素分泌的主要因素。血糖浓度降低可促进胰高血糖素分泌；反之，血糖浓度升高时胰高血糖素分泌减少。因胰岛素能降低血糖，故能间接促进胰高血糖素的分泌。

第六节　甲状旁腺

一、甲状旁腺激素

甲状旁腺分泌甲状旁腺激素（PTH），甲状腺 C 细胞分泌降钙素（CT），它们共同参与体内钙、磷代谢的调节，是控制血钙和血磷稳态的主要激素。

1. 甲状旁腺激素的主要作用

甲状旁腺激素能升高血钙，降低血磷，是体内调节血钙浓度的最主要激素。骨和肾是甲状旁腺激素的主要靶器官。

（1）对骨的作用：甲状旁腺激素能破坏骨组织内贮存钙与血浆游离钙的动态平衡，加强溶骨过程，动员骨钙入血，使血钙浓度升高。血钙是维持神经、肌肉正常兴奋性的必要物质。临床上行甲状腺手术时，若不慎误将甲状旁腺摘除，可引起严重的低血钙，导致手足搐搦，严重时因呼吸肌痉挛而窒息。

（2）对肾的作用：甲状旁腺激素能促进远曲小管对钙的重吸收，使尿钙减少，血钙升高。同时还能抑制近端小管对磷的重吸收，使尿磷增多，血磷降低。

此外，甲状旁腺激素对肾的另一重要作用是激活 1，25 - 羟化酶，使无活性的维生素 D_3 转变为有活性的维生素 D_3，后者可促进小肠对钙的吸收，使血钙升高。

2. 甲状旁腺素分泌的调节

血钙浓度是调节甲状旁腺激素分泌的最主要因素。血钙浓度降低时，甲状旁腺激素分泌增加；反之，血钙浓度升高时，则甲状旁腺激素分泌减少。因此，若长期缺钙，会引起甲状旁腺增生。如佝偻病患儿，因血钙长期偏低，往往出现甲状旁腺增大。

二、降钙素

1. 降钙素的生理作用

降钙素的主要生理作用是降低血钙和血磷。降钙素可抑制破骨细胞的活动，使溶骨过程减弱，同时能加强成骨过程，增加钙、磷在骨的沉积，因而使血钙和血磷降低。此外，降钙素能抑制肾小管对钙、磷、钠及氯的重吸收，增加这些离子在尿中的排出量。

2. 降钙素分泌的调节

降钙素的分泌主要受血钙浓度的调节。当血钙浓度升高时，降钙素分泌增多，反之则分泌减少。

 小结

内分泌系统是体内重要的调节系统，由内分泌腺和散在于某些器官组织中的内分泌细胞组成。激素按化学成分主要分为含氮类激素和类固醇类激素，其作用机制不同。下丘脑与垂体为一个功能单位。下丘脑促垂体区的小细胞神经元分泌 9 种调节性多肽，通过垂体门脉调节腺垂体的分泌活动，构成了下丘脑 - 垂体系统；下丘脑大细胞神经元所分泌的肽类激素（抗利尿激素和催产素）通过下丘脑 - 垂体束运送到神经垂体贮存，构成了下丘脑 - 神经垂体系统。腺垂体分泌 7 种激素：生长激素主要促进机体的生长发育和代谢；催乳素的主要作用是促使乳腺泌乳并维持泌乳；促黑素促进黑色素细胞合成黑色素；促甲状腺激素、促肾上腺皮质激素和促性腺激素分别调节其相应靶腺的发育和功能活动。甲状腺激素的生理功能主要是促进新陈代谢，维持机体正常生长发育和成熟，尤其是脑，提高中枢神经系统的兴奋性。甲状腺激素的分泌活动受中枢神经系统、下丘脑 - 垂体 - 甲状腺轴的活动影响，负反馈调节对维持激素浓度的相对稳定起重要作用。盐皮质激素（醛固酮）促进肾远曲小管和集合管重吸收 Na^+ 和排除 K^+，有保钠、保水、排钾，保持和稳定细胞外液容量的作用。醛固酮分泌受肾素 - 血管紧张素以及血 Na^+、血 K^+ 的调节。糖皮质激素（皮质醇）可促进肝糖原异生，抑制葡萄糖的利用，促进脂肪的分解和重新分布，促进蛋白质分解并抑制其合成。糖皮质激素的分泌活动受下丘脑－垂体－肾上腺皮质轴及负反馈的调节。肾上腺髓质合成分泌肾上腺素和去甲肾上腺素，除去对中枢神经系统和心血管活动的影响外，还参与应急、应激反应。调节钙代谢的激素有甲状旁腺激素、VD_3 和降钙素。胰岛素是机体唯一的降低血糖的激素，而升高血糖的激素有胰高血糖素、糖皮质激素和生长素等。

练习题

一、名词解释

1. 内分泌系统

2. 激素

3. 应激反应

二、填空题

1. 按化学性质不同可将激素分为_____和_____两大类。

2. 下丘脑和垂体之间构成了_____系统和_____系统。

3. 幼年时生长激素缺乏可导致_____，甲状腺激素缺乏可导致_____。

4. 参与应激反应的激素是_____，参与应急反应的激素是_____。

三、选择题

【A_1 型题】

1. 下列激素中，属于下丘调节肽的是（   ）。

    A. 促进甲状腺激素   B 促进上腺皮质激素

    C. 促性腺激素   D. 生长抑素

    E 促黑激素

2. 人幼年时缺乏哪种激素可导致侏儒症（   ）。

    A. 甲状腺激素   B. 生长激素

    C. 胰岛素   D. 催乳素

    E. 维生素 D_3

3. 下列关于甲状腺激素的作用，哪一项是错误的（   ）。

    A. 增加组织耗氧量，促进产热

    B. 促进婴幼儿脑和骨的发育

    C. 引起黏液水肿

    D. 增加糖原分解和糖异生

    E. 提高神经系统的兴奋性

4. 下列含碘酪氨酸衍生物中哪种生物活性最强（   ）。

    A. T4   B. t3   C. T3

    D MIT   E. DIT

5. 对脑和长骨的发育最为重要的激素是（　　）。

    A. 生长素　　　　　　　　　B. 性激素

    C. 促甲状腺激素　　　　　　D. 甲状腺激素

    E. 维生素 D_3

6. 调节甲状腺功能的主要激素是（　　）。

    A. 生长素　　　　　　　　　B. 甲状旁腺素

    C. 促甲状腺激素　　　　　　D. 促肾上腺皮质激素

    E. 甲状腺素

7. 使血糖含量降低的激素是（　　）。

    A. 甲状腺激素　　　　　　　B. 胰高血糖素

    C. 肾上腺素　　　　　　　　D. 糖皮质激素

    E. 胰岛素

8. 刺激胰岛素分泌的主要原因是（　　）。

    A. 迷走神经兴奋　　　　　　B. 促胃液素释放

    C. 胰高糖素释放　　　　　　D. 血糖浓度升高

    E. 血糖浓度降低

9. 下列那些激素不是由腺垂体合成、分泌的（　　）。

    A. 促甲状腺激素　　　　　　B. 生长素

    C. 催产素　　　　　　　　　D. 促肾上腺皮质激素

    E. 黄体生成素

10. 关于糖皮质激素的作用，下列哪项是错误的（　　）。

    A. 促进全身各部位的脂肪分解　　B. 促进肝外组织蛋白分解

    C. 促进糖异生　　　　　　　　　D. 促进肾保钠

    E. 减少外周组织对葡萄糖的利用

11. 长期大量使用糖皮质激素时会出现（　　）。

    A. 血中 ACTH 含量升高　　　B. 血中 ACTH 含量降低

    C. 血中 ACTH 含量不变

    D. 血中 ACTH 含量先降低后升高

    E. 血中 ACTH 含量时高时低

12. 下列哪项不是生长素对机体的作用（　　）。

    A. 促进骨骼和肌肉生长　　　B 促进蛋白质合成

    C. 加速糖利用　　　　　　　D. 加速脂肪氧化

    E. 促进神经系统发育

13. 硫脲嘧啶可以抑制甲状腺激素的合成，可用于治疗甲状腺功能

    亢进，主要是其抑制下列哪种酶的活性（　　）。

    A. 过氧化酶　　　　　　　　B. 脱碘酶

    C. 磷酸化酶　　　　　　　　D. 安吉化酶

    E. 水解酶

14. 检测血液中哪一种物质的浓度最能反应甲状腺功能（　　）。

    A. 促甲状腺激素　　　　　　　　　B. 结合性甲状腺激素

    C. 游离型甲状腺激素　　　　　　　D. 甲状腺结合球蛋白

    E. 甲状腺球蛋白

15. 肾上腺皮质功能不足的患者，需要补充那种激素以缓解症状（　　）。

    A. 胰岛素　　　　　　　　　　　　B. 胰高血糖素

    C. 醛固酮　　　　　　　　　　　　D. 肾上腺素

    E. 糖皮质激素

【B_1 型题】

16. 幼年期生长素过多会出现（　　）。

    A. 呆小症　　　　　　　　　　　　B. 巨人症

    C. 侏儒症　　　　　　　　　　　　D. 库辛（cushing）综合征

    E. 爱迪生病（Addison）

17. 幼年期生长素过少会出现（　　）。

    A. 呆小症　　　　　　　　　　　　B. 巨人症

    C. 侏儒症　　　　　　　　　　　　D. 库辛（cushing）综合征

    E. 爱迪生病（Addison）

18. 幼年期甲状腺激素不足会出现（　　）。

    A. 呆小症　　　　　　　　　　　　B. 巨人症

    C. 侏儒症　　　　　　　　　　　　D. 库辛（cushing）综合征

    E. 爱迪生病（Addison）

19. 肾上腺皮质功能低下会出现（　　）。

    A. 呆小症　　　　　　　　　　　　B. 巨人症

    C. 侏儒症　　　　　　　　　　　　D. 库辛（cushing）综合征

    E. 爱迪生病（Addison）

20. 肾上腺皮质功能亢进会出现（　　）。

    A. 呆小症　　　　　　　　　　　　B. 巨人症

    C. 侏儒症　　　　　　　　　　　　D. 库辛（cushing）综合征

    E. 爱迪生病（Addison）

四、简答题

1. 饮食中长期缺碘为什么会引起甲状腺肿大？

2. 长期大量使用糖皮质激素的病人，为什么不能突然停药？

3. 简述胰岛素的生理作用。

第十二章　生　殖

 学习要点

1. 掌握　男、女主性器官的功能，雄激素、雌激素和孕激素的生理功能，月经周期中卵巢和子宫内膜的变化。
2. 熟悉　生殖、性征、精液、月经、月经周期、妊娠的概念
3. 了解　睾丸功能的调节，胎盘的内分泌功能。

关键词

生殖　主性器官　月经周期

生物体生长发育到一定阶段后，能够产生与自身相似的子代，这种功能称生殖。人类的生殖是通过两性生殖器官的活动来实现。两性生殖器官按解剖部位分为内生殖器和外生殖器；按生理功能分为主性器官和附性器官。

性征　区分男、女性别的特征称为性征。由生殖器官决定的特征叫做"第一性征"或主性征，如男子有睾丸、阴茎，女子有阴道、子宫等，这些特征出生时基本完备；青春期开始出现一系列与性有关的特征，男性表现为骨骼粗壮、肌肉发达、喉结突出、声调低沉、长胡须等；女性表现为骨盆宽大、乳腺发达、嗓音细润、皮下脂肪丰富等，称之为"第二性征"或副性征。副性征的出现及附性器官的发育有赖于主性器官的功能。

生殖过程包括生殖细胞（精子和卵子）的形成过程、交配、受精过程以及胚胎发育等重要环节。

第一节　男性生殖

男性内生殖器包括生殖腺（睾丸）、输精管道（附睾、输精管、射精管、尿道）和附属腺（精囊腺、前列腺、尿道球腺）；外生殖器包括阴茎、阴囊。睾丸在生殖过程中起决定作用，称为主性器官，它具有产生精子和分泌雄性激素的双重功能。除睾丸以外的其他生殖器官统称附性器官。附性器官的主要功能是储存、运输和成熟精子。本节重点介绍主性器官——睾丸的功能。

睾丸是男性主性器官，具有产生精子和分泌雄性激素的双重功能。

男性生殖器官分内外两部分。内生殖器包括睾丸、输精管和附属腺；外生殖器包括阴囊和阴茎。这些器官在青春期前发育非常缓慢，进入青春期后，在卵泡刺激素（即精子生成素）、黄体生成素（即间质细

胞刺激素）及雄激素的作用下，开始迅速发育，其速度远远超过其他系统。

一、睾丸的生精功能

睾丸由曲精和间质细胞组成。曲精细管上皮由支持细胞和生精细胞组成。生精细胞是处于不同发育阶段的生殖细胞。原始的生精细胞为精原细胞。从青春期开始，精原细胞多次分裂形成初级精母细胞，后者经第一次减数分裂形成次级精母细胞，再经第二次减数分裂形成精子细胞，精子细胞发育成精子。整个生精过程大约需要2个半月时间。

支持细胞为各级生精细胞提供营养，并起着保护与支持作用，为生精细胞的分化提供合适的环境。

精子生成需要适宜的温度，阴囊内温度较腹腔内温度低2℃左右，适于精子的生成。若睾丸位置异常，睾丸常处于温度较高的部位，可致生精细胞退化、萎缩，精子不能生成。

正常成人睾丸的生精能力是巨大的，每天睾丸可以产生几亿个精子。一般到40岁之后，生精能力逐渐减弱。

新生成的精子释入曲细精管管腔内，无运动能力，依靠曲细精管周围平滑肌的收缩和管腔液的移动运送至附睾。

精液是精子与附属腺的分泌物（精浆）混合形成的乳白色液体。其中精子占5%～10%，精浆占90%～95%。精浆能提高精子的受精能力。正常男子每次射出精液约3～6mL，每毫升精液约含2000万到4亿个精子，少于2000万不易使卵子受精。

睾丸在胚胎早期位于腹腔内，腹股沟管内环处，以后逐渐下降，到第7个月时，睾丸快速通过腹股沟管而降至阴囊中。睾丸在下降至阴囊的过程中，可以出现各种异常情况，如睾丸下降不完全而停止留在腹腔或腹股沟管内，称为"睾丸下降不全"，或称"隐睾"；如睾丸在下降时未至阴囊而偏移到会阴、阴茎根部、股部等处，称为"睾丸异位"。睾丸位置异常，精子不能产生，则影响生育。

二、睾丸的内分泌功能

睾丸的间质细胞分泌雄激素，支持细胞分泌抑制素。

睾丸曲细精管之间的疏松结缔组织称睾丸间质，其内含单个或成群的间质细胞。性成熟时，间质细胞分泌以睾（丸）酮为主的雄激素。50岁以上随年龄增长，睾酮的分泌量逐渐减少，但可维持终生。睾酮主要生理作用：

（1）青春期刺激男性附性器官的发育，成年维持附性器官的成熟状态。

（2）刺激男性副性征的出现并使之维持正常。

（3）作用于曲细精管，有助精子的生成与成熟。

阴囊的皮肤有弹性，表面皱褶很多，气温高时松弛，皮脂腺和汗腺分泌旺盛，加速散热；气温低时收缩，减少散热。阴囊的这种自动调节功能，主要是保护睾丸的生精作用。

精子在附睾内进一步发育成熟，获得运动和受精能力，并在此存储。

（4）维持正常的性功能，保持性的欲望。

（5）参与机体代谢活动，促进蛋白质合成（特别是肌肉、骨骼、生殖器官等部位）。

抑制素是睾丸支持细胞分泌的一种糖蛋白激素。它对腺垂体 FSH 的分泌有很强的抑制作用，而生理剂量的抑制素对 LH 的分泌无明显影响。

三、睾丸功能的调节

睾丸曲细精管的生精过程和间质细胞的睾酮分泌均受下丘脑 - 垂体的调节。下丘脑分泌的促性腺激素释放激素（GnRH）经垂体门脉系统进入腺垂体，促使腺垂体促性腺激素细胞合成和分泌卵泡刺激素（FSH）和黄体生成素（LH）。LH 主要作用于间质细胞，FSH 主要作用于生精细胞与支持细胞。因此存在垂体—间质细胞轴和垂体—曲细精管轴两种调节机制（图 12 - 1）。

LH 与间质细胞膜上的 LH 受体相结合，引发间质细胞合成睾酮。如果垂体分泌 LH 不足，睾丸间质细胞萎缩，睾酮合成减少；反之，血液中的睾酮达到一定浓度后，可作用于下丘脑和垂体，抑制 GnRH 分泌，进而抑制 LH 的分泌，产生负反馈调节作用，使血中睾酮浓度稳定在一定水平。

FSH 作用于生精细胞启动生精过程并刺激支持细胞分泌抑制素，抑制素可使垂体失去对下丘脑分泌的 GnRH 的反应性，反馈性地抑制垂体分泌 FSH，使睾丸的活动保持适宜程度。

下丘脑、垂体、睾丸在功能上密切联系，互相影响，构成下丘脑 - 垂体 - 睾丸轴调控系统。该系统维持了生精和激素水平的相对稳定。

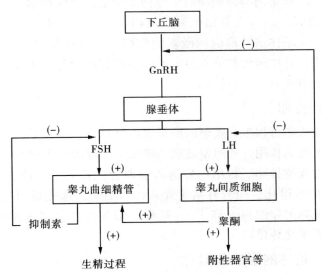

图 12 - 1   下丘脑—腺垂体—睾丸轴的调节作用

（＋）表示促进   （－）表示抑制

射精　精液由阴茎射出的过程称为射精。射精可分为两步：第一步是附睾、输精管的平滑肌按一定的顺序收缩，将精子由附睾驱到后尿道，与此同时，膀胱括约肌收缩，防止精液进入膀胱或尿液进入尿道。第二步是靠阴茎根部的坐骨海绵体肌和球海绵体肌的收缩把精液射到体外。在射精时，若输精管等处收缩顺序紊乱或膀胱括约肌没有同时收缩，则精子可进入膀胱而不由尿道射出。

第二节　女性生殖

女性内生殖器包括阴道、子宫、输卵管和卵巢，后二者称为子宫附件。外生殖器又称女阴。卵巢是主性器官，其余为附性器官。附性器官的主要功能是接纳、输送精子与卵子结合及孕育新个体等。主性器官——卵巢具有生卵功能和内分泌功能，前者指卵泡的发育成熟、排卵及黄体的形成和退化；后者指卵巢分泌雌激素、孕激素和少量雄激素。

女阴由阴阜、大阴唇、小阴唇、阴蒂、阴道前庭、处女膜及前庭大腺组成。内生殖器由阴道、子宫、输卵管和卵巢组成。阴道是一种收缩性很大的肌性管道，为性交的场所、月经排出和胎儿娩出的通道；子宫是孕育胎儿的器官，又是产生月经的场所；输卵管位于子宫两侧，是输送卵子的管道。

一、卵巢的生卵功能

（一）卵泡的发育与成熟

卵子是由卵巢内的原始卵泡历经初级卵泡、次级卵泡、成熟卵泡发育而成（图 12−2）。女婴出生时两侧卵巢含有 30～40 万个原始卵泡。青春期时，在垂体前叶卵泡刺激素的作用下，每月有 15～20 个原始卵泡开始发育，其中绝大部分在发育不同阶段相继退化为闭锁卵泡。一般仅有一个发育成熟。

卵巢是女性的主性器官具有产生卵子和分泌女性激素的功能。

（二）排卵

卵泡在成熟过程中，逐渐向卵巢表面移动。完全成熟后，因卵泡内压力增高及酶的作用，卵泡壁破裂，卵细胞与周围的附属物一起排入腹腔，这一过程称排卵。排出的卵进入输卵管，若未能与精子相遇受精，24 小时内即行退化；如若有精子穿入，卵细胞迅速完成第二次成熟分裂，生成成熟的卵细胞（卵子）。排卵一般发生在月经来潮前 14 天左右。两侧卵巢交替排卵。

（三）黄体的形成和退化

排卵后卵泡壁塌陷形成黄体。黄体维持的时间取决于排出的卵子是否受精，若未受精，黄体维持 14 天左右开始退化，这种黄体称月经黄体；若排出的卵子受精，黄体继续发育至妊娠 5～6 个月后开始退化，这种黄体为妊娠黄体。月经黄体和妊娠黄体逐渐退化并由结缔组织代替，最后形成白色瘢痕称白体。

女子在发育年龄，卵泡的生长发育、排卵与黄体形成呈现周期性变化，每月一次，周而复始，称卵巢周期。

卵巢位于子宫两侧，输卵管的内下方，呈扁椭圆形，左右各一。卵巢由皮质和髓质两部分组成。女婴出生时，两侧卵巢皮质内含有30～40万个原始卵泡，进入青春期相继发育、成熟。一般每个月经周期（28天左右）有一个卵泡成熟排出，一直持续到绝经，女性在整个生育期大约排卵400～500个。

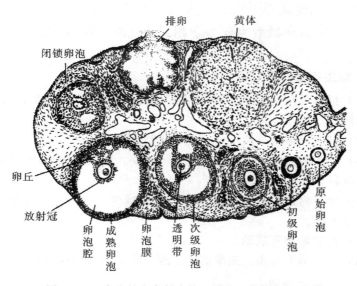

图 12 - 2　卵泡的发育与成熟、排卵、黄体的形成

二、卵巢的内分泌功能

卵泡发育过程中分泌雌激素、孕激素及少量雄激素。

（一）雌激素

雌激素是由卵泡的内膜细胞和颗粒细胞共同分泌的。

卵巢分泌的雌激素，主要为雌二醇（E2），其次是雌酮（E1），两者的代谢产物是雌三醇（E3）。雌激素的生理功能：

1. 对生殖器官的作用

（1）促使子宫发育，肌层增厚，提高子宫平滑肌对缩宫素（催产素）的敏感性。

（2）作用于子宫内膜，使之成为增生期。

（3）使子宫颈口松弛，宫颈黏液分泌增多、变稀，利于精子通过，有助受孕。

（4）促进输卵管发育，加强管壁肌层的节律性收缩和纤毛的摆动，有利精子、卵子和受精卵的运送。

雌激素可由卵泡、黄体及胎盘分泌。

（5）促进阴道上皮增生、角化及糖原含量增加，使阴道内保持酸性环境，提高阴道抵抗力，防止细菌感染。

2. 对副性征和乳腺的作用

激发和维持女性副性征，促进乳腺发育，使乳腺管增生，乳头、乳晕着色。

3. 对代谢的影响

加速蛋白合成、促进生长发育；增强成骨细胞的活动、促进骨中钙的沉积；促进醛固酮分泌，导致水、钠潴留等。

（二）孕激素

卵巢分泌的孕激素主要为孕酮，其代谢产物为孕二醇。孕酮的功能：

1. 对生殖器官的作用

（1）抑制子宫肌肉的自发性收缩，降低子宫平滑肌对缩宫素（催产素）的敏感性。

（2）抑制母体的排斥反应，利于胚胎生长。

（3）使子宫内膜由增生期转变为分泌期，此期内膜血供充沛、糖原积聚，有利于受精卵着床。

（4）使子宫颈管内膜腺体分泌的黏液减少，变稠，子宫颈口缩小，防止细菌入侵。

（5）抑制输卵管蠕动。

（6）使阴道上皮角化现象消失，改变阴道脱落细胞的成分。

2. 对乳腺的作用

促进乳腺腺泡的发育及成熟。

3. 产热作用

作用于体温调节中枢，使排卵后的基础体温上升 $0.3 \sim 0.5℃$。故临床可依此作为判断排卵日期的标志之一。

卵巢分泌的雄激素主要为睾（丸）酮，能促进蛋白质合成，肌细胞生长和骨骼的发育。体内雄激素过多时，通过拮抗雌激素，抑制下丘脑－垂体－卵巢轴的功能，影响排卵，继而引起男性化改变。若持续时间过长，性化改变将不能逆转。

三、月经及月经周期

女性生殖系统的周期性变化称性周期。包括卵巢、子宫内膜、输卵管、子宫颈和阴道细胞的周期性变化，其中最明显的是子宫内膜的周期性变化，外部表现为月经，因此性周期也称月经周期（图12-3）。

（一）子宫内膜的周期性变化

子宫内膜周期性变化一般分为三期，即月经期、增生期和分泌期。

孕激素主要由黄体及胎盘分泌，它通常在雌激素作用的基础上促进子宫、乳腺进一步发育、为妊娠做准备。

1. 月经期

从月经开始至出血停止，即月经周期的第 1～4 天。若排出的卵子未受精，黄体则退化萎缩，雌、孕激素分泌量骤然下降，螺旋小动脉痉挛性收缩，继之短暂扩张，导致内膜缺血坏死、剥脱出血，表现为月经来潮。

2. 增殖期

从月经停止到排卵为止，约为月经周期的第 5～14 天。此期卵巢内卵泡生长、发育和成熟，并不断分泌雌激素。雌激素促使子宫内膜增厚，其中的血管、腺体增生。

3. 分泌期

从排卵后到下次月经前，即月经周期的第 15～28 天。此期黄体形成，在黄体分泌的雌激素和孕激素，尤其是孕激素的作用下内子宫内膜继续增厚；腺体进一步弯曲，并分泌大量黏液；间质水肿、疏松；血管扩张充血。子宫内膜变得松软、富含营养物质，为胚泡着床和发育提供了适宜的环境。

在卵巢激素周期性分泌影响下，子宫内膜发生周期性变剥落和出血的现象称月经。

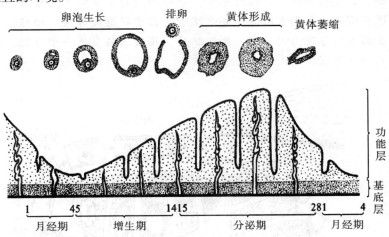

图 12-3　子宫内膜周期性变化与卵巢周期性变化关系

（二）月经

随卵巢的周期性变化，子宫内膜周期性脱落及出血称月经，是生殖功能成熟的标志之一。月经第一次来潮称月经初潮，初潮年龄为 11～18 岁，多数在 13～15 岁。两次月经第一日间隔的天数称月经周期，一般为 28～30 天，提前或延后 3 天仍属正常。月经持续出血的天数称月经期，一般为 3～7 天。一次月经的出血量平均约为 50mL，超过 80mL 即为病理状态。月经血的特征为暗红色、呈碱性、黏稠、不凝。月经血除血液外，还含有子宫内膜碎片、子宫颈黏液及脱落的阴道上皮细胞。月经期一般无特殊症状，但由于经期盆腔瘀血及子宫血流量增多，有些妇女可有下腹及腰骶部下坠感，个别可有膀胱刺激症状（如尿频）轻度神经系统不稳定症状（如头痛、失眠、精神抑郁、易激动）胃肠功能紊乱

（腹泻或便秘）、乳房胀痛等。

四、妊娠

（一）受精　着床　分娩

胎儿在母体内发育成长的过程称妊娠，包括受精、着床、妊娠的维持、胎儿的生长以及分娩（图 12 - 4）。

精子与卵子结合的过程为受精，受精后的卵子称受精卵（孕卵）。受精卵在输卵管的蠕动和纤毛摆动的作用下，逐渐运行至子宫腔并发育成囊胚（胚泡）。胚泡植入子宫内膜的过程称着床。此后，胚泡在母体内继续发育成胚胎。妊娠满 28 周后胎儿及其附属物由母体经产道娩出，这一过程称分娩。

排卵期成熟的卵细胞由卵巢排出，进入输卵管壶腹部。性交时精液射入阴道，精子通过宫颈管、宫腔、输卵管口，到达输卵管壶腹部，其头部穿进卵细胞，尾部留在卵细胞外，精子与卵子融合成为一个新的合体细胞，已受精的卵细胞称为孕卵。孕卵渐渐向子宫腔方向移动，在运行中进行有丝分裂形成胚泡。胚泡埋于子宫内膜继续分裂、增殖。于受精后 3 周左右分化为内、中、外三胚层。此后三胚层进一步分化、发育成胎儿的各器官。

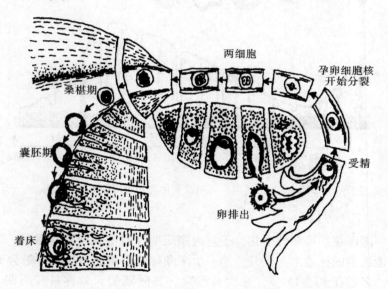

图 12 - 4　排卵、受精、卵裂、胚泡形成及植入

（二）妊娠的维持

胎盘形成后成为妊娠期的一个重要内分泌器官，可分泌多种激素，对妊娠的维持起关键作用。

1. 人绒毛膜促性腺激素（HCG）

是由滋养层分泌的一种糖蛋白激素。其生理作用与（LH）的作用相似。在妊娠早期刺激月经黄体转变成妊娠黄体，并维持其继续分泌雌激素，大约在妊娠黄体10周左右后，发生退化是胎盘分泌孕激素和雌激素，逐渐接替妊娠黄体的功能。HCG可进入母体血中并由尿中排出。在受精后8~10天就出现母体血中，以后血液和尿中浓度逐渐升高，至妊娠8~10周达到高峰，以后逐渐降低，在妊娠20周左右降至最低水平，并一直维持到妊娠末期。由于HCG在妊娠早期就出现，所以检测妇女血中和尿中的HCG，可作为诊断早孕的准确指标。

2. 人绒毛膜生长激素（HCS）

是一种单链多肽激素，作用与生长素相似，可调节母体与胎儿的物质代谢，有促进胎儿生长的作用。

3. 雌激素和孕激素

妊娠3个月后，胎盘可代替妊娠黄体的功能，分泌大量的雌激素和孕激素，继续维持妊娠，直到分娩。血中雌激素和孕激素在整个妊娠期间都保持高水平，对下丘脑、腺垂体反馈抑制作用较强，致使卵泡不发育，卵巢不排卵。故妊娠期间既不来月经，也不受孕。

 小结

生殖是指生物体生长发育到一定阶段后，能够产生与自身相似的子代，这种功能称生殖。人类的生殖是通过两性生殖器官的活动来实现。两性生殖器官按生理功能分为主性器官和附性器官。男性的主性器官是睾丸，具有产生精子和分泌雄性激素的功能；女性主性器官为卵巢，具有产生卵子和内分泌分泌雌激素、孕激素及少量雄激素的功能。妊娠的维持要依靠高水平的雌激素和孕激素，胎盘是妊娠期间一个重要的内分泌器官，它除了可以分泌雌激素和孕激素以外，还可以分泌人绒毛膜促性腺激素和人绒毛膜生长素。

 练习题

一、名词解释

1. 生殖

2. 副性征

3. 月经

4. 月经周期

5. 受精

6. 妊娠

二、选择题

【A₁型题】

1. 下列何者不能合成雌激素（   ）。

    A. 卵巢   B. 子宫

    C. 胎盘   D. 黄体

  E. 肾上腺皮质

2. 月经来潮是因（　　　）。

  A. 雌激素骤减　　　　　　　　　　B. 孕激素骤减

  C. 雌、孕激素均骤减　　　　　　　D. 前列腺素骤减

  E. 催产素骤减

3. 对孕激素的描述，下列哪项错误（　　　）。

  A. 刺激子宫内膜呈增生期变化　　　B. 使子宫肌活动减弱

  C. 降低母体免疫排斥反应　　　　　D. 刺激乳腺腺泡的发育

  E. 有产热作用

4. 女性基础体温在排卵后升高与下列哪种激素有关（　　　）。

  A. 孕激素　　　　　　　　　　　　B. 雌激素

  C. 甲状腺素　　　　　　　　　　　D. 黄体生成素

  E. 卵泡雌激素

5. 血中哪种激素出现高峰可作为排卵的标志（　　　）。

  A. 催乳素　　　　　　　　　　　　B. 卵泡刺激素

  C. 黄体生成素　　　　　　　　　　D. 催乳素释放因子

  E. 催乳素释放抑制因子

6. 下列哪种细胞分泌睾酮（　　　）。

  A. 间质细胞　　　　　　　　　　　B. 支持细胞

  C. 精原细胞　　　　　　　　　　　D. 精母细胞

  E. 精子细胞

7. 对雌激素的生理作用的描述，错误的是（　　　）。

  A. 促进子宫发育　　　　　　　　　B. 促进水、钠的排泄

  C. 促进输卵管发育　　　　　　　　D. 促进骨钙沉积

  E. 促进阴道上皮细胞增生

8. 生殖器官包括（　　　）。

  A. 主性器官　　　　　　　　　　　B. 附性器官

  C. 主性器官和附性器官　　　　　　D. 主性器官和副性征

  E. 附性器官和副性征

9. 有关睾丸功能的描述，错误的是（　　　）。

  A. 产生精子并分泌性激素　　　　　B. 生精细胞生成精子

  C. 间质细胞分泌雄激素　　　　　　D. 支持细胞分泌雄激素

  E. 支持细胞支持、营养生精细胞

10. 对卵巢功能的描述，错误的是（　　　）。

  A. 产生卵子并分泌性激素

  B. 卵泡分泌雌激素

  C. 黄体分泌雌激素和孕激素

  D. 性激素在排卵时随卵泡液排出

E. 排卵时卵细胞随卵泡液排出

11. 育龄妇女排卵在（　　　）。

    A. 月经周期的第 1～5 天

    B. 月经周期的第 14 天左右

    C. 月经周期的第 5～14 天

    D. 月经周期的第 8～9 天

    E. 月经周期的第 25 天

【B_1 型题】

12. 月经期女性血中雌激素、孕激素主要来源于（　　　）。

    A. 睾丸　　　　　　　　　　　B. 肾上腺皮质

    C. 卵巢　　　　　　　　　　　D. 胎盘

    E. 垂体

13. 绒毛膜促性腺激素来源于（　　　）。

    A. 睾丸　　　　　　　　　　　B. 肾上腺皮质

    C. 卵巢　　　　　　　　　　　D. 胎盘

    E. 垂体

14. 促进女性副性腺器官发育，出现副性征的激素是（　　　）。

    A. 雌激素　　　　　　　　　　B. 孕激素

    C. 催乳素　　　　　　　　　　D. 催产素

    E. 生长素

15. 保证胚泡着床，维持妊娠的激素是（　　　）。

    A. 雌激素　　　　　　　　　　B. 孕激素

    C. 催乳素　　　　　　　　　　D. 催产素

    E. 生长素

16. 促进乳汁排出的激素是（　　　）。

    A. 雌激素　　　　　　　　　　B. 孕激素

    C. 催乳素　　　　　　　　　　D. 催产素

    E. 生长素

三、填空题

1. 根据子宫内膜的变化，月经周期可分为_____、_____和_____期。

2. 男性的主性器官为_____，其主要作用是_____和_____。女性的主性器官为_____，其主要作用是_____和_____。

四、简答题

1. 说明雄激素、雌激素和孕激素各由什么细胞所分泌及其生理作用。

2. 简述月经周期的激素调节过程。

生理学实验指导

第一部分 实验总论

一、实验课的目的与要求

目 的

通过实验使学生初步掌握生理学实验的一些基本操作技能，学会检查人体功能活动的一些测试方法，验证和巩固基本理论知识，培养认真、负责、严谨求实的态度和团结协作的良好作风，增强对事物观察、比较、分析和综合能力以及独立思考的能力。

要 求

1. 实验前应仔细阅读实验指导，了解本次实验的目标、原理、步骤等，并复习有关理论知识。

2. 实验时要按照实验指导及教师的指示进行操作和观察，客观、及时地记录实验现象或结果，并联系讲授内容进行思考。

3. 实验后须及时整理实验记录，分析实验结果，按照规定格式书写实验报告，按时交予负责教师评阅。

二、实验报告的书写

应注意书写整洁，文字简练、通顺，正确使用标点符号。一般要写明下列内容。

1. 专业、班级、组别、姓名、实验日期

2. 实验题目、实验目的

3. 实验结果

是实验中最主要的部分。应根据实验记录如实填写，不可单凭记忆，否则容易发生错误和遗漏。凡有曲线记录的，须进行必要的注明，将曲线记录在实验报告上。

4. 分析和结论

实验结果的分析，是根据学过的理论知识对结果进行解释。如果出现非预期的结果时，应分析其可能的原因。实验结论，是从实验结果中归纳出概括性的判断，即本次实验所验证的理论概要。

三、生理实验室规则

（1）必须携带实验指导、记录本等文具准时进实验室，并穿戴实验衣帽。

（2）遵守学习纪律，保持实验室安静；严肃、认真、安全地进行实验，不做与本实验无关的事情。

（3）实验室的一切物品，未经教师许可，不得擅自取用或带出。

（4）各组应用的实验器材、物品，在使用前应查点清楚，不得随意与别组调换；如遇机件不灵或损坏时，应报告教师，以便及时修理或更换。

（5）节约水电及一切消耗性物品，爱护仪器和用具。损坏物品应赔偿。

（6）保持实验室整洁。公共器材和药品用毕后立即归还原处，动物尸体和废弃物应放到指定地点。

（7）实验完毕，应将实验器材、用品和实验台收拾干净，查点清楚，放还原处。各小组轮流搞好实验室的清洁卫生，关好窗户、水电，经教师检查无误后，方可离开。

四、生理实验常用实验器材简介

生理实验可分动物实验和人体功能及其指标的测定。动物实验又分急性实验与慢性实验两种，本指导仅限于急性实验。鉴于各专业的课程、实验目标及实验条件不同，实验可由学生操作，包括个人操作和分组实验。实验也可由教师示教，包括电教。实验时，常用的器材有以下几种。

（一）记录仪器

1. 生理记录仪或称笔录式记录仪，它配合适当的换能器和电极可将多种生理功能如肌肉舒缩、呼吸运动、血压及心电变化等描记在记录纸上，灵敏、精确、直接而方便。生理记录仪有单道仪、二道仪和多道仪之分，能同时记录两种生理变化的二道记录仪可满足一般生理实验需要。

2. 记纹器可记录伴有机械变化的生理实验传统仪器。根据动力的不同，可分弹簧记纹鼓和电动记纹鼓。使用时调整适当鼓速，并使描笔尖与鼓面呈相切接触。

3. 示波器是观察和记录变化迅速而微弱的生物电现象的仪器。记录时借助附加的照相装置进行拍摄。荧光屏上的纵坐标表示电压幅度，横坐标表示时程。

（二）换能器和传动装置

1. 换能器生理实验用的换能器是使非电能量转换成电能，经放大后，才能在记录仪上进行显示或记录。肌张力换能器、血压换能器、光电记滴器均很常用。

2. 杠杆种类和式样很多，如普通杠杆，通用、万能杠杆等。装入杠杆的描笔在垂直方向应能活动自如。描笔杆可用竹签等制作，笔尖可用木刨花剪成。改变杠杆长短臂比例，即可改变记录曲线的振幅。

3. 气鼓（玛利气鼓）是一个带侧管的金属浅圆皿，上面覆盖有橡皮薄膜，膜中央粘一小支架，架上安放描笔。常作呼吸描记用。

4. 检压计是一 U 形玻管，利用管内液柱移动或带动浮标插竿上端的横置描笔，以显示或描记被测液、气压变化。水银检压计用于较高压如血压测定，水检压计用于较低压如胸膜腔内压测定。

（三）电刺激装置

1. 电子刺激器能产生一定波形的电脉冲，以满足不同强度变率的要求；有手控单刺激、连续刺激等刺激方式的选择；能调节波幅（刺激强度）、波宽（刺激作用时间）和刺激频率。与示波器配用，设同步输出和延时装置，前者使扫描同步、波形稳定清晰，后者调节波形于荧光屏的适合位置。有些刺激器带有刺激隔离器，使输出的刺激与市电源间隔离，并减少刺激伪迹。还有些刺激器备有计时、计滴等装置。

2. 刺激电极常用的有普通电极和保护电极。前者银丝裸露少许，用以与组织接触而施加刺激；后者银丝一侧裸露少许，用于刺激在体神经干，以保护周围组织免受刺激。

3. 电磁标反映电流的通断，用做标记。接刺激器，作施加刺激的记号；接计时器，作计时记号；接计滴器，作滴数记号。

（四）动物实验手术器材

1. 蛙类解剖器材

（1）剪刀：粗剪刀用于剪骨骼和皮肤等粗硬组织；手术剪用于剪肌肉、腱膜等一般软组织；眼科剪刀用于剪神经、血管、心包膜等细软组织。

（2）镊子：手术镊用于牵提皮肤夹捏肌肉等组织；眼科镊用于夹捏细软组织。

（3）探针：用于破坏脑和脊髓。

（4）玻钩：用于分离神经、血管。

（5）锌铜弓：用于对神经肌肉标本施加刺激，以检查其兴奋性。

（6）蛙心夹：用于夹住心尖，另一端借缚线连于杠杆，以描记心脏舒缩。

（7）蛙板和蛙钉：用蛙钉将蛙腿固定于一约 20cm × 15cm 的木板上。制备神经肌肉标本，应在清洁的玻璃板上操作，为此可在板中央嵌一玻璃板。

2. 哺乳类动物手术器材

（1）手术刀：用于切开皮肤和器官。

（2）剪刀：剪毛用粗剪刀；剪线及一般软组织用手术剪刀；剪破血管、输尿管以便插管时使用眼科剪刀。

（3）镊子：圆头镊子用于夹捏组织和牵提切口处的皮肤；眼科镊子用于夹捏细软组织。

（4）止血钳：用于提起皮肤切口、分离皮下组织和夹钳血管止血。蚊式止血钳适用于分离小血管及神经周围的结缔组织。

（5）动脉夹：用于阻断动脉血流。

（6）气管插管：急性动物实验时插入气管，以保证呼吸道通畅。

（7）动脉插管：急性动物实验时插入动脉，另一端接水银检压计或血压换能器。

（8）解剖台：固定动物，以便实验操作。有兔解剖台、狗解剖台。

（9）注射器：用于注射各种药物和溶液。

（10）搪瓷盆、杯等：用于放置手术器械、溶液、兔毛等。

五、常用生理盐溶液的配制

先按实验表 – 1 配成一定浓度的基础溶液。用时按表所列容量，除 $CaCl_2$ 以外其余成分置量瓶中，加蒸馏水约 650mL 稀释，再将 $CaCl_2$ 溶液逐滴加入，边加边搅匀，以免溶液产生沉淀或混浊。最后加蒸馏水到定量刻度即可。

实验表 – 1　常用生理盐溶液的成分和用途

表基础溶液	林格液 （两栖类用）	蒂罗德液 （哺乳类用）	生理盐水	
			两栖类	哺乳类
20% NaCl	32.5mL	40.0mL	32.5mL	45.0mL
10% KCl	1.4mL	2.0mL		
10% NaCl	21.2mL	2.0mL		
10% NaH_2PO_4	1.0mL	5.0mL		
5% $MgCl_2$	–	2.0mL		
5% $NaHCO_3$	4.0mL	20.0mL		
葡萄糖	2.0g（可不加）	1.0g		
加蒸馏水	1 000mL	1 000mL	1 000mL	1 000mL

第二部分　实验各论

实　验　一

一、坐骨神经腓肠肌标本：

实验目的　学习破坏蟾蜍脑脊髓和神经肌肉标本的制备方法，要求每一位同学制备一个完整的坐骨神经腓肠肌标本。

实验原理 由于蛙类的离体组织在室温下，可在一定时间内保持其兴奋性，故用于制备标本。常用于观察神经冲动、兴奋性、兴奋过程、刺激的一些规律及肌肉的收缩特点等。

实验对象 蟾蜍或蛙

实验用品 蛙类解剖器材一套、大头针、瓷盘、培养皿、滴管、锌铜弓、林格液。

实验步骤

1. 破坏脑脊髓

左手握住洗净的蛙，示指压其头部前端，使头前倾（实验图－1）。可见头部背面正中线上有一凹陷处，即枕骨大孔，右手持探针由此垂直刺入 1～2mm，再将探针尖端向头方刺入颅腔，左右搅动，捣毁脑组织。而后退针尖至皮下，再从枕骨大孔转向尾方，刺入椎管捣毁脊髓，至蛙四肢瘫软，抽出探针。

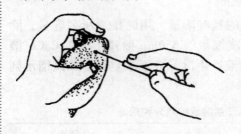

实验图－1　破坏蛙脑脊髓　　　　　实验图－2　剪断脊柱

2. 剪去躯干上部及内脏

在蛙肩关节稍下方处，用粗剪刀剪断脊柱（实验图－2）。再沿腹壁两侧向尾方剪去，至耻骨联合处一齐剪掉腹壁和内脏（实验图－3）。仅保留一段脊柱及其两侧的坐骨神经和后肢。

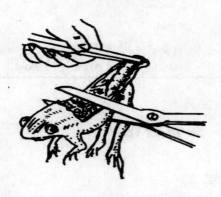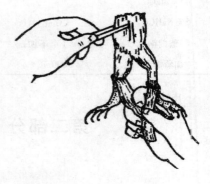

实验图－3　剪去躯干上部及内脏　　　　　实验图－4　去皮

3. 去皮

左手捏住脊柱，右手捏住断端边缘皮肤，向下剥去全部皮肤（实验

图 -4)。将标本放在盛有林格液的培养皿中。将手和用过的器材洗净。

4. 分离两腿

用镊子夹住脊柱,提起标本,用粗剪刀沿脊柱正中至耻骨联合中央剪开分成两半,浸于盛有林格液的培养皿中。

5. 游离坐骨神经

取一腿放在玻板上,用玻钩沿脊柱向尾端游离坐骨神经至大腿根部。再在后肢股部背侧股二头肌与半膜肌之间找出坐骨神经大腿段,小心分离,使之完全暴露(实验图 -5)。剪下一小段与坐骨神经相连的脊柱,用镊子夹住该段脊柱轻轻提起坐骨神经,逐一剪去其分支,游离神经至膝关节处。再将膝关节以上所有肌肉及股骨上 1/2 部分剪去,即成坐骨神经小腿标本(实验图 -6)。

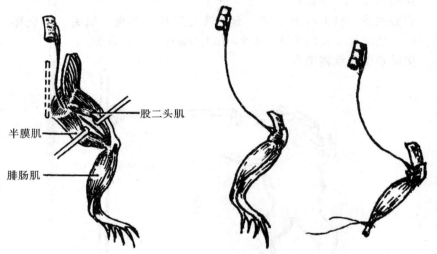

半膜肌

股二头肌

腓肠肌

实验图 -5 暴露坐骨神经   实验图 -6 坐骨神经小腿标本

6. 分离腓肠肌

用镊子在跟腱处穿线结扎,并在结扎处的下端剪断跟腱,提起结扎线分离腓肠肌至膝关节处,然后沿膝关节下缘将小腿其余部分全部剪掉,留下的即坐骨神经腓肠肌标本(实验图 -6)。用锌铜弓轻触坐骨神经,腓肠肌收缩,表明标本兴奋性良好。将标本放入林格液内备用。

注意事项

1. 制备标本时应避免损伤神经,并常滴林格液湿润神经和肌肉。

2. 剪骨骼时只能用粗剪刀,在剥离标本时,不能用金属器械触碰神经干。

3. 不能使动物的皮肤分泌物和血液等玷污神经和肌肉。不能用自来水冲洗。

思考题

1. 利用神经肌肉标本进行实验,属于哪一类实验方法? 这种方法的特点和意义是什么？

　　2. 如何制备一个较好的坐骨神经腓肠肌标本？

二、反射弧分析

　　实验目标　学会用蛙作反射弧分析实验；认真观察实验结果；根据实验结果分析脊蛙屈腿反射的反射弧组成以及反射弧的完整性与反射活动的关系；书写实验报告。

　　实验原理　在中枢神经系统参与下，机体对刺激所产生的规律性反应称为反射。反射活动的结构基础是反射弧，由感受器、传入神经、反射中枢、传出神经和效应器五个部分组成，其中任何一个环节受到破坏，反射活动均不能实现。

　　实验对象　蛙或蟾蜍

　　实验用品　蛙类解剖器材一套、铁支架和双凹夹、肌夹、小烧杯、培养皿、滤纸片、药用棉球、0.5%和1.0% H_2SO_4 溶液等。

　　实验步骤和观察项目

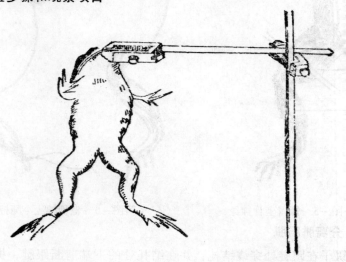

实验图 -7　反射弧分析

　　1. 制备脊蛙

　　用粗剪刀横向伸入口腔，在鼓膜后缘剪去颅脑部，用棉球压自创面止血。用肌夹将蛙下颌夹住，挂在铁支架上（实验图 -7）。

　　2. 检查右侧屈腿反射

　　待蛙四肢松软后，用盛在培养皿中的 0.5% H_2SO_4 溶液刺激蛙右后肢足趾皮肤，观察有无屈腿反射，然后用小烧杯盛清水洗去足趾上的硫酸溶液。

　　3. 剥去右后肢足趾皮肤

　　在右后肢踝关节上方，将皮肤剪一环形切口，剥去切口以下的皮肤，重复步骤2，观察有无屈腿反射。

4. 检查左侧屈腿反射

用0.5% H_2SO_4 溶液刺激左后肢足趾皮肤，观察有无屈腿反射。

5. 剪断左腿坐骨神经

在左后腿背面作一纵形皮肤切刀，用玻钩分开股二头肌和半膜肌，钩出坐骨神经并剪断，再用0.5% H_2SO_4 溶液刺激该腿足趾皮肤，观察有无屈腿反射。

6. 检查搔扒反射

用1% H_2SO_4 溶液浸泡的滤纸片贴在蛙胸腹部皮肤上，观察有无搔扒反射出现。

7. 破坏脊髓

用探针插入脊蛙椎管，捣毁脊髓，重复步骤6，观察有无搔扒反射。

注意事项

1. 蛙足趾每次浸入硫酸溶液的深度要一致；每项实骤结果观察完毕后均应立即用清水洗去硫酸，并用纱布拭干。

2. 注意剪断坐骨神经的高位分支和剥干净足趾的皮肤，以免影响实验效果。

思考题

1. 反射与反应有何区别？举例说明。

2. 发射弧与反射的关系如何？

三、刺激与反应

实验目标 观察刺激与反应之间的关系，验证组织的兴奋性。

实验原理 蛙或蟾蜍的离体组织生活条件简单、易控制，常用其肌肉标本研究兴奋性、肌肉收缩的特点等。兴奋性的衡量指标用阈值；有效刺激须有一定的强度和时间。刺激的性质有电、机械和化学等多种。

实验对象 蛙或蟾蜍

实验用品 蛙类解剖器材、记纹器或二道记录仪、电刺激器、电磁标、铁支架、双凹夹、林格液、滴管、线等。

实验步骤

1. 制备坐骨神经腓肠肌标本

2. 电刺激

用电子刺激器给予坐骨神经腓肠肌标本单个刺激时，刺激强度由弱到强逐渐增强，当达到一定强度时将见到肌肉收缩。这时再改用连续刺激，观察刺激频率由低到高逐渐增高时，肌肉的收缩有何变化？

3. 机械刺激

用镊子在靠近脊柱处夹坐骨神经时，肌肉发生收缩。如果多次重复刺激同一部位时，肌肉的收缩又有何变化？

4. 化学刺激

用食盐结晶少许放在神经上，经过一段时间待食盐融化后，观察折刀肌肉有不规则的收缩。

5. 温度刺激

用加热的金属丝触及神经或肌肉，也可引起肌肉收缩。

注意事项

1. 每两次刺激之间要让标本休息半分钟，并用格林氏液湿润标本。
2. 机械、化学及温度刺激时，应从靠近中枢端开始，以后逐渐向接近肌肉的神经干上进行。注意比较不同刺激的优缺点。

思考题

1. 刺激与反应之间存在什么关系？
2. 刺激坐骨神经为什么能引起腓肠肌收缩？

实 验 二

一、红细胞渗透脆性实验

实验目标　学会测定红细胞脆性的方法和配制不同浓度的 NaCl 溶液；正确判断和记录实验结果，根据结果分析血浆晶体渗透压的生理意义。

实验原理　将血液滴入不同浓度的低渗盐溶液中，可检查红细胞膜对于低渗盐溶液抵抗力的大小。开始出现溶血现象的低渗盐溶液浓度，为该血液红细胞的最小抵抗力（正常约为 0.40% ~ 0.45% NaCl 溶液）；出现完全溶血时的低渗盐溶液浓度，则为该血液红细胞的最大抵抗力（正常为 0.30% ~ 0.35% NaCl 溶液）。对低渗盐溶液的抵抗力小表示红细胞的脆性大，反之表示脆性小。

实验对象　人

实验用品　抗凝血液、小试管及－试管架、滴管、2mL 吸管、1% NaCl 溶液、蒸馏水。

实验步骤

1. 溶液配制

取小试管 10 支，编号排列在试管架上，按实验表－2 要求配制 10 种浓度的低渗盐溶液。

2. 加抗凝血

用滴管取抗凝血，在各试管中各加 1 滴，摇匀，静置 30 分钟。

实验表 -1　不同浓度的低渗盐溶液的配制

试管号 试液	1	2	3	4	5	6	7	8	9	10
1% NaCl（mL）	1.40	1.30	1.20	1.10	1.00	0.90	0.80.	0.70	0.60	0.50
蒸馏水（mL）	0.60	0.70	0.80	0.90	1.00	1.10	1.20	1.30	1.40	1.50
NaCl 浓度（%）	0.70	0.65	0.60	0.55	0.50	0.45	0.40	0.35	0.30	0.25

3. 观察结果

根据各管混合液的颜色和混浊度的不同，判断最大脆性和最小脆性（实验图 -8）。

（1）未发生溶血的试管：液体下层为混浊红色，上层为无色，表明无红细胞破裂。

（2）部分溶血的试管：液体下层为混浊红色，而上层出现透明红色，表明部分红细胞已破裂，称为不完全溶血。出现不完全溶血的最大低渗盐溶液，是该血液红细胞的最小抵抗力，表示红细胞的最大脆性。

（3）全部溶血的试管：液体完全变成透明红色，表明红细胞完全破裂，称为完全溶血。出现完全溶血的最大低渗溶液，为该血液红细胞的最大抵抗力，表示红细胞的最小脆性。

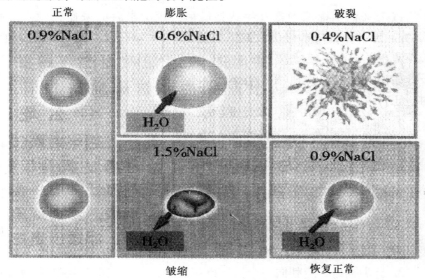

实验图 -8　不同渗透压对红细胞的影响

注意事项

1. 配制不同浓度的低渗盐溶液时，小试管的口径与大小应一致。加抗凝血量要准确一致，只加 1 滴。

2. 混匀时，用手指堵住试管口，轻轻倾倒 1~2 次，减少机械震动，避免人为的溶血。

3. 抗凝剂最好用肝素，其他抗凝剂可改变溶液的渗透压。

思考题

1. 何谓溶血？完全溶血和部分溶血有何区别？
2. 红细胞表面面积与红细胞脆性有何关系？

二、出血时和凝血时测定

实验目标 学会测定出血时、凝血时的方法和记录测定结果并判定是否正常。

实验原理 出血时是指从伤口出血起至自行停止出血所需时间，实际是测量微小血管伤口封闭所需时间。出血时的长短与小血管的收缩，血小板的黏着、聚集、释放以及血小板血栓形成等有关。出血时测定，可检查止血过程是否正常。凝血时是指血液流出血管到出现纤维蛋白细丝所需时间，它反映有无凝血因子缺乏或减少。

实验对象 人

实验用品 采血针、75%酒精棉球、干棉球、秒表、滤纸条、玻片及大头针等。

实验步骤和观察项目

1. 出血时测定

以75%酒精棉球消毒耳垂或指端后，用消毒后的采血针刺入皮肤2~3mm深，让血自然流出，记下时间，每隔30 s用滤纸条轻触血液，吸干流出的血液，使滤纸上的血点依次排列，直到无血液流出为止，记下开始出血至停止出血的时间，或以滤纸条上血点数除以2即为出血时。正常人为1~4min。

2. 凝血时测定

操作同上，刺破耳垂或指端，用玻片接下自然流出的第一滴血，记下时间，然后每隔30 s用针尖挑血一次，直至挑起细纤维血丝止。从开始流血到挑起细纤维血丝的时间为凝血时。此法正常人为2~8min。

注意事项

1. 采血针应锐利，刺入深度要适宜，让血自然流出，不可挤压，如果过深，组织受损过重，会使凝血时间缩短。

2. 针尖挑血，应朝向一个方向横穿直挑，勿多方向挑动和挑动次数过多，以免破坏纤维蛋白网状结构，造成不凝假象。

思考题

1. 止血与凝血有何区别？
2. 血小板与止血及凝血有关的生理特性是哪些？

三、ABO 血型的测定

实验目标 学会用玻片法测定 ABO 血型，并说明注意事项；根据测定结果确定血型。

实验对象 人

实验原理 A 抗原与抗 A 抗体相遇或 B 抗原与抗 B 抗体相遇时要发生红细胞凝集反应。用已知的标准血清的抗体，即 A 型标准血清含抗 B，B 型标准血清含抗 A，去测定受检者红细胞膜上未知的抗原，根据是否发生红细胞凝集反应来确定血型。

实验用品 显微镜、采血针、A 型和 B 型标准血清、双凹玻片、小试管、试管架、吸管、竹签、生理盐水、75% 酒精、棉球、玻璃蜡笔。

实验步骤和观察项目

1. 取干净双凹玻片一块，用玻璃蜡笔在两端分别标明 A、B 字样。

2. 在 A 端、B 端凹面中央分别滴 A 型和 B 型标准血清各一滴，注意不可混淆。

3. 消毒耳垂或指端后，用消毒针刺破皮肤，滴 1～2 滴血于盛有 1mL 生理盐水的小试管中混匀，制成红细胞混悬液。

4. 用吸管吸红细胞混悬液，在双凹玻片的 A、B 标准血清中各加一滴，分别用竹签使其充分混匀。放置 10～15 分钟后用肉眼观察有无凝集现象，肉眼不易分辨者用低倍显微镜观察。

5. 根据有无凝集现象判定血型（实验图 −9）。

ABO 血型检查结果判断

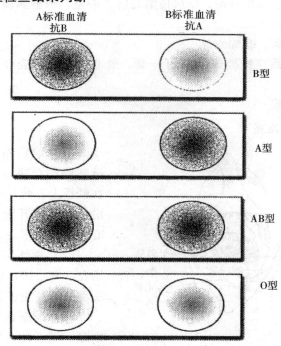

实验图 −9　ABO 血型测定

注意事项

1. 采血针和采血时必须严格消毒，以防感染。

2. 制备红细胞混悬液不能过浓或过稀，以免造成假结果。

3. 滴标准血清的滴管和作混匀用的竹签各 2 只（根），专用，两种标准血清绝对不能混淆。

4. 注意区别凝集现象与红细胞叠连。发生红细胞凝集时，肉眼观察呈朱红色颗粒，且液体变得清亮。

思考题

1. 如果没有标准血清，已知某人血型是 A 型或 B 型，能否用来鉴定他人的血型？如何鉴定？

实 验 三

一、蛙心起搏点的观察与分析

实验目标　能暴露蟾蜍或蛙心；通过观察正常蛙心搏动及加温法和结扎法所引起的心率变化，说出心搏顺序及温度对心率的影响，分析蛙心起搏点的部位，验证心自律性的等级性。

实验原理　两栖类动物的心特殊传导系统与哺乳类动物相似，均具有自动节律性，且各部位自律性的高低不等。两栖类动物静脉窦的自律性最高，由它发出兴奋，依次传给心房、心室，故静脉窦为两栖类动物心的正常起搏点。

实验对象　蟾蜍或蛙

实验用品　蛙类解剖器材一套、蛙心夹、线、烧杯、滴管、林格液等。

实验步骤

1. 实验准备

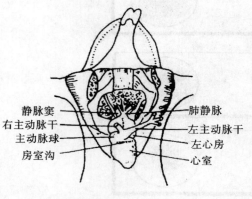

实验图 – 10　蛙心腹面观

（1）取蟾蜍 1 只，用探针破坏脑和脊髓后呈仰卧位固定在蛙板上。剪开胸骨表面皮肤，沿正中线剪开胸骨，仔细剪开心包膜，暴露心。

（2）参阅实验图 – 10，识别左、右心房，房室沟，心室，主动脉球及左、右主动脉干。

（3）用细镊子在主动脉干下穿一线备用。将连有线的蛙心夹夹住心尖，轻提心并翻向头侧（实验图 – 11），可见静脉窦以及心房与静脉窦交界处的半月形白线，即窦房沟。

（图中标注：静脉窦、右主动脉干、主动脉球、房室沟、肺静脉、左主动脉干、左心房、心室）

2. 观察项目

（1）观察心各部位跳动的顺序，并在同一分钟内分别计数静脉窦、心房、心室跳动的次数。

（2）用盛有 39 ~ 40℃热水的小离心管先后分别接触心室、心房和静脉窦，分别观察其跳动次数有何变化？

（3）将主动脉干下的备用线在窦房沟处作结扎，称为斯氏第一结扎，以阻断兴奋在静脉窦与心房之间的传导。观察心房和心室跳动是否停止，静脉窦仍照常跳动否。

（4）待心房、心室恢复跳动后再在同一分钟内计数静脉窦、心房、心室跳动的次数，并注意观察静脉窦与心房和心室的跳动频率是否一致。

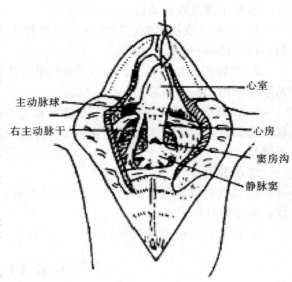

实验图 –11　蛙心背面观

（主动脉球、右主动脉干、心室、心房、窦房沟、静脉窦）

（5）在房室沟处作斯氏第二结扎后，观察心室跳动是否停止，若已停止，注意观察能否恢复，待恢复后计数它们各自的跳动频率。

注意事项

1. 用蛙心夹夹心尖时，操作要轻，勿将心夹破。

2. 作斯氏第一、二结扎后，要滴林格液；结扎后若心跳迟迟不恢复，可用玻璃分针轻触心室，以助恢复。

思考题

1. 蛙心静脉窦有何作用？

2. 何谓窦性心律？何谓异位心律？

二、微循环血流观察

实验目标　能使用显微镜观察、分辨蛙肠系膜的小动脉、毛细血管和小静脉，并说出其血流特点。

实验原理　在显微镜下直接观察蛙肠系膜血流情况。小动脉管内血流速度快，呈现轴流现象（红细胞在血管中央流动）；小静脉血流慢，无轴流现象；毛细血管因受管径限制，仅允许单个血细胞通过，故能看清血细胞流动情况。

实验对象 蛙或蟾蜍

实验用品 蛙类解剖器材一套、有孔软木蛙板、大头针、20%氨基甲酸乙酯溶液、林格液。

实验步骤及观察项目

1. 用 20%氨基甲酸乙酯溶液（每克体重 2mg）进行皮下沐巴囊注射，10～15min 进入麻醉状态。

2. 将蛙固定在蛙板上，在腹部旁侧剪开腹壁，拉出一段小肠，将肠系膜展开用大头针固定在有孔蛙板上。

3. 在低倍镜下辨认小动脉、小静脉和毛细血管；观察其中血流特点以及血细胞在血管内流动的情况（滴少许林格液在肠系膜上，以防止干燥）。

注意事项

1. 大头针固定肠系膜时，不可拉的太紧，以免撕破血管和阻断血流。应尽量避免出血。

2. 注意正确使用显微镜。

实 验 四

一、人体心电图描记

实验目标 说出临床常用的 12 个导联及其引导电极放置的部位；能辨认正常波形；初步学会测量方法；实验中体现合作态度。

实验原理 心在收缩之前先发生电位变化，其电位变化由窦房结开始，经特殊传导系统最后传到心室肌。心电变化通过其周围组织和体液传导到体表。将心电图机的引导电极，放置在人体体表一定部位记录出来的心电位变化波形，称为心电图。它是反映心兴奋产生、传导和恢复过程的电位变化。

实验对象 人

实验用品 心电图机、检查床、分规、导电膏、75%酒精棉球。

实验步骤

1. 描记心电图

（1）接通心电图机的电源，接好地线，预热 3～5min。

（2）受检者静卧在检查床上，肌肉放松。

（3）安放引导电极：在前臂屈侧腕关节上方；下肢内踝上方和规定的胸壁部位固定好引导电极。安放引导电极之前，先在安放部位用酒精清洁皮肤后，涂少许导电膏，以保证导电良好。

（4）连接导联线：按规定，红色—右手，黄色—左手，绿色—左足，黑色—右足，白色—胸壁。

（5）校正输入信号电压放大倍数和纸速。1mV 标准电压使描笔上下移动 10mm（10 个小格）。走纸速度为 25mm/s。

（6）描记各导联心电图。用导联选择开关，依次记录 Ⅰ、Ⅱ、Ⅲ、aVR、aVL、aVF、V_1. V_3. V_5 导联的心电图。

取下心电图记录纸，写明受检者的姓名、性别、年龄、记录日期及各导联的代号。

2. 分析心电图

（1）辨认波形：辨认出 P 波、QRS 波群、T 波、P－R 间期、S－T 波、Q－T 间期。

（2）测量波幅和持续时间：心电图纸上的纵坐标表示电压，每小格为 1mm，代表 0.1mV。向上的波用分规从基线上缘量至波峰顶点，向下的波则从基线下缘量至波谷底点。横坐标表示时间，纸速为 25mm/s 时，每小格为 1mm，代表 0.04s，每五小格为一中格（0.2s），五中格为一大格（1s）。持续时间的测量是向上的波在基线下缘进行测量，向下的波在基线上缘进行测量。选用Ⅱ导联，对其 P 波、QRS 波群、T 波、P－R 间期、Q－T 间期分别进行测量（实验图－12）。

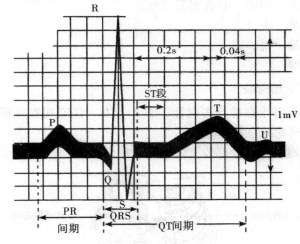

实验图－12　心电图各波段的振幅和时间的测量

（3）测定心率：测量相邻两个心动周期的 R－R 间期（或 P－P 间期）所经历的时间，按下列公式计算，求出心率。如果心率不齐，R－R间期不等，可连续测量 5 个 R－R 间期，求出平均值，再代入公式：

$$心率 = \frac{60}{R－R 间期}（次/min）$$

（4）心律分析：包括：主导心律的判定；心律是否规则整齐；有无期前收缩等其他心律失常。

正常窦性心律心电图表现为：P 波形态正常；P 波有规律地为 60～100次/min；P－R 间期在 0.12s 以上；P－P 间期彼此之间不超过 0.12s。

注意事项

1. 描记心电图时，受检者的呼吸应保持平稳，肌肉一定要放松，避免肌肉颤动而出现伪差；引导电极与皮肤应紧密接触，以防基线飘移和干扰。

2. 记录完毕后，将心电图机各控制旋钮转回关的位置，切断电源。

思考题

1. 心电图是反应心脏的生物电变化还是心肌收缩力的变化？各主要波段的意义及产生原理如何？

二、人体心音听诊

实验目标 说出听诊器的主要结构和使用方法；指出心音听诊部位；初步学会分辨第一心音及第二心音。

实验原理 心音是心动周期中主要由心肌收缩和心瓣膜关闭引起振动所产生的声音。将听诊器置于心前区的胸壁上，可在每一心动周期中听见两个心音，即第一心音和第二心音。

实验对象 人

实验用品 听诊器。

实验步骤

1. 确定听诊部位

（1）受检者坐在检查者对面，解开上衣。仔细观察（或用手触诊）受检者心尖搏动的位置与范围。

（2）找准心音听诊部位（实验图-13）。

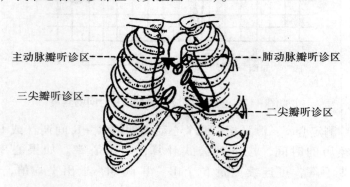

主动脉瓣听诊区---- ----肺动脉瓣听诊区

三尖瓣听诊区---- ----二尖瓣听诊区

实验图-13 心音听诊部位

二尖瓣听诊区：左锁骨中线第五肋间稍内侧（心尖部）。

三尖瓣听诊区：胸骨右缘第四肋间或剑突下。

主动脉瓣听诊区：胸骨右缘第二肋间；主动脉瓣第二听诊区在胸骨左缘第三肋间，主动脉瓣闭锁不全时，在该处可听见杂音。

肺动脉瓣听诊区：胸骨左缘第二肋间。

2. 听取心音

（1）检查者将听诊器的两耳器塞入外耳道，耳器弯曲方向应与外耳道弯曲方向一致，向前弯曲；用右手拇指、食指和中指持听诊器的胸器，紧贴受检者胸壁皮肤，依次（二尖瓣听诊区→主动脉瓣听诊区→肺动脉瓣听诊区→三尖瓣听诊区）听取心音，并根据第一、二心音特征，仔细加以辨别。

（2）如果第一、二心音难以分辨，可用左手触诊心尖搏动或颈动脉脉搏，当触及手指时所听见的心音即为第一心音。

注意事项

1. 室内保持安静；听诊器的橡皮管不得相互接触、打结或与其他物体接触，以免发生摩擦音，影响听诊。

2. 如果呼吸音影响心音听诊，可令受检者暂停呼吸。

思考题

1. 根据听诊区别第一心音和第二心音的区别？

2. 分析第一心音、第二心音与心动周期中心脏内部变化的关系。

三、人体动脉血压的测量

实验目标 说明血压计的主要结构；初步学会间接测量人体动脉血压的方法；能准确测量出人体肱动脉的收缩压与舒张压。

实验原理 测量人体动脉血压最常用的方法是间接测量上臂肱动脉的血压。即用血压计的袖带在肱动脉外加压，根据血管音的变化来测量血压。通常血液在血管内连续流动时没有声音。当将空气打入缠绕于上臂的袖带内，使其压力超过收缩压时，便可完全阻断肱动脉内的血流，此时，用听诊器在其远端听不见声音，如缓慢放气以逐渐降低袖带内压力，当外加压力稍低于肱动脉收缩压而高于舒张压时，血液可断续流过被压血管，形成涡流而发出声音，所听见的第一声作为收缩压值。继续放气，当袖带内压力刚低于舒张压时，血管内的血流由断续变为连续，声音突然由强变弱或消失，此时的外加压力作为舒张压值。

实验对象 人

实验用品 血压计、听诊器。

实验步骤

1. 熟悉血压计的结构

血压计由检压计、袖带和气球三部分组成。检压计是一根标有刻度的玻璃管，上端与大气相通，下端与水银槽相通。袖带是长方形橡皮袋，外包一布袋，借助两根橡皮管分别与检压计的水银槽及气球相连。气球是一个带有螺丝帽的球状橡皮囊，供充气和放气用。

2. 测量动脉血压的方法

（1）受检者脱去一臂衣袖，静坐5分钟。

（2）松开血压计橡皮球的螺丝帽，驱净袖带内的气体后再旋紧螺丝帽。

（3）受检者前臂平放在桌上，掌心向上，使前臂与心处于同一水平。用袖带缠绕上臂，其下缘应在肘关节上 2cm 处为宜。

（4）在肘窝内侧扪到肱动脉脉搏后，用左手持听诊器的胸器放置在上面。将检压计与水银槽之间的旋钮旋至开的位置。

3. 观察项目

（1）测量收缩压：用打气球将空气打入袖带内，使检压计上的水银柱一般上升到 21.3kPa（160mmHg）左右，或使水银柱上升到听诊器听不见血管音后再继续打气，使水银柱再上升 2.7kPa（20mmHg）为止，随即松开螺丝帽（不可松开过多），徐徐放气，逐渐降低袖带内压力，使水银柱缓慢下降，同时仔细听诊，当听见崩崩样第一声动脉音时，检压计上所示水银柱刻度，即为收缩压。

（2）测量舒张压：继续缓慢放气，声音逐渐增强，而后突然变弱，最后消失。声音由强突然变弱这一瞬间，检压计上所示水银柱刻度，代表舒张压。

（3）如果认为所测数值准确，则以一次测量为准。如认为数值不准确，可重测。测量前，水银柱必须放至零刻度。

血压记录：收缩压/舒张压 kPa（mmHg）

注意事项

1. 室内保持安静，以利听取声音。

2. 受检者右心房、上臂与检压计应保持同一水平面；袖带要松紧适度，听诊器胸器压在肱动脉上亦要松紧适宜。

3. 避免听诊器胶管与袖带胶管接触，减少摩擦音的产生。

4. 测量完毕，应将检压计与水银槽之间的旋钮旋至关的位置，妥当收放血压计内物件，注意勿压断玻璃刻度管。

思考题

根据你实验组几位同学的动脉血压值分析脉压变化与收缩压和舒张压间的关系。

四、人体肺通气功能的测定

实验目标　学习使用单筒肺量计测定肺容量和肺通气量；根据记录结果，学会计算方法。

实验原理　肺通气在于稳定肺泡气的成分，保证肺泡气体交换和机体新陈代谢的正常进行。故肺通气功能的测量是反映人体健康水平的客观指标之一。

实验对象　人

实验用品　FJD－80 单筒肺量计及其附件，75％酒精和棉球。

实验步骤

1. 实验准备

熟悉 FJD－80 单筒肺量计的构造和使用方法。

（1）基本构造：本肺量计为闭锁回路立式单筒肺量计（实验图－19）。用酒精消毒橡皮口瓣后接上三通管。连接三通管的两条螺纹管：一为呼出气管，使呼出气通过钠石灰吸收水蒸气和 CO_2（有快速鼓风装置）后进入浮筒，使浮筒上浮；一为吸气管，吸气时浮筒下沉。浮筒上下浮沉，带动记录笔左右移动。记录纸横向两个格（25mm）为浮筒增减气量 1L。变速器开关是控制走纸速度的，它共有三档：1 为 25mm/s（纵向 1 大格）；2 为 25mm/15s；3 为 25mm/30s。

（2）使用方法：调整台座螺丝，使肺量计保持水平位，浮筒垂直悬浮；扭动三通管上的金属活塞使浮筒内空气与外界相通，升降浮筒数次使筒内气与环境气充分更换，调整浮筒高度，使记录笔处于 4～5 间；受检者取合适的坐位或站立姿势。衔口瓣于唇牙之间。用鼻夹夹紧鼻翼，用口呼吸空气习惯约 1min。扭动三通管上金属活塞使受试者呼吸气与浮筒相通；按电源开关。将变速器开关按下。记录呼吸曲线。

2. 观察项目

（1）潮气量：安静呼吸，待呼吸基线趋于平稳后，走纸超过 1min（2 大格以上）。

（2）补呼气量：受试者在安静呼吸的基础上尽力呼气一次，然后平静呼吸。

（3）补吸气量：待平静呼吸恢复到原水平时，尽力吸气一次。

（4）肺活量：补吸气量和补呼气量分别代表呼气和吸气储备量，与潮气量之和即为肺活量，肺活量为静态的一次通气功能。

（5）时间肺活量：受试者尽力吸气，并按下变速器"1"，然后尽快地作最大呼气，作出记录后，将纸速改回到"3"。时间肺活量是肺活量的动态指标，它主要反映气道阻力，尤其小气道阻力是否正常。气道阻力增大的人肺活量可能正常，但呼气时间延长，尤其第一秒末和第二秒末所能呼出的气量都显著减少。

3. 取下记录纸

记录受试者姓名、性别和年龄作以下运算：

（1）潮气量和每分通气量，补呼气量、补吸气量和肺活量。

（2）计算出时间肺活量 1s、2s、3s 呼出气量占肺活量的百分比，与正常值（83%、96%、99%）比较。

注意事项

1. 注意套筒内的水保持在水平刻度线，防止水溢出，水过多时可用仪器背面的放溢出水管放出。

2. 平静呼吸时，呼吸逐渐加深加快，则钠石灰应更换。

3. 注意添加描笔墨水，使记录清晰。

思考题

1. 肺活量受哪些因素影响？其测定有何意义？

2. 用你测量出的肺活量与正常肺活量值进行比较，如果不低于20％均属于正常，如不正常请分析原因。

实 验 五

一、人体体温测量

实验目标　学会人体体温的测量方法，说明正常体温及其相对稳定的意义。

实验原理　测量体温的部位有腋窝、口腔和直肠，以测量腋窝和口腔温度最常用，不同测量部位的体温正常值不同。人体体温有一定的生理变动，但变化范围不超过 1℃，剧烈运动或劳动时，体温可升高1～2℃。

实验对象　人

实验用品　水银体温计（腋表、口表）、酒精棉球、干棉球。

实验步骤

1. 熟悉水银体温计的结构和原理水银体温计

有腋表、口表和肛表三种，均由标有刻度的真空玻璃毛细管和下端装有水银的玻璃球组成。腋表球部长而扁，口表的球部细而长，肛表的球部粗而短。水银受热膨胀后，沿着毛细管上升。在球部和管部连接处，有一狭窄部分，防止上升的水银遇冷下降。

2. 实验准备

将浸泡于 0.1％升汞液中消毒的体温计取出，用酒精棉球擦拭，并将水银柱甩至 35℃以下。注意检查体温计是否完好无损。

3. 测量体温

（1）腋窝测温法：受检者静坐数分钟，解开上衣，擦干腋下汗水。检查者将体温计水银端放于受检者腋窝深处紧贴皮肤，令受检者屈臂紧贴胸壁，夹紧体温计，10min 后取出，检视记录。

（2）口腔测温法：受检者静坐数分钟，检查者将口表水银端斜放于受检者舌下，令受检者闭口用鼻呼吸，勿用牙咬体温计，3min 后取出，用干棉球擦干，检视记录。

（3）测量运动后体温受检者去室外运动 5min，立即回室内测量口腔和腋下温度各一次，检视记录，比较同一人、同一部位运动前后体温有何变化。

注意事项　甩表时不可触及它物，防止碰碎。

思考题

1. 常用的体温测试部位有哪些？腋窝测试的条件有哪些？

2. 什么因素影响正常体温?

二、瞳孔对光反射和近反射

实验目标　学会瞳孔对光反射和近反射检查方法。

实验原理　眼受光线刺激或看近物时瞳孔缩小,属于瞳孔反射。前者为瞳孔对光反射,是双侧性的。检查瞳孔反射能了解包括中脑在内的反射弧是否正常。

实验对象　人

实验用品　手电筒

实验步骤

1. 瞳孔对光反射

(1) 受检者坐在较暗处,检查者先观察受检者两眼瞳孔的大小,后用手电筒照射受检者一眼,立即可见受照眼瞳孔缩小(直接对光反射);停止照射,瞳孔恢复原状。

(2) 用手沿鼻梁将两眼视野分开,再用手电筒照射一侧眼睛,观察另一眼瞳孔的变化(也缩小,此称间接对光反射,又称互感性对光反射)。

2. 瞳孔近反射

受检者注视正前方5m外某一物体(但不要注视灯光),检查者观察其瞳孔大小。告诉受检者,当物体移近时必须目不转睛地注视物体。然后将物体迅速地移向受检者眼前,观察其瞳孔是否变小,并注意两眼球会聚现象。

正常成人瞳孔直径 2.5 ~ 4.0mm(可变动于 1.5 ~ 8.0mm)。

注意事项

检查时告诉受试者向 5 米以外远处注视,不可注视灯光,否则可引起辐奏反应,影响检查结果。

思考题

1. 为什么光线照射一侧眼睛,同侧瞳孔缩小,对侧瞳孔也缩小?

2. 光照患者左眼引起双侧眼瞳孔缩小,而照射右眼时,双侧瞳孔都不缩小,病灶在什么部位?

三、色盲检查

实验目标　学会检查色盲的方法。

实验原理　色盲是由于视网膜中缺乏某种视锥细胞引起,可分全色盲和部分色盲。全色盲只辨明暗,极少见;部分色盲中的蓝色盲也罕见,红绿色盲常见。可用色盲检查图查出患者。

实验对象　人

实验用品　色盲检查图。

实验步骤

1. 色盲检查图种类多,在使用前,应详细阅读说明书。

2. 在充足均匀的自然光线下，检查者逐页翻开检查图，让受检者尽快回答所见的数字或图形，注意回答正确与否，时间是否超过 30s。倘若有误，应按说明进行判定。

注意事项

1. 光线：最好是明亮而均匀的自然光，但不要在日光直接照射下检查，也不宜在灯光下检查，以免影响检查结果。

2. 距离：色盲检查图离受检者眼睛 50 cm 左右为好。

3. 速度：读图速度越快越好。一般 3s 左右可得答案，最长不超过 10s。速度太慢影响检查结果。以致对色弱者不易检出。

思考题

三原色学说是怎样解释人眼的色觉机能的？

四、视敏度测定

实验目标 学会视敏度测定方法，能说出测定原理。

实验原理 通常以能分辨两点的最小视角（a'）来衡量视敏度（视力）。用标准对数视力表测定的视力，可用小数记录（V）或 5 分记录（L）。V $= 1/a' = d/D$；L $= 5 - \log a'$。d 为受检者辨认某字形视标的最远距离（视力表设计为 5m），D 为正常视力辨认该字形视标的最远距离（即设计距离，数值上 D $= 5a'$）。

视力表每行字旁边的 L、V 数值，表示 d $= 5m$ 处能辨认该行字的视力。如受检者在 5m 处能辨认第 11 行字时，a' $= 1'$，那么 L $= 5 - \log 1 = 5$；V $= 1/1 = 5/5 = 1.0$。同理只能辨认第一行字时，a' $= 10'$，L $= 5 - \log 10 = 4$；V $= 1/10 = 5/50 = 0.1$。余类推。

实验对象 人

实验用品 标准对数视力表、遮眼板、指示棒、米尺。

实验步骤

1. 将视力表挂在光线充足而均匀的墙上，表上第 11 行字与受检者眼睛在同一高度。

2. 受检者站立或坐在视力表前 5m 处，用遮眼板遮住一眼，一般先检右眼，后检左眼。

3. 检查者用指示棒从上而下逐行指点，每指一字，令受检者说出或以手势表示字母缺口朝向，直到完全不能辨别为止。此时受检者能看清的最后一行字母的表旁数值即为该眼的视力。

注意事项

1. 光线充足勿暗。

2. 勿压眼球。

思考题

1. 视角与视力的关系如何？

2. 视力表设计的原理是什么？

五、视野测定

实验目标　学会测定视野的方法。

实验原理　单眼固定注视前方一点不动，这时该眼所能看到的范围称视野。测定视野有助于诊断某些视网膜、视路的病变。

实验对象　人

实验用品　视野计，白、红、绿、蓝视标，视野图纸，铅笔，红绿蓝色笔等。

实验步骤

1. 观察视野计的结构，了解其使用方法。

2. 受检者背光而坐，把下颌放在托颌架上，眼眶下缘靠在眼眶托上。调整托颌架高度，使眼恰好与弧架的中心点位于同一水平面上。先将弧架摆在水平位置。用手或遮眼板遮住一眼，而另一眼注视弧架的中心点。检查者持白色视标，沿弧架内面从外周边向中央慢慢移动，随时询问受检者是否看见了白色视标。当回答看到时记下度数；再将白色视标从中央向外周边移动，当看不到时再记下度数。求两次度数的平均值，并在视野图纸相应的方位和度数上点出。用同法，测对侧白色视标视野界限，记在视野图纸相应点上。

3. 将弧架转动45°，重复上述操作，共4次，得出8个点。依次连接视野图纸上的这8个点，就得出大致的白色视野图。

4. 按同法，测出红、绿、蓝各色视野，并用色笔绘出轮廓。

5. 依同法，测定另一眼的视野（实验图－14）。

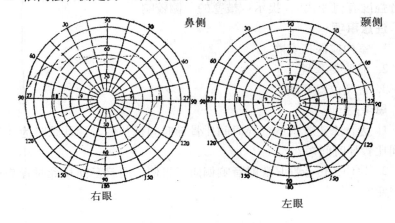

实验图－14　视野的测定

六、声波的传导途径

实验目标　比较气导、骨导的听觉效果，初步学会鉴别听力障碍的方法。

实验原理　正常人气导的效率大大超过骨导，但气导途径发生障碍时，骨导仍可进行，甚或加强些。借此鉴别听力障碍。

实验对象 人

实验用品 音叉（频率256次/s或512次/s）、橡皮锤、棉球、秒表。

实验步骤

1. 气导、骨导比较试验（Rinne's test）

（1）室内肃静，受检者端坐。检查者用橡皮锤敲响音叉（用力不可过猛，切忌在硬物上敲打）后，立即将音叉柄置于颞骨乳突部。比时受检者可听到音叉响声，以后声音逐渐减弱。当受检者听不到声音封，立即将音叉移至同侧外耳道口（音叉振动方向正对外耳道口），则受检者又可重新听到音叉声，直到听不到为止。记下骨导与气导的时间（从开始到听不到为止）。

（2）先置音叉于外耳道口，当听不到响声时再移音叉至颞骨乳突部。此时受检者是否又听到声音？（提示：听不到）。

正常人气导优于骨导，即气导时间比骨导时间长（约2倍），此称Rinne'stest阳性。

（3）用棉球塞住同侧耳孔（模拟气导障碍），重复上述实验步骤。结果气导时间比骨导时间短，此称Rinne'stest阴性。

2. 骨导偏向试验（Weber'stest）

（1）将振动的音叉柄置于受检者的额部正中，这时两耳所听到的声音强度是否相同？

（2）用棉球塞住受检者一侧耳孔，重复上述实验，这时两耳听到的声音强度有何变化？（提示：被塞的一侧较响）。

注意事项

1. 室内应保持安静。

2. 绵球要塞紧。

3. 音叉位置要准。

思考题

1. 为什么正常人的气导时间比骨导时间长？传音性耳聋时为何气导时间比骨导时间短？

2. 为什么传音性耳聋时音响偏向于患侧，而感音性耳聋时音响偏向于健侧？